基层医生健康教育能力提升丛书

家庭合理用药

主　编　王丽媛　刘　静

副主编　王相伟　白连霞　刘　爽　刘永伟　吕沵禛

编　者（按姓氏笔画排序）

王丽媛　王相伟　白连霞　匡斐斐　刘　爽

刘　静　刘永伟　许　静　孙中利　吕沵禛

杨佳莹　宋田田　张燕玲　陈环环　贾惠媛

薛恩达

人民卫生出版社
·北京·

图书在版编目（CIP）数据

家庭合理用药 / 王丽媛,刘静主编. —北京:人民卫生出版社,2022.9

（基层医生健康教育能力提升丛书）

ISBN 978-7-117-33479-2

Ⅰ.①家… Ⅱ.①王… ②刘… Ⅲ.①药物 - 基本知识 Ⅳ.①R97

中国版本图书馆 CIP 数据核字（2022）第 155771 号

人卫智网	www.ipmph.com	医学教育、学术、考试、健康，购书智慧智能综合服务平台
人卫官网	www.pmph.com	人卫官方资讯发布平台

基层医生健康教育能力提升丛书
家庭合理用药
Jiceng Yisheng Jiankang Jiaoyu Nengli Tisheng Congshu
Jiating Heli Yongyao

主　　编：王丽媛　刘　静
出版发行：人民卫生出版社（中继线 010-59780011）
地　　址：北京市朝阳区潘家园南里 19 号
邮　　编：100021
E - mail：pmph @ pmph.com
购书热线：010-59787592　010-59787584　010-65264830
印　　刷：河北环京美印刷有限公司
经　　销：新华书店
开　　本：787 × 1092　1/16　印张：24
字　　数：442 千字
版　　次：2022 年 9 月第 1 版
印　　次：2023 年 10 月第 1 次印刷
标准书号：ISBN 978-7-117-33479-2
定　　价：65.00 元

打击盗版举报电话：010-59787491　E-mail：WQ @ pmph.com
质量问题联系电话：010-59787234　E-mail：zhiliang @ pmph.com
数字融合服务电话：4001118166　E-mail：zengzhi @ pmph.com

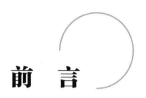

前　言

随着科学技术的不断进步，制药工业也出现了迅猛发展，大量新药不断涌现。药物是一把双刃剑，用得合理，可以防治疾病；反之，不仅不能治疗疾病，还会影响身体健康。不合理用药是当前比较突出的卫生问题之一，严重威胁人民群众的生命安全和身体健康。我国普通民众用药知识尚存匮乏，用药行为不规范现象普遍存在。

面对纷繁众多的药品，如何正确选择用药、如何合理用药，特别是家庭合理用药，已成为基层医生和基层民众广泛关注的问题。自我保健、自我药疗，首先要民众更好地遵循和执行医嘱，然后需要了解或掌握基本用药、合理用药的知识；基层医生、社区医疗服务人员也需要学习更多、更新、更全面的医药学资料。为此，我们组织医疗卫生一线人员编写了本书，他们在基层临床工作中积累了大量而丰富的合理用药经验，以期对读者有所帮助。

本书分为6章，分别介绍家庭合理用药知识，包括家庭合理用药常识、家庭用药的合理保管、正确的服药要求、特殊人群的合理用药知识、西药的合理应用、中药的合理应用。为方便读者阅读理解并最大限度地掌握药品信息，合理用药，本书就用药过程中存在的误区予以解析，并简要介绍合理用药的基本知识，重点介绍了药品的适应证和禁忌证、药物相互作用、食物对药物的影响、注意事项和可能有的不良反应。

由于编者水平有限，如有疏漏之处，还请广大读者不吝批评指正。

编　者

2022年3月

目　录

第一章　认识家庭合理用药

第一节　药物基本常识

一、专业名词

1. 药物　是指用于预防、治疗、诊断人的疾病，有目的地调节人的生理功能并规定有适应证或功能主治、用法和用量的物质，包括中药材、中药饮片、中成药、化学原料药及其制剂、抗生素、生化药物、放射性药物、血清、疫苗、血液制品和诊断药物等。

2. 通用名　列入国家药物标准的药物名称为药物的通用名称，又称为药物法定名称。任何药物说明书上都应标注通用名。如阿莫西林颗粒。已经作为药物通用名的，该名称不得作为药物商标使用。

3. 商品名　又称为商标名，指经工商行政管理部门批准注册称为该药物的专用商品名称、受到法律保护的药物名称。使用商品名时，必须同时使用通用名称。即药物制造商为创造企业的形象和品牌，占有更广阔的市场，获得更大的发展空间和利益而精心设计的。有时一个成分完全相同、通用名也一样的药物同时拥有多个商品名，如罗红霉素就有红必克、严迪、必素林、罗力得、乐喜清、仁苏、芙欣、蓓克等多个商品名，从而有不同的价格。

4. 曾用名　指属原地方标准采用的名称，因原有名称不符合命名原则等原因而改为现今的通用名，那个曾使用过的名称即称为曾用名。现国家规定，停止使用曾用名。例如：商品名为泰诺林的解热镇痛药，其主要成分的通用名为对乙酰氨基酚，曾用名为扑热息痛。辅料，是指生产药物和调配处方时所用的赋形剂和附加剂。

5. 新药　未曾在中国境内上市销售的药物。

6. 抗生素　是抵抗致病微生物的药物。不仅对细菌、真菌等"菌"类致病微生物具有抑杀作用，而且对衣原体、支原体、螺旋体等其他致病微生物及恶性肿瘤细胞也有良好的抑杀作用，青霉素、链霉素、罗红霉素等都属于抗生素。

7. 处方药　是指凭执业医师或执业助理医师处方方可购买、调配和使用的药物。非处方药，是指由国务院药物监督管理部门公布的，不需要凭执业医师或执业助理医师处方，消费者可以自行判断、购买和使用的药物。非处方药又分为甲类非处方药和乙类非处方药，分别标有红色和绿色OTC标记。

8. 批号　用于识别"批"的一组数字或字母加数字，用以追溯和审查该批药物的生产历史。

9. 药物不良反应　主要是指合格药物在正常用法用量下出现的、与用药目的无关的或意外的有害反应。即使是比较安全的非处方药也是如此，它有防病治病的作用，也有不利于人体的不良反应。常见的药物不良反应有以下几种：副作用、过敏反应、继发感染、毒性作用、致畸作用。

10. 药物有效期　是指药物在规定的贮存条件下，能够保持质量的期限。一般药物有效期待可表达为：有效期至 ×××× 年 ×× 月。

11. 特殊管理药物　国家实行特殊管理药物有麻醉药物、精神药物、医疗用毒性药物、放射性药物。

12. 麻醉药物　麻醉药物是指由国际禁毒公约和我国法律法规所规定管制的，连续使用易产生身体和精神依赖性，能形成瘾癖的药物。主要有阿片类、吗啡类、可待因类、哌替啶类、芬太尼、罂粟碱类、大麻类等。

13. 精神药物　指直接作用于中枢神经系统，使之兴奋或抑制，连续使用能产生依赖性的药物。依据精神药物使人体产生的依赖性和危害人体健康的程度，分为第一类和第二类。第一类精神药物使人体产生的依赖性和危害人体健康的程度大于第二类精神药物。2007 年 4 月，国家公布的《精神药物品种目录》共列入 132 种精神药物。其中第一类 53 种，第二类 79 种。

如去氧麻黄碱（即冰毒）、氯胺酮、司可巴比妥、丁丙诺啡就属于第一类精神药物；苯巴比妥钠、地西泮、格鲁米特、芬氟拉明、咖啡因等属于第二类精神药物。

14. 医疗用毒性药物（以下简称"毒性药物"）　系指毒性剧烈、治疗剂量与中毒剂量相近，使用不当会致人中毒或死亡的药物。

15. 放射性药物　用于诊断、治疗、缓解疾病或身体失常的恢复，改正和变更人体有机功能并能提示出人体解剖形态含有放射性核素或标记化合物的物质，称放射性药物。亦指在分子内或制剂内含有放射性核素的药物。放射性药物与其他药物的不同之处就在于其含有的放射性核素能放射出 α、β 和 γ 射线。

二、药物分类

（一）药物质量特性和商品特征

1. 药物质量特性

（1）有效性：一般用痊愈、显效和有效区分。

（2）安全性：产生毒副反应的程度。

（3）稳定性：保持有效性、安全性的能力。

（4）均一性：每一单位产品都有规定要求。

2. 商品编码

（1）商品编码的基本码统一由 10 位代码组成，前 3 位编码为英文字母，主要表示商品类别和剂型分类，中间 6 位数字用来表示商品品种、规格、包装和厂家序号，末位英文字母用以标示经营许可类别。集团经营所有商品按管理属性大致分为五大类。

第一类：药物类（化学药、生物制品、中成药）（A、B、C、D、E、H 类）。

第二类：非药类（K 类）。

第三类：中药材、中药饮片类（Z 类）。

第四类：医疗器械类（P 类）。

第五类：计生用品类（J 类）。

（2）药物类第 1 位字母按剂型类别分为 6 类。

A 类：注射剂类。

B 类：化学药及生物制品片剂、胶囊剂、丸剂类。

C 类：中成药片剂、胶囊剂、丸剂类。

D 类：粉剂类。

E 类：水剂类。

H 类：外用药物类。

（3）药物类第 2 位字母主要代表各剂型项下药物的类别。

1）化学药物（首位编码 A、B、D、E 类）大致按药理字（或生理字）的作用系统分类（A-T 20 类）、生物制品（U）、进口药物（W）、大容量注射剂（Y）、中成药（Z）共 24 类。

2）C 中成药片剂、胶囊剂、丸剂类按药物剂型及产地分为 5 类（片剂 CA、胶囊剂 CB、丸剂 CC、北京同仁堂中药 CE、进口中成药 CW）。

3）H 外用药物类按剂型和易串味性分为 11 类（如易串味类 HA、进口外用药物 HW）。

（4）药物类第 3 位字母代表药物的用途分类：化学药物（A、B、E 类）分别在第 2 位字母代表的作用类别项下分别做进一步细分。C 中成药片剂、胶囊剂、丸剂类和 H 外用药物类则在其第二位字母所代表的剂型类别项下分别对不同品种按作用类别或用途分类。

（5）药物类各剂型第2位（或第3位）字母通用含义：U，生物制品；W，进口品种；Z，中成药品种。

（6）非药物类按其商品性质及管理类别分别用第2位字母区分，分别为以下几类。

EH：化学试剂。

KJ：保健食品。

KX：消毒用品。

KY：化妆品。

KP：医疗器械。

KS：食品。

KZ：其他用品。

KW：进口非药类。

（7）第3位字母分别表示上述各类商品的剂型（或形态）类别。

（8）表示许可经营类别。按照许可证经营范围规定如下。

A 中药材、B 中药饮片、C 化学药制剂、D 抗生素、E 生化药物、F 生物制品、G 中成药、H 诊断药物、I 化学原料药、J 二类精神药品、K 蛋白同化制剂、肽类激素、L 药用辅料、N 保健食品、O 一类医疗器械、P 二类医疗器械、Q 三类医疗器械、S 药物、食品同源中药、T 药物、保健食品同源中药、U 食品、X 其他商品。

（二）药物是特殊商品

1. 生命关联性　治病、维护健康与安全。

高质量性：只有合格与不合格之分。

公共福利性：合格与价格适宜。

高度专业性：制药为高科技产业。

2. 药物管理　根据药物品种、规格、适应证、剂量及给药途径不同，对药物分别按处方药与非处方药进行管理。

3. 按药物产生的历史背景分类　可分为传统药与现代药。

（1）现代药：西药，化学药物、抗生素、生化药物、放射性药物、血清、疫苗、血液制品等。其特点是用化学或生物方法制取，结构清楚，有控制质量的标性与方法。

（2）传统药：中药，主要是动、植物和矿物药。特点是中医理论指导下用药，根据药物组合在方剂中使用。

4. 药物分类　按药物的使用部位可分为外用药、内服药和注射药。外用药指

4

皮肤表面用药；内服药指各种口服药；注射用药指各种直接输（注）入人体血液的药物。

三、药物简介

（一）基本概念

1. 药物　是指用于预防、治疗、诊断人的疾病，有目的地调节人的生理功能并规定有适应证、主治、用法、用量的物质。

2. 中药饮片　是指在中医药理论的指导下，可直接用于调配或制剂的中药材及中药材的加工炮制品。

3. 毒性药物　是指毒性剧烈，治疗量与中毒剂量相近，使用不当会致人中毒或死亡的药物。

4. 医疗器械　单独或组合使用于人体的仪器、设备、器具、材料或其他物品，包括所需要的软件；其使用旨在达到下列预期目的：①对疾病的预防、诊断、治疗、监护、缓解；②对损伤或残疾的诊断、治疗、监护、缓解、补偿；③对解剖或生理过程的研究、替代、调节或支持；④对生命的支持或维护；⑤妊娠控制；⑥通过对来自人体的样本进行检查，为医疗或诊断目的提供信息。国家对医疗器械实行产品生产注册制度。有效期是 4 年。

5. 消毒产品　消毒产品包括消毒剂、消毒器械、卫生用品和一次性使用医疗用品。消毒产品不是药物，其外包装、说明书、标签上不应出现或暗示对疾病有治疗效果。

6. 保健食品　具有特定保健功能或者以补充维生素、矿物质为目的的食品。即适宜于特定人群食用，具有调节机体功能，不以治疗疾病为目的，并且对人体不产生任何急性、亚急性或慢性危害的食品。

7. 化妆品　指以涂擦、喷洒或其他类似的方法，散布于人体表面任何部位（皮肤、毛发、指甲、口唇等），以达到清洁、消除不良气味、护肤、美容和修饰目的的日用化学工业产品。

8. 特殊用途化妆品　是指用于育发、染发、烫发、脱毛、美乳、健美、除臭、祛斑、防晒的化妆品。

9. 其他　化妆品标签、小包装或说明书上不得注有适应证，不得宣传疗效，不得使用医疗术语。

（二）药物的两重性

1. 治疗效应　分为对因治疗和对症治疗。

（1）对因治疗：消除原发致病因子，彻底治愈疾病。

（2）对症治疗：改善疾病的症状。

对因治疗与对症治疗相辅相成，不可偏废。

2. 不良反应　主要是指导药物在正常用法、用量下出现的与用药目的无关的或意外的有害反应。国家实行不良反应报告制度。不包括无意或故意超剂量用药引起的反应以及用药不当引起的反应。

3. 药物不良反应的种类　副作用、毒性作用、后遗效应、变态反应、继发反应、特异质反应、药物依赖性、致癌作用、致突变、致畸作用。

四、药物的名称

药物名称是药物质量标准的首要内容，药物的命名也是药物管理工作标准化中的一项基础工作。目前常见的药物名称的种类有3种：通用名、商品名（商标名）、国际非专利名。

1. 剂型　根据药物的性质、用药目的和给药途径，将原料药加工制成适合于医疗或预防应用的形式。

2. 规格　药物的规格是指一定药物制剂单元内所含药物成分的量。药物规格的表示通常用含量、容量、浓度、质量（重量）、数量等其中一种方式或几种方式结合来表示。

3. 药物标准　是国家对药物质量规格和检验方法所做的技术规定，是药品生产、供应、使用、检验和管理部门共同遵守的法定依据[《中华人民共和国药典》（国家标准）]。

4. 药物批准文号　是指国家批准药物生产企业生产药物的文号，是药品生产合法性的标志。《中华人民共和国药品管理法》规定，生产药品"须经国务院药品监督管理部门批准，并发给药品批准文号"。未取得批准文号而生产的药品按假药论处。

《药品注册管理办法》第一百七十一条药品批准文号的格式为：

国药准字 H（Z、S、J）+4 位年号 +4 位顺序号，其中 H 代表化学药物，Z 代表中药，S 代表生物制品，J 代表进口药物分包装。

《进口药品注册证》证号的格式为：H（Z、S）+4 位年号 +4 位顺序号；《医药产品注册证》证号的格式为：H（Z、S）C+4 位年号 +4 位顺序号，其中 H 代表化学药品，Z 代表中药，S 代表生物制品。

对于境内分包装用大包装规格的注册证，其证号在原注册证号前加字母 B。

5. 生产日期　批号产生的时间 = 生产日期，一般标示为：××××年××月××日批号：药物的生产"批"是指同一生产周期中生产出来，具有同一性质和质量的均质产品为一批。用于表示"批"的一组数字或字母加数字叫批号，用于追溯该批药品的生产历史和质量状况。

6. 有效期　药品的有效期是指药物被批准使用的期限，其含义是药品在一定贮存条件下能够保证质量的期限。

第二节　处　方　常　识

一、处方的概念

处方，是指由注册的执业医师或执业助理医师（以下简称医师）在诊疗活动中为患者开具的、由取得药学专业技术职务任职资格的药学专业技术人员（以下简称药师）审核、调配、核对，并作为患者用药凭证的医疗文书。

二、处方性质

1. 法律性　处方是追查医师或药剂人员法律责任的依据。

2. 技术性　开具和调配处方者都必须是医药专业技术人员；开具和调配过程表现出处方的技术性。

3. 经济性　作为患者用药报销、医院预算及采购的依据。

三、处方分类

1. 处方按其性质，分为3种，即法定处方、医师处方和协定处方。

（1）法定处方：《中华人民共和国药典》、药品监督管理局颁布标准收载的处方，具有法律的约束力。

（2）医师处方：是医师为患者诊断、治疗和预防用药所开具的处方。

（3）协定处方：关键点 - 每个医院的协定处方仅限于在本单位使用，不得在其他任何医院之间互相交流使用。

2. 处方按用纸分类

（1）普通处方用纸为白色。

（2）急诊处方用纸为淡黄色，右上角标注"急诊"。

（3）麻醉药物和第一类精神药物处方用纸为淡红色，右上角标注"麻、精一"。第二类精神药物处方用纸为白色，右上角标注"精二"。

（4）儿科处方用纸为淡绿色，右上角标注"儿科"

四、处方格式

1. 前记　包括机构名称，费别（支付与报销类别），患者情况，门诊或住院病历号、科别或病区和床位号，临床诊断，开具日期等，并可添列特殊要求的项目。麻醉药物和第一类精神药物处方还应包括患者身份证明编号，代办人姓名、身份证明编号。

2. 正文　正文以 Rp 或 R（拉丁文 Recipe "请取" 的缩写）标示，分列药物名称、剂型、规格、数量、用法用量。

3. 后记　有医师签名或加盖专用签章，药物金额以及审核、调配、核对、发药的药学专业技术人员签名或加盖专用签章。

五、处方书写

1. 患者一般情况、临床诊断填写清晰、完整，并与病历记载相一致。

2. 每张处方限于一名患者的用药。

3. 字迹清楚，不得涂改；如需修改，应当在修改处签名并注明修改日期。

4. 药品名称应当使用规范的中文名称书写，没有中文名称的可以使用规范的英文名称书写；医疗机构或医师、药师不得自行编制药物缩写名称或使用代号；书写药品名称、剂量、规格、用法、用量要准确规范，药品用法可用规范的中文、英文、拉丁文或缩写体书写，但不得使用 "遵医嘱" "自用" 等含糊不清的字句。

5. 患者年龄应当填写实足年龄，新生儿、婴幼儿写日、月龄，必要时要注明体重。

6. 西药和中成药可以分别开具处方，也可以开具一张处方，中药饮片应当单独开具处方。

7. 开具西药、中成药处方，每一种药品应当另起一行，每张处方不得超过 5 种药品。

8. 中药饮片处方的书写，一般应当按照 "君、臣、佐、使" 的顺序排列；调剂、煎煮的特殊要求注明在药品右上方，并加括号，如布包、先煎、后下等；对饮片的产地、炮制有特殊要求的，应当在药物名称之前写明。

9. 药品用法用量应当按照药品说明书规定的常规用法、用量使用，特殊情况需要超剂量使用时，应当注明原因并再次签名。

10. 除特殊情况外，应当注明临床诊断。

11. 开具处方后的空白处画一斜线以示处方完毕。

12. 处方医师的签名式样和专用签章应当与院内药学部门留样备查的式样相一致，不得任意改动，否则应当重新登记留样备案。

第三节　非处方药（OTC 药）

非处方（over-the-counter，OTC）**药**是指非处方性药物，患者可以不在医生等专业人士的指导下自己根据药物说明书，自选、自购、自用购买的药物，这些药物多可在药店或超市内购买到。这类药物的不良反应较少、较轻，而且也容易察觉，不会引起耐药性、成瘾性，与其他药物相互作用也小，在临床上使用多年，疗效肯定。非处方药主要用于病情较轻、稳定、诊断明确的疾病。

非处方药是指为方便公众用药，在保证用药安全的前提下，经国家卫生行政部门规定或审定后，不需要医师或其他医疗专业人员开写处方即可购买的药物，公众按照药品标签及使用说明就可自行使用。为了保障人民健康，我国非处方药的包装标签、使用说明书中标注了警示语，明确规定药物的使用时间、疗程，并强调指出"如症状未缓解或消失应向医师咨询"。

非处方药由处方药转变而来，红底白字的是甲类，绿底白字的是乙类。甲、乙两类 OTC 虽然都可以在药店购买，但乙类非处方药安全性更高。服用非处方药一定不能随意，最好提前咨询医生。

第四节　药物不良反应

药物不良反应（adverse drug reaction，ADR）是指合格药物在正常用法、用量下出现的与用药目的无关的有害反应。是在按规定剂量正常应用药物的过程中产生的有害而非所期望的、与药物应用有因果关系的反应。

根据《药物不良反应报告和监测管理办法》第六十三条第一款，本办法下列用语的含义是：药物不良反应是指合格药物在正常用法用量下出现的与用药目的无关的有害反应。

药物的不良反应分类如下。

A 型不良反应：是由于药物的药理作用增强所致。特点是可以预测，与常规的药理作用有关，反应的发生与剂量有关，停药或减量后症状很快减轻或消失，发生率高（> 1%），死亡率低。主要表现包括过度作用、副作用、毒性反应、首剂效应、继发反应、停药综合征、后遗效应。

B 型不良反应：是指与药物的正常药理作用完全无关的一种异常反应。特点是一般很难预测，常规毒理学筛选不能发现，发生率低（＜1%），死亡率高。进一步分类为遗传药理学不良反应和变态反应。

C型不良反应：有些不良反应难以简单地归于A型或B型不良反应，有学者提出为C型不良反应。C型不良反应的特点是发生率高，用药史复杂或不全，非特异性（指药物），没有明确的时间关系，潜伏期较长。

药物作用于机体，除了发挥治疗的功效外，有时还会由于种种原因而产生某些与药物治疗目的无关而对人体有损害的反应，这就是药物不良反应。

药物不良反应一般可分为副作用、毒性反应、过敏反应和继发感染（也称二重感染）四大类。不良反应有大小和强弱的差异，它可以使人感到不适、使病情恶化、引发新的疾病，甚至置人于死地。如何最大限度地发挥药物的疗效，最大限度地减少不良反应，这是临床需解决的关键问题。

根据不良反应的性质分类如下。

副作用（副反应）：药物按正常用法用量使用时所出现的与药物的药理学活性相关但与用药目的无关的作用。一般都较轻微，多为一过性可逆性功能变化，伴随治疗作用同时出现。器官选择作用低即作用广泛的药物副作用可能会多。

毒性作用：由于患者的个体差异、病理状态或合用其他药物引起敏感性增加，在治疗量时造成某种功能或器质性损害。一般是药理作用的增强。过度作用在定义上与毒性作用相符，指使用推荐剂量时出现过强的药理作用。

后遗效应：停药后血药浓度已降至阈浓度以下时残存的药理效应。

首剂效应：一些患者在初服某种药物时，由于机体对药物作用尚未适应而引起不可耐受的强烈反应。

继发反应：由于药物的治疗作用所引起的不良后果，又称治疗矛盾，不是药物本身的效应，而是药物主要作用的间接结果。

变态反应（过敏反应）：药物或药物在体内的代谢产物作为抗原刺激机体而发生的不正常的免疫反应。这种反应的发生与药物剂量无关或关系甚少，治疗量或极少量都可发生。临床主要表现为皮疹、血管神经性水肿、过敏性休克、血清病综合征、哮喘等。

特异质反应（特异反应性）：因先天性遗传异常，少数患者用药后发生与药物本身药理作用无关的有害反应。该反应和遗传有关，与药理作用无关。大多是由于机体缺乏某种酶，药物在体内代谢受阻所致反应。

依赖性：反复地（周期性或连续性）用药所引起的人体心理上或生理上或两者兼有的对药物的依赖状态，表现出一种强迫性的要连续或定期用药的行为和其他反应。

停药综合征：一些药物在长期应用后，机体对这些药物产生了适应性，若突然停药或减量过快，易使机体的调节功能失调而发生功能紊乱，导致病情或临床症状上的一系列反跳回升现象和疾病加重等。

致癌作用、致畸作用、致突变作用：药物引起的3种特殊毒性，均为药物和遗传物质或遗传物质在细胞的表达发生相互作用的结果。

第二章　家庭常用药的合理保管

第一节　药物的有效期

药物有效期是指药物在一定的贮存条件下，能够保持质量的期限。《中华人民共和国药品管理法》第四十九条规定，不得使用过期药物。如果药师将过期药物发出，一般按销售劣药处理；酿成后果的，还要按照《医疗事故处理条例》鉴定的事故等级进行赔偿，追究相关责任人的责任。

"药物的保质期也就是指药物的有效期，任何一种药物都是有药物的有效期的。药物的有效期也就是说药物在规定的储存条件下，能够保持合格质量的期限，而且是保证患者使用安全的保障。如果在使用药物时超过了保质期限的药物是不能使用的，如果使用，一方面会降低药物的治疗疗效，另一方面药物的副作用会增加，甚至可能会产生毒性反应。所以我们在使用药物的时候一定不能超过药物的保质期使用，在使用的时候可以去医院咨询医师或者是药师。以上方案仅供参考，具体药物使用一定要结合患者的具体情况根据专业的医生指导用药。"

一、药物有效期常识

1. 国产上市药物有效期的表示方法

（1）直接标明失效：是指该药在该年该月的 1 日起失效。如标有"失效期：2016 年 10 月"的药，只能使用到 2016 年 9 月 30 日。

（2）直接标明有效期：按年月顺序，一般表达可用有效期至某年某月，或用数字，是指该药可用至有效期最末月的月底。如标有"有效期至 2016 年 7 月"的药，该药可用到 2016 年 7 月 31 日。也可表达为"有效期至 2016.07""有效期至 2016/07""有效期至 2016-07"等，年份 4 位数表示，月份用 2 位数表示（1 ～ 9 前加 0）。

（3）标明有效期年数或月数这种方式标出的药物有效期，可根据药物生产日期推算，一般规定生产日期即批号用 6 位数字表示，前两位表示年份，中间两位表示月份，末尾两位表示日期。如标"批号 150815"，有效期 2 年的药，其有效期是到 2017 年 8 月 15 日。

2. 进口药物有效期的表示方法　进口药物常以"Expiry date"（截止日期）表示失效期，或以"Use before"（在……之前使用）表示有效期。各国药物有效期的标注不完全相同，有时难以辨别，为避免造成差错，应了解不同的写法，并注意识别。

美国：按月 - 日 - 年顺序排列，如 9/10/2016 或 Sep.10th 2016，即 2016 年 9 月 10 日。

欧洲国家：按日 - 月 - 年顺序排列，如 10/9/2016 或 10th Sep.2016，即 2016 年 9 月 10 日。

日本：按年 - 月 - 日排列，如 2016-9-10，即 2016 年 9 月 10 日。

在标明有效期的同时，一般尚标有生产日期，因此可以按照生产日期来推算有效期限为多长。

值得注意的是，药物的有效期不是绝对的，而是有条件限制的，这就是药物的标签及说明书中所指明的贮存方法。如果贮存方法发生了改变，药物的有效期就只能作为参考，而不是一个确定的保质时间了。一旦药物从原包装内分出，如拆开盒子、打开瓶盖等开始使用时，则不再适合长期保存，且应及时使用。

二、影响药物有效期的因素

1. 外界因素　外界因素对药物有效期的影响，在很早就有关注，如：温度、湿度、光照等等，在药物标准中也有规定，我们也不再过多探讨。

2. 人为因素　即人为改变有效期的行为。例如，媒体曾曝光的某药业更改批号情况，这本身就是一种违法，应当予以相应的法律制裁，我们也不过多讨论。

3. 工艺因素　保证成品药的生命周期与原、辅料的生命周期一致性；保证生产过程中将干扰因素降至最低。

三、药物有效期的管理

1. 注册时要求生产厂家提供完整的注册资料。对于制剂注册，应要求其提供分别使用不同时间的原料药所制得制剂的稳定性实验结果，并可以根据是否添加赋形剂来作一具体区别。然后，根据其稳定性实验结果，来确定药物制剂的有效期。药物注册时，注册资料中都会标明药物的有效期。一般要求生产厂提供加速试验至少 6 个月，长期留样 6 个月以上的试验资料。

2. 要求药物生产企业对自己生产的产品设定高于法定标准的内控标准。由于有效期是指药物在一定的贮存条件下能够符合国家药物标准，保持质量的期限，所以，为了保证在有效期末药物仍能符合国家的法定标准，必须考虑到在有效期内药物随着时间延长而发生的质量变化（例如，降解、有效含量下降、杂质含量升高等）。若想在药物有效期内保证药物的质量始终能满足国家法定标准，则必须根据药物的稳定性实验结果来确定药物的内控标准。建议在药物注册完成之后，再经过适当的时间（可以是注册的药物有效期），生产企业要向药物监督管理部门上报自己的内控标准。药物生产企业的药物能否出厂、上市销售，要根据产品是否符合自己的内控标准来决定。

3. 对生产厂家日常生产进行严格管理。对于原料药生产厂家，应该严格按照批准的工艺进行生产，当生产工艺或生产设备等这些影响产品质量的主要因素发生变化时，要重新做工艺验证，将工艺验证的产品进行稳定性实验考察，重新确定药物有效期后报药物监督管理部门。对于制剂生产厂家，要做好原料药购进记录，并且在生产记录中注明原料药的有效期，最终制剂有效期要严格按照注册所批准的有效期。

4. 加强对药物销售企业和医院药房的监督管理。药物有效期的长短很大程度上是要依赖药物的储存条件，现在国家正在推行药品经营质量管理规范（GSP），市场上药物经营企业都在纷纷按照 GSP 的要求进行改造和整顿。GSP 中要求采取的很多措施都要保证药物储存于适当的条件下。药物监督管理部门应在日常监督检查中对此引起重视。对于医院药房，也应该按照 GSP 的要求对药物储存条件在硬件设施和软件管理上做硬性要求。

5. 应该对药物的储存、运输加以重视，注意让药物时刻处于规定的储存条件下。国家药物监督管理部门应出台相关规定，将其作为一个强制措施，进而保证药物在储存、运输中能始终处于规定的储存条件下。

6. 加强对市场上流通药物的抽查。国家药物监督管理部门在对市场流通的药物进行抽查时，应有意识地抽查一些接近有效期的品种和批号，来确定生产厂家的药物是否在有效期内仍能符合国家标准。

第二节　药物的合理保管

一、一般保管常规

药物应按其不同性质及剂型特点在适当条件下正确保管。如果保管不当或储存条件不好，会使药物变质失效，甚至产生有毒物质，这不仅给医院造成损失，更严重的是可能危害患者的健康和生命。作为药剂人员及药库管理人员，必须了解各类药物制剂本身的理化性质及外界的各种因素对药物制剂的可能引起的不良影响，按其性质在不同条件下加以妥善储藏。当发现药物外观性状发生变化时，应及时加以理化检查和处理。应当指出的是，有的药物（如某些抗生素）的内在质量变化不一定引起外观的变化，需要用化学或其他方法检验才能确定。现将影响药物质量的因素及药物保管方法分述如下。

（一）影响药物质量的因素

在保管药物的过程中，影响药物质量的因素很多，如日光、空气、湿度、温度、时间及微生物等。上述因素对药物的影响又往往不是单独进行的，而是互相促进、互相影响而加速药物变质的，例如日光及高温往往加速药物的氧化过程。故应根据药物的特性，全面考虑可能引起变质的各种因素，选适当的储存条件和保管方法，以防止药物变质或延缓其变质的速度。

1. 日光　日光中的紫外线，对药物变化常起着催化作用，能加速药物的氧化、分解等。

2. 空气　空气是各种气体的混合物，其中对药物质量影响比较大的为氧气和二氧化碳。氧气性质活泼，易使某些药物发生氧化作用而变质。二氧化碳被药物吸收，发生碳酸化而使药物变质。

3. 湿度　湿度对药物的质量影响很大。湿度太大能使药物潮解、液化、变质或霉料，湿度太小，也容易使某些药物风化。

（1）风化：含有结晶水的药物，常因露置在干燥的空气中，逐渐推动其所含结晶水的一部分或全部，以致本身在变成白色、不透明的结晶体或粉末。

风化后的药物，其化学性质一般并未改变，但在使用时剂量难以掌握。特别是剧毒药物，可能因超过用量而造成事故。易风化的药物如硫酸阿托品、硫酸可待因、硫酸镁、硫酸钠及明矾等。

（2）引湿：大多数药物在湿度较高的情况下，能吸收空气中的水蒸气而引湿，其结果使药物稀释、潮解、变形、发霉等现象。

4. 温度　温度过高或过低都能使药物变质。特别是温度过高与药物的挥发程度、形态及引起氧化、水解等理化和微生物的寄生有很大关系。因此，药物在贮存时要根据其不同性质选择适宜的温度。

5. 时间　有些药物因其性质或效价不稳定，尽管贮存条件适宜，时间过久也会逐渐变质、失效。因此，《中华人民共和国药典》对某些药物特别是抗生素制剂，根据它们的性质不稳定的程度，均规定了不同的有效期。有效期系指药物在规定的贮存条件下，能够保持质量合格的期限，要求使用单位在规定的期限内使用。

（二）不同性质药物的保管方法

1. 易受光线影响而变质的药物的保管方法

（1）凡遇光易引起变化的药物，如银盐、过氧化氢等，为避免光线对药物的影响，可采用棕色瓶或用黑色纸包裹的玻璃器包装，以防止紫外线的透入。

（2）需要避光保存的药物，应放在阴凉、干燥、不易直射到的地方。

（3）不常用的怕光药物，可贮存于严密的药箱内，存放怕光的常用药物的药橱或药架应以不透光的布帘遮蔽。

（4）见光容易氧化、分解的药物，必须保存于密闭的避光容器中，并尽量采用小包装。

2. 易受湿度影响而变质的药物的保管方法

（1）对易吸湿的药物，可用玻璃软木塞塞紧、蜡封，外加螺旋盖盖紧。对易挥发的药物，应密封，置于阴凉干燥处。

（2）控制药库内的湿度，以保持相对湿度在 70% 左右为宜，可辅用吸湿剂如石灰、木炭，有条件者，可设置排风扇或通风器，尤其在雷雨季节，更要采取有效的防潮措施。

（3）对少量易受潮药物，可采用石灰干燥器贮存，即用木箱、瓦缸等容器装入块状 1/4 容量左右的石灰，石灰层上面存放药物，待石灰吸湿成粉状后，应及时换掉。

3. 易受温度影响而变质的药物的保管方法　一般药物贮存于室温（1～30℃）即可。如指明"阴凉处"是指不超过 20℃，冷处是指 2～10℃。在一般情况下，对多数药物贮藏温度在 2℃以上时，温度愈低，对保管愈有利。

（1）对怕热药物，可根据其不同性质要求，分别存放于"阴凉处"或"冷处"。常用的电冰箱可调节至 2～10℃，如无冰箱，可根据具体条件，因地制宜。

（2）对挥发性大的药物在温度高时容器内压力大，不应剧烈震动。开启前应充分降温，以免药液冲出（尤其是氨溶液）造成伤害事故。

（3）对易冻和怕冻的药物，必须保温贮藏。

4. 中草药材的保管方法　中草药材种类繁多，性质各异，有的易吸热，有的具有挥发性等，应根据其特性加以妥善保管。如保管不当将会发生霉变、虫蛀、失性、变色等现象而影响质量，甚至完全失效。中草药变质的原因，除空气、湿度、日光和温度等因素的影响外，还受到昆虫和微生物的侵蚀。

（1）中草药材防霉，主要应严格控制水分和储存场所的温度、湿度，避免日光和空气的影响。易发霉的中草药，应选择阴凉、干燥、通风的库房，垛堆应离地用木条垫高，垛底垫入芦席或油毛毡等隔潮。

（2）为防虫蛀，药材进库前，应把库内彻底清理，以杜绝虫源，必要时在药材进库前，进行喷洒药物。

（3）贮存过程中，为防止霉菌、害虫的生长繁殖，可将中草药材干燥后，打成压缩包以减少与空气的接触面积。

5. 易燃、易爆危险品的保管方法　易燃、易爆危险品系指易受光、热、空气等外来因素影响而引起自燃、助燃、爆炸或具有强腐蚀性、刺激性、剧烈毒性的药物，如果处置不当、保管不当，都能引起爆炸、燃烧等严重事故。

此类药物应贮存于危险品库内，一般不得与其他药物同库贮存，并远离电源。同时应有专人负责保管。危险品应分类堆放，特别是性质相抵触的物品灭火方法不同的物品，应该隔离贮存。危险品库应严禁烟火，不准进行明火操作，并应有消防安全设备。

危险品的包装和封口必须坚实、牢固、密封，并应经常检查是否完整无损，渗漏必须立即进行安全处理。

氧化剂保管应防高热、日晒，与酸类、还原剂隔离，防止冲击摩擦。钾、钠、钙金属应存放于水中；易燃品、自燃品应与热隔绝，并远离火源，存放于避光阴凉处。

6. 规定有效期药物的保管方法　有些药物性质不稳定，易受外界因素的影响，当贮存一定时间后，会逐渐变质失效或降低效价。《中华人民共和国药典》对上述药物制剂，根据它们性质不稳定的程度，规定了有效期。

对于规定有效期的药物，在保管过程中，应经常注意期限，随时检查，特别对有效期限短（仅半年或1年），而基层进货时又往往离失效期接近，则更应掌握"先进先出、近期先用"的原则，以防过期失效，造成损失。

凡过期的药物，不得再用。因过期药物制剂，多数外观、性状不正常，如有的针剂久贮产生混浊或析出沉淀，不仅药效降低，而且注射后增加局部刺激。

第三章　正确的服药要求

第一节　正确服药时间

不正确的服药方法会直接影响药效，甚至会有损健康。

不同类型的药物服用时间和方式各有不同。

一、服药时间

饭时服药是指进餐少许后服药，药服完后可继续用餐。这主要是因为食物中的油类有助于药物的吸收，可以及时发挥药效。

空腹服药是指在餐前 1 ～ 2h 或餐后 2h 左右服药，可避免食物对其吸收的影响，药物可迅速进入小肠发挥药效。

二、常用"头孢"类介绍

头孢类药物一共分为 4 代，第一代头孢如头孢羟氨苄、头孢唑林，以抗革兰氏阳性菌为主；第二代的头孢以头孢呋辛、头孢克洛比较常用，对多数革兰氏阳性菌及少部分革兰氏阴性菌有效；第三代的头孢如头孢克肟、头孢唑肟等以抗革兰氏阴性菌为主，对少部分阳性菌有效；第四代头孢在门诊几乎不用，如头孢吡肟，以抗革兰氏阴性菌为主。因此，不同的头孢类药物，其抗菌谱亦不完全相同。

三、抗生素正确服用

很多抗生素应该在饭前空腹服用。特别是一些浓度依赖性的抗菌药物，比如左氧氟沙星、阿奇霉素等，浓度越高则疗效越好。

由于食物会延缓这类药物在人体内的吸收速率，饭前空腹服药比饭后服药的血药浓度高 2 ～ 3 倍，所以饭后吃会使疗效大打折扣。

还有一些抗菌药物，如头孢类药物、碳青霉烯类药物，在饭前服用能减少药物在胃内的停留时间，减少药物在胃内的溶解，能迅速到达小肠被吸收。但这些抗菌药物对胃有一定的刺激作用，空腹服用后，小部分药物在胃内溶解，刺激胃黏膜从而导致胃痛、不适。所以为避免对胃的刺激，建议在饭后服用。"饭后"是指饭后半小时，更佳的时间是 1h 后。

四、饭前服用的药物

1. 降糖药　降糖药物主要有以下几类。

（1）胰岛素促泌剂：如格列吡嗪、格列齐特、格列苯脲等。这类药物均应在第一顿餐前服用。

（2）双胍类药物：如二甲双胍，应餐前服用。

（3）胰岛素增敏剂：代表药物有罗格列酮（因其心血管不良反应，目前较少使用）、吡格列酮。

而降糖药中的 α 糖苷酶抑制药，如阿卡波糖、伏格列波糖，应随餐服用。DPP4药物，比如西格列汀、沙格列汀、维格列汀，服用不受进餐的影响。

2. 胃黏膜保护药　如硫糖铝、果胶铋、枸橼酸铋钾等，胃肠动力药如多潘立酮、甲氧氯普胺、莫沙比利等，以及质子泵抑制药，如奥美拉唑、雷贝拉唑、埃索美拉唑等均应在饭前服用。还有助消化类的药物，如胰酶片、多酶片、乳酶生。

3. 治疗骨质疏松类的药物　如阿仑膦酸钠，利塞膦酸钠，需要在餐前 30min 用大量水送服。因该药有损伤食管黏膜的作用。因此，建议坐位或站立服药，否则长期服用可能导致食管炎。

4. 降压药物　根据人血压的生理高峰，降压药均应在晨起即刻服用。培哚普利片，最好饭前服用，因为食物会改变其活性代谢产物的生物利用度。

5. 止泻药　如药用活性炭、蒙脱石散（思密达）等。

五、饭后服用的药物

1. 消炎镇痛药　如对乙酰氨基酚（如散利痛）、阿司匹林、吲哚美辛、布洛芬（芬必得），在饭后服用可减少对胃黏膜的刺激。

2. 维生素类　如维生素 A、维生素 D、维生素 E、维生素 K 等脂溶性维生素，进食后服用可大大提高药物的吸收率。

3. 铁剂　在进食后 15 ～ 30min 服用铁剂，一方面可以减少铁剂对胃的刺激。另一方面，可以延长铁剂在十二指肠的停留时间，使铁剂被十二指肠充分吸收。

4. 利尿药　如氢氯噻嗪、螺内酯在饭后服用可提高生物利用度。

第二节　剂型对药效的影响

一、剂型对疾病的作用

1. 剂型可改变药物的作用性质　例如，硫酸镁口服剂型用作泻下药，但5%注射液静脉滴注，能抑制大脑中枢神经，有镇静、镇痉作用；又如依沙吖啶1%注射液用于中期引产，但0.1%～0.2%溶液局部涂敷有杀菌作用。

2. 剂型能改变药物的作用速度　剂型的不同，可使药物的作用速度不同，例如，注射剂、吸入气雾剂等，发挥药效很快，常用于急救；丸剂、缓释控释制剂、植入剂等属长效制剂。医生可按疾病治疗的需要选用不同作用速度的剂型。

3. 改变剂型可降低（或消除）药物的毒副作用　氨茶碱治疗哮喘病效果很好，但有引起心跳加快的不良反应，若改成栓剂则可消除这种毒副作用；缓释与控释制剂能保持血药浓度平稳，从而在一定程度上可降低药物的不良反应。

4. 剂型可产生靶向作用　如静脉注射的脂质体新剂型是具有微粒结构的制剂，在体内能被网状内皮系统的巨噬细胞所吞噬，使药物在肝、脾等器官浓集性分布，即发挥出药物剂型的肝、脾靶向作用。

5. 剂型可影响疗效　固体剂型如片剂、颗粒剂、丸剂的制备工艺不同，会对药效产生显著的影响，药物晶型、药物粒子大小的不同，也可直接影响药物的释放，从而影响药物的治疗效果。

二、常用剂型

药物在供给临床使用前，为适应治疗或预防的需要而制备的药物应用形式，称为药物剂型，简称剂型。药物制成不同的剂型后，不仅增加药物的稳定性，便于药物的贮存、运输和携带，而且药物剂量准确，方便患者使用，部分药物还可减轻不良反应。

1. 注射剂　是指药物制成的供注入体内的灭菌溶液、乳状液和混悬液，以及供临用前配制成溶液或混悬液的无菌粉末或浓溶液。注射剂因其药效迅速、剂量准确、作用可靠，已成为目前临床应用最广泛的剂型之一。注射剂一般分为以下5类：①水溶性注射剂，又称水针；②油溶性注射剂，又称油针；③乳状液型注射液，又称乳剂；④混悬液型注射液；⑤注射用无菌粉末，也称粉针；另外，由静脉滴注输入体内的大剂量注射液，又称输液。

2. 片剂　是指药物与辅料混合均匀后压制而成的片状制剂，它是现代药物制剂中应用最为广泛的重要剂型之一。片剂的性状稳定，剂量准确，其携带及应用也都比较方便，但存在婴儿和昏迷患者不能吞服等缺点。随着药物新辅料和制剂新工艺的不断发展，片剂也由最初单一的普通片（素片）逐渐发展到包衣片（分为糖衣片和薄膜衣片）、泡腾片、咀嚼片、多层片、分散片、舌下片、口含片、植入片、溶液片和缓释片等不同类型的新片剂。

3. 胶囊剂　是指将药物填装于空心硬质胶囊中或密封于弹性软质胶囊中制成的固体制剂。它是目前常用的口服剂型之一。可分为硬胶囊剂、软胶囊剂和肠溶胶囊剂。胶囊剂可掩盖药物的苦味及特殊异味，还可提高药物的稳定性及其生物利用度，使之发挥更大的疗效。此外，肠溶胶囊可保证遇胃酸后易被破坏的药物的药效。

4. 液体剂型　是指药物分散在适宜的分散介质中制成的液体分散体系，可供内服或外用。其中又包括溶液剂、糖浆剂、乳剂、混悬剂等其他液体剂型。液体剂型的剂量容易掌握和调整，特别适用于婴幼儿和老年患者，而且药物分散度大，吸收快，能较迅速发挥药效，但液体剂型放置时间长会使疗效降低甚至失效，且易霉变，不方便携带。

5. 颗粒剂　是指药物与适宜的辅料配合而制成的颗粒状制剂，又称冲剂。它是近年发展较快的一种剂型，因其味甜、粒小、易溶化，特别受儿童欢迎。颗粒剂一般可分为可溶性颗粒剂、混悬型颗粒剂和泡腾型颗粒剂。

6. 软膏剂　是指药物与适宜基质均匀混合制成的具有一定稠度的半固体外用制剂。比如大家熟悉的冷霜和雪花膏就属于乳剂型软膏剂。软膏剂在医疗上主要用于皮肤、黏膜表面，具有抗皮肤感染、保护创面、润肤、隔绝空气、软化痂皮、刺激肉芽生长等作用。更重要的是协助药物渗入皮肤，持续发挥药物作用。

7. 栓剂　是指药物与适宜的基质制成的具有一定形状的供人体腔道内给药的固体制剂。分为肛门栓、阴道栓和尿道栓。栓剂适用于胃肠道服用有困难及伴有呕吐症状的患者，对幼儿和昏迷者更适用。

8. 气雾剂　是指药物与适宜的抛射剂装于具有特制阀门系统的耐压密封容器中制成的制剂。药物直接到达作用部位或吸收部位，作用迅速且剂量少，副作用小。气雾剂可在呼吸道、皮肤或其他腔道起局部作用或全身作用。目前气雾剂在医疗上已用于哮喘、烫伤、耳鼻喉疾病的治疗以及祛痰、血管扩张、强心、利尿等，均已收到显著的效果。

9. 喷雾剂　是指应用压缩气体为动力的喷雾剂或雾化器喷出药液雾滴或半固体的制剂，也称气压剂。

10. 中药剂型　亦有很多，传统制剂如丸、散、膏、汤、丹、酒剂。

第四章　特殊人群的合理用药

第一节　老年人合理用药

老年人群是慢性非传染性疾病和共病的主要患病群体，临床上药物的频繁及联合应用是常见的。由于衰老对各器官系统的影响以及药动学（即吸收、分布、代谢和排泄）的特殊性变化，老年人对药物敏感性增强，潜在不适当用药（potentially inappropriate medication，PIM）比率显著增高，更易引发药物不良反应（adverse drug reactions，ADR）和药源性疾病。因此，老年人合理用药问题亟须引起临床医师特别是老年科临床医师的重视。本章要点是了解老年人衰老器官功能减退对用药的影响、药动学特点、合理用药原则、用药安全和PIM评估工具；其中，重点是掌握老年人常见药物不良反应及合理用药原则。

一、心血管系统疾病

心血管系统衰老时，心脏组织胶原和淀粉样蛋白沉积增多，舒张功能降低；大血管弹性减弱，外周血管阻力增加，压力感受器及自主神经调节功能障碍，因此，老年人应用降压药和利尿药时应避免直立性低血压。α1受体拮抗药和中枢受体激动药因导致直立性低血压的风险较高，易引起晕厥、跌倒及心脑血管事件，不建议作为老年高血压的常规治疗药物。钙离子通道阻滞药、二氢吡啶类如速释硝苯地平，口服或舌下含服产生快速降压作用，能够引起冠状动脉窃血、反射性心动过速和心肌收缩力降低，可致脑缺血、急性心肌梗死、心律失常的风险，只可用于应急状态，避免老年慢性病治疗中常规应用。另外，老年人对钙通道阻滞药的血压下降反应非常显著，这归因于老年人压力感受器反射活性降低，而不是周围血管的钙离子通道效应的改变。非二氢吡啶类（地尔硫䓬及维拉帕米），具有负性肌力作用，应避免用于心力衰竭患者。

衰老心脏及血管β肾上腺素受体数目减少，心脏传导系统和起搏细胞退行性变，窦房结自律性降低，房性心律失常增多，应激时调节最大心率的能力下降，特别是老年患者心房颤动患病率明显增加，常需应用抗心律失常药，但是应特别警惕药物致心律失常作用。根据新的证据和指南建议，相对于节律控制，房颤患者对室率控制可以有一样的效果。2015 年版 Beers 标准中仍强调丙吡胺及Ⅰa类抗心律失常药物应避免使用。Ⅲ类抗心律失常药物胺碘酮不良反应较多，如甲状腺和肺毒性及 Q-T 间期延长，避免作为房颤患者的一线用药，但对同时合并有心力衰竭或显著左室肥厚者（如果优选心律控制）可能是合理的选择。另外，因胺碘酮其主要通过肝细胞色素酶 P450 系统代谢，故对多种药物代谢均有相互作用，处方应用时须评估药物的相互作用，例如胺碘酮与地高辛合用时，血药浓度增高，心率减慢，引发长 Q-T 综合征，致恶性心律失常；地高辛增加心力衰竭患者住院的风险，并可能与老年人心力衰竭死亡率增加相关联，应避免作为房颤或心力衰竭治疗的一线药物，如果使用，剂量不应超过 0.125mg/d。胺碘酮与利尿药合用时，常见低钾血症及心律失常等。

二、消化系统疾病

衰老影响消化系统的各个方面，例如吞咽功能、上段食管运动、胃肠道免疫功能等。但是现代研究证明，健康老年人仍有良好的泌酸功能，胃内 pH 与中、青年人相当。随着年龄的增加，肠黏膜表面积减少，肠蠕动减慢，易造成便秘和肠道憩室；肝组织重量随增龄而减少，肝血流量降低，每年减少 0.3%～0.5%。因此，老年人应慎用易引起便秘的药物，如抗胆碱药物、口服铁剂、含铝抗酸药等。在使用经肝代谢的药物时，注意及时调整剂量。有些药物应用时，日常饮食也要注意，不宜与牛奶同服的药物有洋地黄类、含铁药物、左旋多巴、雌激素；不宜与酒精同服的药物有异丙嗪、甲硝唑、降糖药物［不宜与食糖同服的药物有对乙酰氨基酚、健胃药、泼尼松等。另外，矿物油类（液状石蜡）可增加老年人误吸风险，导致脂质性肺炎，对于反流风险大的患者，如食管裂孔疝、胃排空差，以及吞咽反射差的患者应避免使用。此外，帕金森病患者应用奋乃静或甲氧氯普胺治疗时可加重症状，易出现锥体外系反应，如迟发运动障碍。对于质子泵抑制药（PPI），由于具有诱发低镁和骨折的风险，除非高危患者（如口服糖皮质激素或非甾体抗炎药）或糜烂性食管炎，老年人应及时减低剂量，间断服用或及早停药，避免长期大剂量服用 PPI。

三、内分泌系统疾病

内分泌系统衰老时，腺体萎缩、内分泌激素分泌减少，激素的代谢分解速率降低。尽管支持生命的内分泌轴仍完整，如垂体-肾上腺轴、垂体-甲状腺轴，但易出现衰老及衰老相关疾病。雌激素水平的降低与老年女性动脉硬化及心血管病高发有关。低剂量的阴道内雌激素（阴道霜剂或片剂）治疗阴道干涩等症状有效，由于其有潜在致癌性（乳腺和子宫内膜），应避免口服或外用贴剂。糖尿病为老年常见慢性病，吡咯列酮及罗格列酮可导致液体潴留及加重心力衰竭，建议避免使用。降糖药氯磺丙脲及格列本脲可导致持续性低血糖，有增加跌倒等不良事件风险。其他磺脲类、格列奈类、α- 糖苷酶抑制药相对安全，但使用二甲双胍时需监测肾功能。频繁（≥ 1 次 / 月）发生低血糖的患者使用 β 受体阻断药有掩盖低血糖症状的风险。老年患者常患甲状腺功能减退，应用左甲状腺素片时，定期复查，避免引起医源性甲亢。

四、中枢神经系统疾病

中枢神经系统衰老时，脑组织中脂褐质、淀粉样蛋白、丝状物等物质沉积在神经元内和神经元周围，使神经系统功能减退直至丧失，导致老年人近期记忆受损，并逐渐发展到痴呆状态。认知功能下降的老年人群是 ADR 高危人群，易发生不良反应的高危药物包括影响神经系统的药物（精神类药物、镇静催眠药物、抗痴呆药物）和心血管药物。此外，记忆力减退引起的漏服或多服药物，也增加相应症状及药物毒副作用发生的概率。

所有镇静催眠作用的苯二氮䓬类药物均可增加老年人认知功能障碍、谵妄、跌倒、骨折和机动车辆事故风险。老年患者对此类短效和中效药物（阿普唑仑、艾司唑仑、劳拉西泮、三唑仑）更为敏感。长效苯二氮䓬类包括地西泮和氯西泮，可适用于癫痫、快动眼睡眠障碍、苯二氮䓬类戒断、酒精戒断及严重广泛性焦虑障碍。应避免长疗程（> 4 周）应用此类药物，停药时应注意逐渐减量，避免突然停药导致戒断综合征。三环类抗抑郁药（阿米替林、氯米帕明、丙米嗪、帕罗西汀及多塞平每天 > 6mg）具有高抗胆碱能活性，易导致口干、过度镇静及体性低血压等，患有青光眼、前列腺增生、尿潴留患者应避免使用。非苯二氮䓬类（右佐匹克隆、唑吡坦及扎来普隆）可增加老年人精神运动功能受损、共济失调、晕厥及跌倒的风险，除非无其他的安全替代药物，否则应避免使用。对于老年人的睡眠障碍，可选择低剂量的多塞平 3mg（每天 ≤ 6mg）或曲唑酮，相对较安全。

五、肾脏疾病

肾衰老时，老年人肾血管硬化以及肾逐渐萎缩，重量减轻，每 10 年肾自然缩小约 10%，主要表现为肾皮质变薄、肾实质被脂肪和纤维瘢痕取代；肾小球呈局灶节段性硬化，系膜组织增多，功能肾单位减少。微血管造影显示，入球小动脉和出球小动脉间直接通道的形成是导致肾小球闭塞，尤其是近髓肾单位闭塞的主要原因；肾间质出现不同程度的纤维化，肾血管硬化，肾血流量减少。如果并存血容量不足、糖尿病、缺血性疾病、电解质紊乱及原有过敏史，更易导致慢性肾病。因此，对老年人在用药前及用药过程中的肾功能状况正确评估极为重要。

衰老导致老年人肾小球滤过率（Glomerular Filtration Rate，GFR）降低，老年人肾功能评估较为复杂，临床上常用的 eGFR 公式有 3 种，即 C-G（Cockcroft-Gault）公式、MDRD（modification of diet inrenaldisease）公式及 CKD-EPI（CKD-epidemiology collaboration，CKD-EPI）公式，虽然都引入了年龄参数，但计算的老年 eGFR 仍存在误差。在肾功能正常或轻度受损的老年患者中，C-G 公式准确性优于 MDRD 公式，但计算的 eGFR 低于实际数值。CKD-EPI 公式能纠正 MDRD 公式对 CKD 的过度诊断，有较好的预测能力。血清胱抑素 C 是近年来发现的一种接近理想的反映肾小球滤过率的内源性标志物，其非 GFR 决定因子，受种族和肌肉消耗的影响较小，并且对后续心血管疾病和死亡率的预测更加准确。

常见引起药源性肾损害的药物包括抗感染药物（青霉素、头孢菌素、氨基苷类、磺胺类、万古霉素、多黏菌素及两性霉素 B）可引起过敏性间质性肾炎、急性肾小管坏死及肾毒性反应；解热镇痛药（各种感冒药如克感敏、康泰克、美林等，以及非甾体抗炎药如布洛芬、吲哚美辛、扶他林、西乐葆等）均可引起肾损害，可能与过敏或肾处于缺血缺氧状态有关；化疗药物（如表柔比星、顺铂、甲氨蝶呤、长春新碱、博来霉素、西罗莫司等）都有肾毒性，使用时必须积极水化；还有含碘造影剂等。此外，一些中草药也可导致毒性肾损害，报道最多的是马兜铃酸肾病。

第二节　小儿合理用药

一、小儿腹痛

病因复杂，可由全身性疾病引起，或腹部本身疾病引起。全身性疾病如肺炎、结核、风湿热、营养不良等；腹部疾病如肠炎、蛔虫症、便秘、肠结核、肠套叠、阑尾炎、疝、胆囊炎等。有些腹痛需要外科手术治疗，因此腹部的检查很重要。

患儿腹痛只是偶尔发生或发生次数并不频繁，一般不用服药治疗，腹痛往往会自然缓解。如腹痛的症状连续数天或一天之内数次发作，甚至因腹痛影响学习和生活，则需要遵医嘱给患儿服用解痉药及抗过敏的药物，如颠茄及异丙嗪等。同时可采取腹部局部保暖、应用暖水袋、按摩或针灸等方法。腹痛缓解后，仍可能反复发作，因此应做进一步的详细检查，如胃电图、胃肠道钡剂造影检查及腹部 B 超检查等，以排除腹部其他疾病的可能性。

1. 病情观察　密切观察患儿生命体征的变化，血压下降、脉压缩小、脉搏快弱、呼吸急促或腹式呼吸减弱等均是腹部病变加重的表现。观察患儿腹部疼痛特点、大便性状、腹部体征以及伴随症状，应及时通知医生。不应以疼痛的程度来推测病情。不要盲目给患儿按揉。

2. 胃肠减压与禁食　急性肠梗阻、胃肠道穿孔者须做胃肠减压，并保持引流通畅，注意观察引流物的量及性状。禁食水，禁服泻药并禁忌灌肠。

3. 对症处理　对于诊断未明确的急性腹痛患儿，卧床休息，观察期间应尽量避免使用镇痛药，以免掩盖腹部体征，延误诊断和治疗，但可以应用解痉药如山莨菪碱减轻疼痛，以避免因过度疼痛而导致或加重休克。

二、高热

1. 降温

（1）物理降温：保持患儿病室环境安静、空气流通、室温在 25℃ 以下，密切观察和记录患儿体温，及时采取有效降温措施。冷水或冰水袋冷敷于额头、腋窝及腹股沟等部位；亦可用温水（32 ～ 35℃）或 25% ～ 30% 酒精（41 ～ 43℃）于四肢、躯干两侧及背部擦浴；或可用冷生理盐水（30 ～ 32℃）灌肠，对疑为中毒型菌痢者更为适宜，既可降温，又便于取粪便标本送检。

（2）遵医嘱药物降温：对乙酰氨基酚是小儿退热的首选药，对乙酰氨基酚、泰诺林、百服宁的有效成分都是对乙酰氨基酚。美林为布洛芬的混悬液，使用安全、方便。可根据患儿的年龄，能接受的剂型（片剂、滴剂、溶液、咀嚼片等）选择合适的退热药。出生 28d 以内的新生儿不主张用退热药。高热伴惊厥者可用亚冬眠疗法，即氯丙嗪和异丙嗪每次各 0.5 ～ 1mg/kg 肌内注射，每 4 ～ 6h 一次，使肛温降至 38℃ 左右，疗程为 3 ～ 5d。

2. 其他对症处理

（1）高热时不显性水分丢失增多，加之食欲减退，遵医嘱及时补充水分和电解质。口服有困难者给予静脉补液，并注意热量的供给，使用 1∶4（含钠液∶葡萄糖液）液，可适当予以钾盐等。

（2）对伴烦躁不安、反复惊厥或一般降温措施效果不明显者，医师可酌情选用氯丙嗪与异丙嗪，遵医嘱使用。

（3）做好皮肤护理，保持皮肤清洁舒适，经常更换衣物等。

三、重型腹泻

1. 严密观察病情

（1）观察排便情况：观察记录大便次数、颜色、气味、性状、量，做好动态比较，为输液方案提供可靠依据。

（2）监测生命体征：对高热者给予头部冰敷等物理降温措施，擦干汗液，及时更衣，做好口腔护理及皮肤护理。

（3）密切观察代谢性酸中毒、低钾血症等表现。

2. 纠正水、电解质紊乱及酸碱失衡

（1）口服补液：口服补液盐（ORS）用于腹泻时预防脱水及纠正轻、中度脱水。轻度脱水需 50～80ml/kg，中度脱水需 80～100ml/kg，于 8～12h 将累积损失量补足。有明显腹胀、休克、心功能不全或其他严重并发症者及新生儿不宜口服补液。

（2）静脉补液：用于中、重度脱水或吐泻严重或腹胀的患儿。

1）第 1 天补液：输液总量包括补充累积损失量、继续损失量和生理需要量。溶液种类根据脱水性质而定。输液速度取决于脱水程度和继续损失量和速度，遵循先快后慢的原则。纠正酸中毒、低钾血症、低钙和低血镁症。

2）第 2 天及以后的补液：主要补充生理需要量和继续损失量，可改为口服补液，继续补钾，供给热量。

3. 控制感染　严格执行消毒隔离措施，包括患儿的排泄物、用物及标本的处置。护理患儿前要认真洗手，防止交叉感染；指导家属及探视人员执行隔离制度，特别是洗手措施。

4. 维持皮肤完整性　婴幼儿用柔软布类尿布，勤更换，每次便后用温水清洗臀部并吸干，局部发红处涂以 5% 鞣酸软膏或护臀霜并按摩片刻，促进局部血液循环；皮肤破溃处增加暴露或用烤灯照射，以促进愈合。

5. 调整饮食　限制饮食过严或禁食过久常造成营养不良，并发酸中毒，造成病情迁延不愈而影响生长发育，故腹泻脱水患儿除严重呕吐者暂禁食 4～6h 外，均应继续进食，以缓解病情，缩短病程，促进恢复。对少数严重病例口服营养物质不能耐受者，应加强支持疗法，必要时全静脉营养。

四、小儿惊厥

1. 立即准备氧气、吸痰管、抢救药品等。密切观察患儿神志、体温、脉搏、呼吸、血压变化。

2. 预防窒息：出现惊厥时，应就地抢救。立即将患儿平卧，解松领扣，在头下放些柔软的物品，将患儿头偏向一侧，使口腔分泌物易于流出，以免引起窒息。若出现窒息时，应立即吸出呼吸道分泌物，施行人工呼吸。

3. 遵医嘱给予止惊药物，首选地西泮 0.2～0.5mg/kg 缓慢静脉注射；也可用苯巴比妥钠 [负荷量 10mg/kg，维持量 4～5mg/（kg·d）] 肌内注射或静脉注射，或用 10% 水合氯醛（0.4～0.6ml/kg）用 1～2 倍生理盐水稀释灌肠，观察并记录患儿用药后的反应。

4. 预防外伤　惊厥发作时，将纱布放于患儿手中和腋下，防止皮肤摩擦受损。对已长牙患儿，用牙垫或缠有纱布的压舌板放入口腔内上、下臼齿之间，以防舌被咬伤。牙关紧闭时，不要用力撬开，以避免损伤牙齿。床边放置床挡，防止坠床，在床栏杆处放置棉垫，防止患儿抽搐时碰到栏杆，同时将床上硬物移开。若患儿发作时倒在地上应就地抢救，移开可能伤害患儿的物品，勿强力按压或牵拉患儿肢体，以免骨折或脱臼。对有可能发生惊厥的患儿要有专人守护，以防发作时受伤。

5. 必要时可按压人中、合谷等穴位。

6. 保持环境安静，光线柔和，避免强光及噪声刺激，惊厥发作时不可将患儿抱起或高声呼叫。

7. 对症治疗　高热者应给予物理降温或药物降温，脑水肿者可静脉应用甘露醇、呋塞米或肾上腺皮质激素。如惊厥发作时间较长，无论有无发绀，均应给予吸氧，以减轻脑缺氧。

8. 惊厥发作时，禁忌任何饮食，包括饮水。待惊厥停止、神志清醒后根据病情适当给以流质或半流质食物。

9. 病因治疗　针对引起惊厥不同的病因，采取相应的治疗措施。

五、急性颅内压增高

1. 降低颅内压：首选甘露醇 0.5～1g/kg，遵医嘱快速静脉注射，6～8h 重复1 次。重症者可使用利尿药如呋塞米 0.5～1mg/kg 静脉注射，可在两次应用脱水药之间或与脱水药同时应用，也可给予肾上腺皮质激素如地塞米松 0.2～0.4mg/kg，每日 2～3 次，连用 2～3d。注意观察药物的疗效及不良反应。

2. 保持患儿绝对安静，避免躁动、剧烈咳嗽，检查和治疗尽可能集中进行，护理患儿时要动作轻柔，不要猛力转动患儿头部和翻身；抬高床头 30° 左右，使头部处于正中位以利于颅内血液回流，疑有脑疝时以平卧为宜，但要保证气道通畅。

3. 气道管理　根据病情选择不同的方式供氧，保持呼吸道通畅，及时清除气道分泌物，以保证血氧分压维持在正常范围。备好呼吸器，必要时人工辅助通气。

4. 对症治疗　如抗感染、改善通气、纠正休克与缺氧、消除颅内占位性病变等。对躁动或惊厥者，遵医嘱给予地西泮 0.3mg/kg 静脉注射。为减少惊厥对脑细胞的继续损害，可采用亚冬眠疗法或头置冰帽，使体温控制在 33 ～ 34℃。应用脱水药时应注意补充白蛋白、血浆，以维持血浆胶体渗透压。补液时注意液体的供给量要入量略少于出量。

5. 病情观察　严密观察病情变化，定时监测生命体征、瞳孔、肌张力、意识状态等。若发生脑疝，立即通知医生，并配合抢救。

第五章　基层西药的合理应用

第一节　中枢神经系统疾病用药

一、抗焦虑与镇静催眠药

地　西　泮

【适应证】用于焦虑、镇静催眠、抗癫痫和抗惊厥，并缓解炎症所引起的反射性肌肉痉挛等；也可用于治疗惊恐症、肌紧张性头痛，家族性、老年性和特发性震颤，或麻醉前给药。

【注意事项】

（1）对某一苯二氮䓬类药过敏者，对其他同类药也可能过敏。

（2）中枢神经系统处于抑制状态的急性酒精中毒、昏迷或休克时注射地西泮可延长半衰期，有药物滥用或依赖史；肝、肾功能损害者可延长半衰期；严重的精神抑郁可使病情加重，甚至产生自杀倾向，应采取预防措施；本品可使伴呼吸困难的重症肌无力患者的病情加重；急性或隐性闭角型青光眼发作，因本品可能有抗胆碱效应；严重慢性阻塞性肺部病变，可加重通气衰竭。

（3）本类药可通过胎盘屏障。在妊娠初期3个月内，地西泮有增加胎儿致畸的危险，其他苯二氮䓬类也有此可能，除用作抗癫痫外，在此期间尽量勿用。妊娠期妇女长期使用可引起依赖，使新生儿呈现撤药症状，并可使新生儿中枢神经活动有所抑制，在分娩前或分娩时使用本类药，可导致新生儿肌张力软弱。地西泮及其代谢产物可分泌入乳汁，氯硝西泮、氟西泮、奥沙西泮及其代谢产物也有此可能，由于新生儿代谢较成人慢，乳母服用可使婴儿体内本品及其代谢产物积聚。

（4）老年、体弱、幼儿、肝病和低蛋白血症患者对本类药的中枢性抑制较敏感，静脉注射给药时容易引起呼吸抑制、低血压、肌无力、心动过缓或心脏停搏。高龄衰老、危重、肺功能不全以及心血管功能不稳定等患者，静脉注射过速或与中枢抑制药合用时，发生率更高，情况也更严重。

（5）在分娩前15h内应用本品30mg以上，尤其是肌内注射或静脉注射，可使新生儿窒息、肌张力减退、低温、厌食、对冷刺激反应微弱并抑制代谢。

（6）静脉注射易发生静脉血栓或静脉炎。

（7）静脉注射过快给药可导致呼吸暂停、低血压、心动过缓或心脏停搏。

（8）治疗癫痫时，可能增加癫痫大发作的频度和严重度，需要增加其他抗癫痫药的用量，突然停用也可使癫痫发作的频度和严重度增加。

（9）原则上不应连续静脉滴注，但在癫痫持续状态时例外。

（10）本品有可能沉淀在静脉输液器管壁上或吸附在塑料输液袋的容器和导管上。

（11）分次注射时，总量应从初量算起。

（12）长期使用本品，停药前应逐渐减量，不要骤停。

（13）超量指征有：持续的精神失常，嗜睡深沉，震颤，持续的说话不清，站立不稳，心动过缓，呼吸短促或困难，严重的肌无力。氟马西尼是本类药的拮抗药，遇有超量或中毒，可使用本品拮抗，并宜及早进行对症处理，包括催吐或洗胃等，以及呼吸和循环方面支持疗法。

【禁忌证】对本品过敏者、妊娠及妊娠期妇女、新生儿。

【不良反应】常见嗜睡、乏力等；大剂量可有共济失调、震颤。罕见皮疹、白细胞减少；个别患者发生兴奋、多语、睡眠障碍甚至幻觉；本品有依赖性；长期应用后停药，可能发生撤药症状，表现为激动或抑郁，精神症状恶化，甚至惊厥；本品静脉注射速度宜慢，否则可引起心脏停搏和呼吸抑制；本品静脉注射用于口腔内镜检查时，若有咳嗽、呼吸抑制、喉头痉挛等反射活动，应同时应用局部麻醉药。

艾司唑仑

【适应证】用于治疗失眠、焦虑、紧张、恐惧，也可用于抗癫痫和抗惊厥。

【注意事项】见地西泮。

【不良反应】服用量过大可出现轻微乏力、口干、嗜睡。持续服用后亦可出现依赖，但程度较轻。

硝西泮

【适应证】用于治疗失眠及抗惊厥、抗癫痫药。

【注意事项】见地西泮。

【禁忌证】呼吸抑制者、显著的神经肌肉呼吸无力（包括不稳定的重症肌无力）、急性肺动脉关闭不全、严重肝损害、睡眠呼吸暂停综合征，不能单一用于治疗抑郁

（或者与抑郁相关的焦虑）或慢性精神疾病患者。

【相互作用】见地西泮。

【不良反应】

（1）嗜睡、宿醉、头晕、视物模糊、呼吸抑制、意识障碍、共济失调（尤其在老年人中）。

（2）儿童大量服用可有黏液和唾液分泌增多。

（3）长期使用可有轻度依赖性。

（4）服用一段时间后突然停药，可出现反跳性失眠。

（5）可出现记忆减退。

阿普唑仑

【适应证】用于抗焦虑、紧张、激动、惊恐，也可用于催眠、抗抑郁及抗惊厥的辅助用药。

【注意事项】

（1）精神抑郁者应用本品时可出现躁狂或轻度躁狂。

（2）停药和减药需逐渐进行。

（3）在治疗恐惧症过程中发生晨起焦虑症状，表示有耐受性或两次间隔期的血药浓度不够，可考虑增加服药次数。

（4）长期应用本品有明显的依赖性，应特别注意。

【不良反应】见地西泮。

【禁忌证】对本品及其他苯二氮䓬类药过敏者、青光眼患者、睡眠呼吸暂停综合征患者、严重呼吸功能不全者、严重肝功能不全者，妊娠期妇女及哺乳期妇女禁用。

劳拉西泮

【适应证】

（1）抗焦虑，包括伴有精神抑郁的焦虑。

（2）镇静催眠。

（3）缓解由于激动诱导的自主症状，如头痛、心悸、胃肠不适、失眠等。

【注意事项】

（1）本品不推荐用于原发性抑郁障碍的精神病患者。

（2）服用本品者不能驾车或操纵精密机器。

（3）服用本品对酒精及其他中枢神经抑制药的耐受性降低。

（4）连续服用的患者突然停药，会出现戒断综合征（抽搐、震颤、腹部和肌肉痉挛、呕吐、多汗），故应先减量后再逐渐停药。

（5）有药物或酒精依赖倾向的患者服用本品时应严密监测，防止产生依赖性。

（6）对体弱的患者应酌情减少用量。

（7）肝功能不全者偶可引起本品清除半衰期的延长。

【不良反应】

（1）常见镇静、眩晕、乏力、步态不稳。

（2）少见头痛、恶心、激越、皮肤症状、一过性遗忘。一般发生在治疗之初，随着治疗的继续而逐渐减轻或消失。

（3）静脉注射可发生静脉炎或形成静脉血栓。

【禁忌证】对苯二氮䓬类药物过敏者、青光眼患者、重症肌无力者禁用。

苯巴比妥

【适应证】用于治疗焦虑、失眠、癫痫及运动障碍。

【注意事项】

（1）新生儿服用本品可发生低凝血酶原血症及出血，维生素 K 有治疗或预防作用。

（2）神经衰弱者、甲状腺功能亢进、糖尿病、严重贫血、发热、临产及产后、轻微脑功能障碍、低血压、高血压、肾上腺功能减退、高空作业、精细和危险作业者、老年患者慎用。

（3）作为催眠治疗，应以几种作用机制不同的药物交替服用，长期服用者不可突然停药。

（4）过敏体质者服用后可出现荨麻疹、血管神经性水肿、皮疹及哮喘等，甚至可发生剥脱性皮炎。

【不良反应】可有过敏性皮疹、环形红斑，眼睑、口唇、面部水肿；严重者发生剥脱性皮炎和 Stevens-Johnson 综合征；老年、儿童和糖尿病患者可发生意识模糊，抑郁或逆向反应（兴奋）；也可见粒细胞减少、低血压、血栓性静脉炎、血小板减少、黄疸、骨骼疼痛、肌肉无力等、笨拙或行走不稳、眩晕或头晕、恶心、呕吐、语言不清；突然停药后发生惊厥或癫痫发作、昏厥、幻觉、多梦、梦魇、震颤、不安、入睡困难等，则提示可能为撤药综合征。

【禁忌证】严重肺功能不全、肝硬化、卟啉病、贫血、未控制的糖尿病、过敏等患者禁用。

二、解热镇痛消炎药

布 洛 芬

【适应证】缓解各种慢性关节炎的关节肿痛症状，治疗各种软组织风湿性疼痛如肩痛、腱鞘炎、滑囊炎、肌痛及运动后损伤性疼痛等，急性疼痛如手术后疼痛、创伤后疼痛、劳损后疼痛、原发性痛经、牙痛、头痛等，有解热作用。

【注意事项】

（1）与阿司匹林或其他非甾体抗炎药有交叉过敏反应。

（2）有消化道溃疡病史、支气管哮喘、心功能不全、高血压、血友病或其他出血性疾病、有骨髓功能减退病史的患者慎用。

（3）长期用药时应定期检查血象及肝、肾功能。

【禁忌证】

（1）活动性消化性溃疡患者。

（2）对阿司匹林或其他非甾体抗炎药过敏者。

（3）服用此类药物诱发哮喘、鼻炎或荨麻疹患者。

（4）严重肝病患者及中、重度肾功能不全者禁用。

【不良反应】消化不良、胃痛、恶心、呕吐、胃溃疡和消化道出血、头痛、嗜睡、晕眩、耳鸣、皮疹、支气管哮喘发作、肝酶升高、血压升高、白细胞计数减少、水肿等。

洛索洛芬

【适应证】

（1）类风湿关节炎、骨性关节炎、腰痛症、肩关节周围炎、颈肩腕综合征等疾病的消炎和镇痛。

（2）手术后、外伤后及拔牙后的镇痛和消炎。

（3）急性上呼吸道炎（包括伴有急性支气管炎的急性上呼吸道炎）疾病的解热和镇痛。

【注意事项】以下情况慎用：有消化性溃疡既往史患者，血液异常或有其既往史患者，肝损害或有其既往史患者，肾损害或有其既往史患者，心功能异常患者，有过敏症既往史患者，支气管哮喘患者，高龄者。

【禁忌证】有消化性溃疡、严重血液学异常和肝肾功能损害、心功能不全者，对本品成分有过敏反应、阿司匹林哮喘者、妊娠晚期妇女。

【不良反应】

（1）严重不良反应：休克、溶血性贫血、皮肤黏膜眼综合征、急性肾衰竭、肾病综合征、间质性肺炎、消化道出血、肝功能障碍、黄疸、哮喘发作。

（2）其他：皮疹、瘙痒感、荨麻疹、腹痛胃部不适感、食欲减退、恶心及呕吐、腹泻、便秘、胃灼热、口内炎、消化不良、嗜睡、头痛、贫血、白细胞计数减少、血小板减少、嗜酸性粒细胞增加、肝酶升高、水肿、心悸、面色潮红。

酮 洛 芬

【适应证】适用于治疗下列疾病引起的症状：风湿性关节炎及类风湿关节炎，肩周炎（关节僵硬、疼痛），腱鞘炎，肌腱炎，肌肉痛，外伤引起的疼痛、肿胀（挫伤，扭伤等）。

【注意事项】支气管哮喘患者慎用。本品不能用于眼和黏膜。

【禁忌证】对本品过敏的患者；有阿司匹林或其他非甾体抗炎药诱发哮喘及过敏反应病史的患者。

【不良反应】充血、皮疹、瘙痒、干燥及刺激感、肿胀，荨麻疹、呼吸困难等。

双 氯 芬 酸

【适应证】适用于各种急、慢性关节炎和软组织风湿所致的疼痛，以及创伤后、术后的急性疼痛、牙痛、头痛等。

【注意事项】

（1）孕妇及哺乳期妇女尽量避免使用。

（2）有心功能不全病史、肝肾功能损害和老年患者及服用利尿药或任何原因细胞外液丢失的患者慎用。

【禁忌证】对本品或同类药物有过敏史、活动性消化性溃疡患者、中重度心血管病变者禁用。

【不良反应】常见上腹部疼痛以及恶心、呕吐、腹泻、腹部痉挛、消化不良、腹部胀气、厌食。少见头痛、头晕、眩晕、皮疹、血清 AST 及 ALT 升高、血压升高。罕见过敏反应以及水肿、胃肠道溃疡、出血、穿孔和出血性腹泻。

吲哚美辛

【适应证】适用于缓解轻、中、重度风湿病的炎症疼痛以及急性骨骼肌肉损伤、急性痛风性关节炎、痛经等的疼痛。亦用于高热的对症解热。

【注意事项】以下情况慎用：消化性溃疡、溃疡性结肠炎及其他上消化道疾病病史者，癫痫、帕金森病和精神病患者，心功能不全及高血压患者，肝、肾功能不全患者，血友病及其他出血性疾病患者，再生障碍性贫血、粒细胞减少等患者及老年患者。

【禁忌证】对阿司匹林及其他非甾体抗炎药过敏者、上消化道出血或活动性消化性溃疡及溃疡性结肠炎的患者，孕妇和哺乳期妇女，有血管性水肿和支气管哮喘者。

【不良反应】常见消化不良、腹泻、上消化道出血和溃疡；头痛、头晕、焦虑、和失眠等。少见血压升高、困倦、意识模糊、失眠、惊厥、精神行为障碍、抑郁、晕厥；影响血三系：白细胞计数或血小板减少，甚至再生障碍性贫血；血尿、水肿、肾功能不全；各型皮疹过敏反应、哮喘、休克；偶有肠道狭窄。

对乙酰氨基酚

【适应证】用于中、重度发热。缓解轻度至中度疼痛，如头痛、肌痛、关节痛等的对症治疗。

【注意事项】

（1）孕妇及哺乳期慎用。

（2）3 岁以下儿童因其肝、肾功能发育不全慎用。

（3）长期用药应定期进行肝肾功能和血象检查。

【禁忌证】严重肝肾功能不全患者及对本品过敏者禁用。

【不良反应】恶心、呕吐、出汗、腹痛、皮肤苍白、过敏性皮炎、粒细胞缺乏、血小板减少、高铁血红蛋白血症、贫血、肝肾功能损害和胃肠道出血等。

赖氨酸阿司匹林

【适应证】用于发热及轻、中度的疼痛。

【注意事项】

（1）年老体弱或体温 40℃以上者应掌握给药剂量，以免出汗过多引起虚脱。

（2）严重肝功能损害、低凝血酶原血症、维生素 K 缺乏、血小板减少者避免应用本品，手术前 1 周应停用。

（3）有哮喘及过敏性反应史、葡萄糖 -6- 磷酸脱氢酶缺乏者、痛风、心功能不全或高血压患者慎用。

（4）不易与其他非甾体抗炎药合用。

（5）对各种创伤性剧痛和内脏平滑肌绞痛无效。

【禁忌证】活动性消化性溃疡或其他原因引起的消化道出血；血友病或血小板减少症；有阿司匹林或其他非甾体抗炎药过敏史者，尤其是出现哮喘、神经血管性水肿或休克者禁用。

【不良反应】

（1）胃肠道反应。

（2）长期使用可抑制血小板聚集，发生出血倾向。

（3）长期应用可出现转氨酶升高、肝细胞坏死及肾脏损害，及时停药可恢复。

（4）水杨酸反应。

（5）过敏反应，其中"阿司匹林哮喘"多见。

（6）12岁以下儿童应用本品可发生瑞氏综合征，有生命危险。

【用药护理】

（1）本品禁用于：①活动性溃疡病或其他原因引起的消化道出血；②血友病或血小板减少者；③有阿司匹林或其他非甾体抗炎药过敏史者；④出血体质者；⑤妊娠期妇女；⑥病毒性感染患儿。

（2）心功能不全或高血压患者，肝、肾功能不全者，痛风，葡萄糖-6-磷酸脱氢酶缺陷者以及哺乳期妇女慎用。需手术患者，术前1周停用本品。

（3）本药与双香豆素类抗凝药、磺酰脲类降糖药合用时，可从血浆蛋白结合部位置换出合用药物，增强其作用及毒性，易引起出血、低血糖反应；与糖皮质激素长期或大剂量同时服用，易致消化性溃疡和出血。

（4）用药期间应戒烟、忌酒，不服用含咖啡因的饮料或酸性饮料。

（5）本品胃肠道反应多见，采用餐后服药、服用肠溶片或同服抗酸药、胃黏膜保护药可减轻或避免此反应。

（6）长期应用时应定期检查肝功能、血常规及大便隐血。用药过程中应注意观察患者，如出现皮肤瘀斑、牙龈出血、月经量多、尿血或柏油样便等出血症状，应及时停药处理。

三、镇痛药

吗 啡

【适应证】本品为强效镇痛药。用于其他镇痛药无效的急性锐痛及心源性哮喘。

【注意事项】

（1）以下情况慎用：有药物滥用史、颅内压升高、低血容量性低血压、胆道疾病或胰腺炎、老年人、严重肾衰竭、严重慢性阻塞性肺部疾病、严重肺源性心脏病、严重支气管哮喘或呼吸抑制、婴幼儿（普通片剂及注射液）。

（2）控、缓释片必须整片吞服。

（3）使用 3～5d 会产生对药物的耐受性，长期应用可成瘾，治疗突然停止时会发生戒断综合征。按麻醉药物严格管理和使用。

（4）对于重度癌痛患者，吗啡使用量不受药典中吗啡极量的限制。

（5）中毒解救：除一般中毒处理外，还可静脉注射纳洛酮 0.005～0.01mg/kg，成人 0.4mg。亦可用烯丙吗啡作为拮抗药。

【禁忌证】已知对吗啡过敏者、婴幼儿（缓、控释片）、未成熟新生儿、妊娠期妇女、临盆产妇、哺乳期妇女、呼吸抑制已显示发绀、颅内压增高和颅脑损伤、支气管哮喘、肺源性心脏病代偿失调、甲状腺功能减退、皮质功能不全、前列腺肥大、排尿困难及严重肝功能不全、休克尚未纠正控制前、麻痹性肠梗阻等患者。

【不良反应】常见腹痛、食欲减退、便秘、口干、消化不良、恶心、呕吐、思维混乱、头痛、失眠、肌肉不自主收缩、嗜睡、支气管痉挛、咳嗽减少、皮疹、寒战、瘙痒、出汗、戒断综合征等。

哌 替 啶

【适应证】本品为强效镇痛药，适用于各种剧痛。

【注意事项】

（1）本品与芬太尼有交叉过敏反应。

（2）产妇分娩镇痛时以及哺乳期间使用时剂量酌减。

（3）以下情况慎用：老年人、肝功能损伤者、甲状腺功能不全者、运动员。

（4）本品为国家特殊管理的麻醉药物。

（5）务必在单胺氧化酶抑制药（如呋喃唑酮、丙卡巴肼等）停用 14d 以上方可给药，而且应先试用小剂量（1/4 常用量），否则会发生难以预料的、严重的并发症，临床表现为多汗、肌肉僵直、血压先升高后剧降、呼吸抑制、发绀、昏迷、高热、惊厥，终致循环虚脱而死亡。

（6）注意勿将药液注射到外周神经干附近，否则产生局部麻醉或神经阻滞。

（7）本品过量中毒时可静脉注射纳洛酮 0.005～0.01mg/kg，成人 0.4mg，亦可用烯丙吗啡作为拮抗剂。但本品中毒出现的兴奋、惊厥等症状，拮抗药可使其症状加重，此时只能用地西泮或巴比妥类药物解除。当血内本品及其代谢产物浓度过高时，血液透析能促进排泄毒物。

【禁忌证】室上性心动过速、颅脑损伤、颅内占位性病变、慢性阻塞性肺疾病、支气管哮喘、严重肺功能不全等患者禁用。严禁与单胺氧化酶抑制药同用。

【不良反应】治疗剂量时可出现轻度的眩晕、出汗、口干、恶心、呕吐、心动过速及直立性低血压、戒断综合征等。

布 桂 嗪

【适应证】本品为中等强度的镇痛药。适用于偏头痛、三叉神经痛、牙痛、炎症性疼痛、神经痛、月经痛、关节痛、外伤性疼痛、手术后疼痛及癌症痛等。

【注意事项】本品为国家特殊管理的麻醉药物。

【不良反应】少数患者可见有恶心、眩晕或困倦、黄视、全身发麻、戒断综合征等。

羟 考 酮

【适应证】缓解持续的中度到重度疼痛。

【注意事项】

（1）下列情况慎用：颅内高压、低血压、低血容量、胆道疾病、胰腺炎、肠道炎性疾病、前列腺肥大、肾上腺皮质功能不全、急性酒精中毒、慢性肝肾疾病和疲劳过度的年长或体弱的患者，黏液性水肿、震颤性谵妄、可能出现麻痹性肠梗阻者。

（2）不推荐18岁以下儿童使用。

（3）甲状腺功能减低者应适当减低用药剂量。

（4）长期使用会产生对药物的耐受性和身体依赖性，治疗突然停止时会发生戒断综合征。

（5）服药期间不得从事驾驶车辆或操作机器等工作。

【禁忌证】呼吸抑制、颅脑损伤、麻痹性肠梗阻、急腹症、胃排空延迟、慢性阻塞性呼吸道疾病、肺源性心脏病、慢性支气管哮喘、高碳酸血症、已知对羟考酮过敏、中重度肝功能障碍、重度肾功能障碍（肌酐清除率＜10ml/min）、慢性便秘、停用单胺氧化酶抑制药＜2周、妊娠期妇女或哺乳期妇女、手术前或手术后24h内。

【不良反应】常见便秘、恶心、呕吐、嗜睡、头晕、瘙痒、头痛、多汗、乏力、戒断综合征等。

曲 马 朵

【适应证】适用于中度至重度疼痛。

【注意事项】

（1）以下情况慎用：对阿片类药物敏感者、有心脏疾病者、老年人及肝肾功能不全者。

（2）当使用超过推荐的日使用剂量的上限（400mg）时有出现惊厥的危险。

（3）本品属于第二类精神药物，应按有关规定使用和管理。

（4）过量时呼吸抑制可用纳洛酮解救。

【禁忌证】对曲马朵及其赋形剂过敏者；妊娠期妇女；1岁以下儿童；乙醇、镇静药、镇痛药、阿片类或精神类药物急性中毒患者；正在接受单胺氧化酶抑制药治疗或在过去14d服用过此类药物者；本品不得用于戒毒治疗。

【不良反应】常见恶心、呕吐、便秘、口干、头晕、嗜睡、出汗、药物依赖性等。

芬　太　尼

【适应证】本品为强效镇痛药，适用于麻醉前、麻醉中、麻醉后的镇静与镇痛。

【注意事项】

（1）肝肾功能不良者、妊娠期妇女、心律失常、慢性梗阻性肺部疾病，呼吸储备力降低及脑外伤昏迷、颅内压增高、脑肿瘤等易陷入呼吸抑制的患者及运动员慎用。

（2）务必在单胺氧化酶抑制药停用14d以上方可给药，而且应先试用小剂量（1/4常用量），否则会发生严重的不良反应甚至死亡。

【禁忌证】支气管哮喘、呼吸抑制、对本品特别敏感的患者以及重症肌无力患者。

【不良反应】严重不良反应为呼吸抑制、窒息、肌肉僵直及心动过缓。一般不良反应为眩晕、视物模糊、恶心、呕吐、低血压、胆道括约肌痉挛、喉痉挛及出汗等。本品有成瘾性。

瑞芬太尼

【适应证】用于全身麻醉诱导和全身麻醉中维持镇痛。

【注意事项】

（1）肝肾功能严重受损的患者对瑞芬太尼呼吸抑制的敏感性增强，使用时应监测。

（2）孕妇、哺乳期妇女及2岁以下儿童不推荐使用。

（3）下列情况慎用：运动员、心律失常、慢性梗阻性肺部疾病、呼吸储备力降低及脑外伤昏迷、颅内压增高、脑肿瘤等易陷入呼吸抑制的患者慎用。

（4）本品务必在单胺氧化酶抑制药停用 14d 以上，方可给药，而且应先试用小剂量。

【禁忌证】

（1）已知对本品中各种组分或其他芬太尼类药物过敏的患者禁用。

（2）重症肌无力及易致呼吸抑制患者禁用。

（3）支气管哮喘患者禁用。

【不良反应】常见恶心、呕吐、呼吸抑制、心动过缓、低血压和肌肉强直等。

舒芬太尼

【适应证】用于气管内插管，使用人工呼吸的全身麻醉；作为复合麻醉的镇痛用药；作为全身麻醉大手术的麻醉诱导和维持用药。

【注意事项】下列情况慎用：肝肾功能不全者、甲状腺功能减低、肺部疾病、老年人、肥胖、酒精中毒和使用过其他已知对中枢神经系统有抑制作用的药物的患者。

【禁忌证】

（1）对本品或其他阿片类药物过敏者禁用。

（2）禁用于新生儿、妊娠期和哺乳期的妇女。

（3）在使用舒芬太尼前 14d 内用过单氨氧化酶抑制药者、急性肝卟啉症患者、重症肌无力患者禁用。

（4）因用其他药物而存在呼吸抑制者或患有呼吸抑制疾病者禁用。

（5）低血容量、低血压患者禁用。

【不良反应】典型的阿片样症状，如呼吸抑制、呼吸暂停、骨骼肌强直（胸肌强直）、肌阵挛、低血压、心动过缓、恶心、呕吐和眩晕、缩瞳和尿潴留。在注射部位偶有瘙痒和疼痛。

四、抗癫痫和抗惊厥药

苯妥英钠

【适应证】用于治疗全身强直阵挛性发作（精神运动性发作、颞叶癫痫）、单纯及复杂部分性发作（局限性发作）、继发性全面发作和癫痫持续状态。可用于治疗三叉神经痛，隐性营养不良性大疱性表皮松解，发作性舞蹈手足徐动症，发作性控制障碍（包括发怒、焦虑和失眠的兴奋过度等的行为障碍疾病），肌强直症及三环类抗抑郁药过量时心脏传导障碍等；本品也适用于洋地黄中毒所致的室性及室上性心律失常。

【注意事项】

（1）本品可通过胎盘屏障而致畸，并可由乳汁分泌，哺乳期妇女应停止哺乳。

（2）嗜酒、贫血、心血管病、糖尿病、肝肾功能损害、甲状腺功能异常者慎用。

（3）儿童应经常检测血药浓度，以决定用药次数和用量。

（4）老年人用药需慎重，用量宜小，并监测血浆浓度。

（5）用药期间须监测血常规、肝功能、血钙、脑电图和甲状腺功能等，静脉使用本品时应进行持续的心电图、血压监测。

【禁忌证】对本品过敏者、阿斯综合征、Ⅰ～Ⅱ度房室传导阻滞、窦房结阻滞、窦性心动过缓等心功能损害患者、妊娠及哺乳期妇女。

【不良反应】常见行为改变、笨拙、步态不稳、思维混乱、持续性眼球震颤、小脑前庭症状、发作次数增多、精神改变、肌力减弱、发音不清、手抖；长期应用可引起的中枢神经系统或小脑中毒所致的非正常兴奋、神经质、烦躁、易激惹、牙龈增生、牙龈出血、多毛；少见颈部或腋部淋巴结肿大、发热。

卡马西平

【适应证】用于治疗癫痫（部分性发作、复杂部分性发作、简单部分性发作和继发性全身发作。全身性发作：强直发作、阵挛发作、强直-阵挛发作）、躁狂症、三叉神经痛、神经源性尿崩症、糖尿病神经病变引起的疼痛；预防或治疗躁郁症。

【注意事项】

（1）酒精中毒、冠状动脉硬化等心脏病、肝病、肾脏疾病或尿潴留者，糖尿病、青光眼、使用其他药物有血液系统不良反应史者（本品诱发骨髓抑制的危险性增加）、ADH分泌异常或有其他内分泌紊乱者慎用。

（2）老年人对本品较为敏感，可引起认知功能障碍、精神错乱、激动、不安、焦虑、房室传导阻滞或心动过缓，也可引起再生障碍性贫血。

（3）用药前、后及用药时应监测全血细胞计数（血小板、网织红细胞）及血清铁检查。在给药前检查一次，治疗开始后应经常复查达2～3年、尿常规、血尿素氮、肝功能检查、血药浓度监测、眼科检查（包括裂隙灯、检眼镜和眼压检查。有条件者应检查人体白细胞抗原等位基因。

【禁忌证】对本品或三环类抗抑郁药过敏、房室传导阻滞、血常规及血清铁严重异常、骨髓抑制等病史者或急性间歇性卟啉症者、严重肝功能不全者禁用。本品可透过胎盘屏障，妊娠期妇女使用本品，可致胎儿脊柱裂等先天畸形，尤其在妊娠早期，孕妇应禁用。本品可通过乳汁分泌，乳汁中浓度约为血药浓度的 60%，哺乳期妇女应禁用。

【不良反应】常见中枢神经系统反应，表现为头晕、共济失调、嗜睡、视物模糊、复视、眼球震颤。少见变态反应、Stevens-Johnson 综合征、儿童行为障碍、严重腹泻、稀释性低钠血症或水中毒、中毒性表皮坏死松解症、红斑狼疮样综合征。罕见腺体瘤或淋巴腺瘤、粒细胞减少、骨髓抑制、心律失常、房室传导阻滞等、中枢神经毒性反应、过敏性肝炎、低钙血症等。

五、抗震颤麻痹药

多巴丝肼

【适应证】用于帕金森病，症状性帕金森综合征（非药物引起的锥体外系症状）的治疗。

【注意事项】

（1）有下列情况慎用：肺疾病、消化性溃疡、心脏疾病、糖尿病、骨软化、开角型青光眼、闭角型青光眼易感者、黑素瘤、精神病（严重者应避免使用）、妊娠及哺乳期妇女。

（2）警示患者有过度嗜睡。

（3）长期治疗应监测精神状态，心、肝、肾功能及血常规。

（4）提示患者应逐渐开始正常活动，并避免突然停药。

【禁忌证】严重的内分泌疾病、肾病、肝病、心脏病、精神病、闭角型青光眼、对本品过敏者及与非选择性单胺氧化酶抑制类药物合用者。

【不良反应】常见厌食、恶心、呕吐、三唑仑样反应、不安、直立性低血压（罕见不稳定性高血压）、眩晕、心动过速、心律失常、尿或体液红染；罕见过敏、不自主运动、精神症状包括轻症躁狂和剂量相关性精神病、抑郁、嗜睡、头痛、潮红、出汗、消化道出血、周围神经病、味觉失常、性欲增高、性欲亢进、瘙痒、皮疹、肝药酶改变、神经阻滞药恶性综合征；罕见闭角型青光眼。

司来吉兰

【适应证】单药治疗或与多巴脱羧酶抑制药作为左旋多巴的辅助用药治疗原发性

帕金森病或帕金森综合征。

【注意事项】

（1）胃和十二指肠溃疡患者、未控制的高血压患者，以及心律失常、心绞痛、精神病患者，妊娠及哺乳期妇女、儿童慎用。

（2）治疗帕金森病的用量每日不应超过 10mg。

（3）应避免突然停药。

【禁忌证】对本品过敏者，以及严重精神病及痴呆、迟发性运动障碍、有消化性溃疡病史者、肾上腺髓质肿瘤、甲状腺功能亢进者、闭角型青光眼患者禁用。

【不良反应】常见恶心、便秘、腹泻、口干、直立性低血压、运动障碍、眩晕、睡眠障碍、意识模糊、幻觉、关节痛、肌痛、口腔溃疡；罕见心律失常、激动、头痛、排尿困难、皮肤反应、胸痛。

苯 海 索

【适应证】帕金森病、帕金森综合征、药物引起的锥体外系症状。

【注意事项】心血管病、高血压、精神病、发热、闭角型青光眼、肝肾功能不全、妊娠及哺乳期妇女、儿童及伴有动脉硬化的老年患者慎用。

【禁忌证】青光眼、尿潴留、前列腺增生患者禁用。

【不良反应】可见便秘、口干、恶心、呕吐、心动过速、头晕、意识模糊、欣快感、幻觉、记忆力缺损、焦虑、多动、尿潴留、视物模糊、皮疹。

六、抗精神障碍药

氟哌啶醇

【适应证】用于抽动 - 秽语综合征，也用于急、慢性精神分裂症、躁狂症。对控制兴奋躁动、敌对情绪和攻击行为的效果较好。

【注意事项】

（1）育龄妇女、妊娠及哺乳期妇女不宜服用。

（2）心脏病尤其是心绞痛、急性中枢神经抑制、癫痫、肝功能损害、青光眼、甲状腺功能亢进或中毒性甲状腺肿、肺功能不全、肾功能不全和尿潴留者慎用。

（3）老年人在开始时宜用小量，然后缓慢加药，调整用量，以免出现锥体外系反应及持久的迟发性运动障碍。

（4）应定期监测肝功能与白细胞计数。

（5）用药期间不宜驾驶车辆、操作机械或高空作业。

【禁忌证】基底神经节病变、帕金森病、帕金森综合征、严重中枢神经抑制状态者，以及骨髓抑制、青光眼、重症肌无力及对本品过敏者。

【不良反应】常见锥体外系症状，在儿童和青少年更易发生，长期大量使用可出现迟发性运动障碍；此外，也常见口干、视物模糊、乏力、便秘、出汗；罕见过敏性皮疹、粒细胞减少、恶性综合征。

硫必利

【适应证】用于治疗抽动 - 秽语综合征，亦可用于舞蹈症、老年性精神运动障碍、头痛、痛性痉挛、神经肌肉疼痛等。

【注意事项】严重循环系统障碍、肝肾功能障碍、脱水营养不良患者慎用。

【禁忌证】对本品过敏者。

【不良反应】

（1）常见有嗜睡（发生率约为2.5%）、溢乳、闭经（停药后可恢复正常）、消化道反应及头晕、乏力等。

（2）罕见有肌强直、心率加快、血压波动、出汗等综合征。

氯丙嗪

【适应证】

（1）精神分裂症及其他精神疾病的兴奋躁动、紧张不安、幻觉妄想等症状。

（2）镇吐，但对运动病的呕吐无效，也可用于顽固性呃逆。

【注意事项】

（1）妊娠期妇女避免服用，哺乳期妇女在服药期间应中断哺乳。

（2）肝肾功能不全、严重心血管疾病、帕金森病、癫痫、抑郁症、重症肌无力、前列腺增生、闭角型青光眼、严重呼吸系统疾病、既往有黄疸史或血液系统疾病史者慎用。

（3）老年人易出现直立性低血压、体温过高或过低，用量应小，加量应缓慢。

（4）较大剂量使用时可能会发生光敏性皮炎，应注意避免日光直射。

（5）长期用药应监测肝功能。

【禁忌证】基底神经节病变、帕金森病及帕金森综合征、骨髓抑制、青光眼、昏迷及对吩噻嗪类药过敏者。

【不良反应】常见皮疹、接触性皮炎、剥脱性皮炎、口干、视物模糊、尿潴留、便秘、白细胞及粒细胞减少甚至缺乏、乏力、头晕、过度镇静、锥体外系反应如急性肌张力障碍、类帕金森综合征、静坐不能、迟发性运动障碍等，偶见阻塞性黄疸、肝大，肠梗阻，肝功能受损、溢乳、乳房肿大、月经紊乱或闭经、性功能改变等。首次用药可见直立性低血压、心动过速或心动过缓、心电图改变。长期使用可引起皮肤、角膜及晶状体色素沉着、恶性综合征等。肌内注射可引起局部硬结。

奋 乃 静

【适应证】

（1）精神分裂症或其他精神病性障碍。

（2）器质性精神病、老年性精神障碍及儿童攻击性行为障碍。

（3）各种原因所致的呕吐或顽固性呃逆。

【注意事项】

（1）肝肾功能不全者应减量。

（2）心血管疾病（心功能不全、心肌梗死、心脏传导阻滞）者慎用。

（3）癫痫患者慎用。

（4）出现迟发性运动障碍，应停用所有的抗精神病药。

（5）出现过敏性皮疹及恶性综合征应立即停药并进行相应的处理。

（6）应定期监测肝功能与白细胞计数。

（7）用药期间不宜驾驶车辆、操作机械或高空作业。

【禁忌证】基底神经节病变、帕金森病、帕金森综合征、骨髓抑制、青光眼、昏迷、对吩噻嗪类药物过敏者禁用。

【不良反应】

（1）主要有锥体外系反应，长期大量服药可引起迟发性运动障碍。

（2）可引起血浆中泌乳素浓度增加，可能出现有关的症状为：溢乳、男子女性化乳房、月经失调、闭经。

（3）可出现口干、视物模糊、乏力、头晕、心动过速、便秘、出汗等。

（4）少见直立性低血压、粒细胞减少症与中毒性肝损害。

（5）偶见过敏性皮疹或恶性综合征。

舒 必 利

【适应证】用于精神分裂症单纯型、偏执型、紧张型及慢性精神分裂症的孤僻、退缩、淡漠症状。对抑郁症状有一定疗效，且可用于止呕。

【注意事项】

（1）肝肾功能不全者应减量。

（2）孕妇及哺乳期妇女慎用，哺乳期妇女服药期间应停止哺乳。

（3）高血压者、癫痫、基底神经节病变、帕金森综合征、严重中枢神经抑制状态者慎用。

（4）如出现迟发性运动障碍，应停用所有的抗精神病药。

（5）如出现过敏性皮疹及恶性综合征应立即停药并进行相应的处理。

（6）用药期间应定期监测肝肾功能和血象。

【禁忌证】 嗜铬细胞瘤患者、高血压患者、严重心血管疾病和严重肝病患者和对本品过敏者禁用。

【不良反应】

（1）常见失眠、早醒、头痛、烦躁、乏力、食欲缺乏、口干、视物模糊、心动过速、排尿困难与便秘等抗胆碱能不良反应。

（2）每日剂量＞600mg 时可出现锥体外系反应，如震颤、僵直、流涎、运动迟缓、静坐不能、急性肌张力障碍。

（3）较多引起血浆中泌乳素浓度增加，可能有关的症状为溢乳、男子女性化乳房、月经失调、闭经、体重增加。

（4）可出现心电图异常和肝功能损害。

（5）少数患者可发生兴奋、激动、睡眠障碍或血压升高。

（6）长期大量服药可引起迟发性运动障碍。

氯氮平

【适应证】 用于急性和慢性精神分裂症的各亚型，对幻觉妄想型、青春型效果好，也可减轻与精神分裂症有关的情感症状。也用于治疗躁狂症和其他精神病性障碍的兴奋躁动和幻觉妄想。因导致粒细胞减少症，一般不宜作为首选。

【注意事项】

（1）哺乳期妇女服药期间应停止哺乳。

（2）角窄型青光眼患者、前列腺增生患者、痉挛性疾病或病史者、癫痫患者、心血管疾病者慎用。

（3）12 岁以下儿童应慎用。

（4）老年患者可能对氯氮平的抗胆碱作用特别敏感，易发生尿潴留、便秘等。

（5）用药前 2 个月出现持续心动过速时，需注意检测心肌炎或心肌病的有关指标。

（6）开始治疗之前与治疗后的前 3 个月应每周监测白细胞计数与分类。

（7）定期监测肝功能、心电图及血糖。

（8）用药时不宜从事驾驶车辆或机器操作等工作。

【禁忌证】

（1）严重心、肝、肾疾病患者，以及昏迷、谵妄、低血压、癫痫、青光眼、骨髓抑制、白细胞减少者禁用。

（2）对本品过敏者禁用。

（3）妊娠期妇女禁用。

【不良反应】

（1）常见头晕、乏力、困倦、多汗、流涎、恶心、呕吐、口干、便秘、心动过速、直立性低血压、体重增加、血糖增加和血脂增加。

（2）少见不安、易激惹、精神错乱、视物模糊、血压升高及严重持续性头痛。这些反应与剂量有关。

（3）罕见粒细胞减少或缺乏，可为致死性的。也有血小板减少的报道。

（4）其他可见体温升高，如同时产生肌强直和自主神经并发症时，须排除恶性综合征。可引起心电图异常、脑电图异常和癫痫发作。

舍 曲 林

【适应证】用于治疗抑郁症、强迫症。

【注意事项】见氟西汀。

【禁忌证】见氟西汀。

【不良反应】

（1）常见恶心、腹泻、便秘、厌食、消化不良、心悸、震颤、头晕、失眠、困倦、多汗、口干、性功能障碍。

（2）偶见癫痫发作。

（3）少见 AST 及 ALT 升高、低钠血症、高血压、低血压、心动过速、心电图异常、体重改变、静坐不能、痛经、闭经等；偶见凝血障碍、水肿、精神运动性兴奋、溢乳、男性乳房增大、呼吸困难、阴茎异常勃起、皮疹、脱发、光过敏反应。

阿 米 替 林

【适应证】用于治疗焦虑症，也用于治疗内源性、迟发性、精神性、耗竭性、反应性和神经性及激越性抑郁症。

【注意事项】

（1）本品可透过胎盘屏障，妊娠期妇女慎用。

（2）阿米替林可由乳汁分泌，哺乳期妇女慎用。

（3）癫痫患者或有癫痫发作倾向者，甲状腺功能亢进、精神分裂症、前列腺炎、膀胱炎患者及支气管哮喘患者慎用或禁用。

（4）5岁以下儿童慎用。

（5）老年人对本品的代谢及排泄功能下降，对本品的敏感性增强，用药时应酌减剂量，需格外注意防止直立性低血压的发生。

（6）用药前后及用药时应监测白细胞计数、肝功能及心电图等。

（7）过量时可引起兴奋、口干、瞳孔扩大、心动过速、尿潴留、肠梗阻等抗胆碱作用的症状。严重时可致意识障碍、惊厥、肌阵挛、反射亢进、低血压、代谢性酸中毒、呼吸心跳抑制等。即使恢复后仍有可能发生致命的心律失常以及谵妄、意识障碍、激惹和幻觉等。

【禁忌证】对本品过敏者、严重心脏病、高血压、肝肾功能不全、青光眼、排尿困难、尿潴留以及同时服用单胺氧化酶抑制剂患者。

【不良反应】常见恶心、呕吐、心动过速、震颤、多汗、视物模糊、口干、便秘、排尿困难、直立性低血压、心电图异常、困倦、头痛、体重增加、性功能障碍；偶见谵妄、心脏传导阻滞、心律失常、粒细胞缺乏、猝死等；少见激越、失眠、精神症状加重、青光眼加剧、麻痹性肠梗阻、尿潴留、抽搐、迟发性运动障碍、男性乳房增大、闭经、肝功能异常、胆汁淤积性黄疸、过敏反应等。

氯米帕明

【适应证】用于抑郁症、强迫症、恐怖症。

【注意事项】

（1）以下情况慎用：支气管哮喘、心血管疾病、癫痫、青光眼、肝功能异常、甲状腺功能亢进、前列腺肥大、精神分裂症、尿潴留患者慎用；有自杀倾向者、卟啉代谢障碍患者、孕妇及哺乳期妇女。

（2）儿童对本品较敏感，宜从小剂量开始，逐渐加大至最适剂量。

（3）老年人对本品敏感性增强，用量应减小。

（4）用药前后及治疗期应监测血细胞计数、血压、心电图、肝功能等。

（5）突然停药时可产生头痛、恶心等不适，宜在1～2个月期间逐渐减少用量。

【禁忌证】

（1）对本品过敏者、苯二氮䓬类药、三环类抗抑郁药过敏者禁用。

（2）同时服用单胺氧化酶抑制剂治疗者禁用。

（3）心肌梗死急性发作期患者禁用。

【不良反应】常见便秘、口干、体重变化、性功能障碍等；严重不良反应可见粒细胞缺乏、心搏骤停、震颤谵妄、癫痫发作、5-HT综合征等；少见白细胞与血小板计数减少、贫血、躁狂、冲动、溢乳、分泌抗利尿激素、尿潴留、色素沉着、过敏反应等。

多　塞　平

【适应证】用于抑郁症及焦虑性神经症的治疗。

【注意事项】见盐酸氯米帕明。

【不良反应】见盐酸氯米帕明。

【禁忌证】严重心脏病、近期有心肌梗死发作史、癫痫、青光眼、尿潴留、甲状腺功能亢进、肝功能损害、谵妄、粒细胞减少、对三环类药物过敏者禁用。

七、脑血管病用药

蚓　激　酶

【适应证】用于脑梗死、冠心病及其所致不稳定型心绞痛、心肌梗死等缺血性心脑血管疾病，还可用于糖尿病、肺血栓栓塞、血栓性闭塞性脉管炎、深部静脉血栓形成、视网膜中央动脉阻塞、突发性耳聋等疾病的治疗。

【注意事项】

（1）必须饭前服用，以保证酶的活性。

（2）有出血倾向者慎用。

【不良反应】未见明显的不良反应。

甘　露　醇

【适应证】用于各种原因引起的脑水肿，降低颅内压，防止脑疝。

【注意事项】

（1）心功能不全、低血容量者、高钾血症或低钠血症者慎用。

（2）眼压非显著增高者、年龄较大者可尽量不用，肾功能损害或有潜在疾病者，应避免或减量使用。

（3）过敏体质者尽量不用，如必须使用，可先给予地塞米松 10mg 静脉注射，并严密观察。

（4）使用时间不宜过长，剂量不宜过大。

（5）使用中应注意水和电解质平衡，密切观察肾功能。

（6）老年人较易出现肾损害，应适当控制用量。

（7）孕妇、哺乳期妇女及儿童慎用。

（8）明显肾功能损害者、高钾血症或低钠血症、低血容量患者慎用。

【禁忌证】有活动性脑出血、急性肾小管坏死或慢性肾衰竭、严重失水者、急性肺水肿者禁用。

【不良反应】常见水和电解质紊乱、寒战、发热、排尿困难、血尿、血栓性静脉炎、皮疹、荨麻疹、呼吸困难、过敏性休克、头晕、视物模糊、口渴、渗透性肾病。

【用药护理】

（1）尿闭、心功能不全及活动性颅内出血者禁用。

（2）注意不能与其他药物混合静脉滴注。严禁肌内注射或皮下注射。静脉滴注时注意观察注射部位，以免药物外渗引起水肿或血栓性静脉炎。

（3）用药过程中，应密切观察出入量，每小时测量尿量并做好记录。注意观察血压、呼吸及脉搏情况，预防因循环血量增加而发生急性肺水肿。

（4）密切观察水、电解质紊乱的症状和体征，并监测血清电解质。

（5）本品在低温时易析出结晶，可用热水加温，待结晶溶解后才能使用。

甘油果糖

【适应证】适用于脑血管病、脑外伤、脑肿瘤、颅内炎症及其他原因引起的急慢性颅内压增高、脑水肿等疾病的治疗。

【注意事项】

（1）妊娠及哺乳期妇女、儿童、老年人慎用。

（2）严重循环功能障碍、尿崩症、糖尿病、溶血性贫血者慎用；有严重活动性颅内出血无手术条件时慎用。

（3）急性硬膜下、硬膜外血肿出血应在明确不出血时应用。

【禁忌证】遗传性果糖耐受不良症、高钠血症、无尿、严重脱水者，对本品过敏者禁用。

【不良反应】常见瘙痒、皮疹、头痛、恶心、口干、溶血。

八、其他

去 痛 片

【适应证】用于发热，轻、中度疼痛。

【注意事项】孕妇及哺乳期妇女慎用。长期大量用药应定期监测骨髓造血功能、肝肾功能。

【禁忌证】对非那西丁、咖啡因、苯巴比妥过敏者禁用。

【不良反应】长期服用含非那西丁的复方制剂，可对肾造成损害，严重者可致肾乳头坏死、尿毒症等。使用本品后可出现高铁血红蛋白血症、过敏性皮炎、粒细胞缺乏、血小板减少及肝炎等。剂量过大可引起肝功能损害，严重者可致昏迷甚至死亡，亦可引起肾绞痛和急性肾衰竭。有长期服用本品引起中毒的报道。

罗 通 定

【适应证】用于消化系统疾病引起的内脏痛、一般性头痛、月经痛、分娩后宫缩痛，也用于紧张性疼痛或因疼痛所致的失眠。

【注意事项】

（1）孕妇及哺乳期妇女使用时应权衡利弊。

（2）用于镇痛时，临床较多见患者出现嗜睡状态，因而驾驶车辆、机械操作、运动员等人员应慎用。

（3）本品曾有发生过敏性休克与急性中毒反应，应引起重视。本品与中枢神经系统抑制药合用时应慎重，必要时可适当调整剂量。

【禁忌证】对本品过敏者禁用。

【不良反应】偶见眩晕、嗜睡、乏力、恶心等。

第二节　呼吸系统疾病用药

一、哮喘及慢性阻塞性肺疾病用药

特布他林

【适应证】用于支气管哮喘，慢性支气管炎、肺气肿和其他伴有支气管痉挛的肺部疾病的治疗。

【注意事项】

（1）对其他肾上腺素受体激动药过敏者，对本品也可能过敏。

（2）本品对人或动物未见致畸作用，且可松弛子宫平滑肌，所以可抑制孕妇的子宫活动能力及分娩，应慎用。

（3）下列情况慎用：甲状腺功能亢进症、冠心病、高血压、糖尿病、哺乳期妇女。

（4）β_2 受体激动药可能会引起低钾血症，当与黄嘌呤衍生物、糖皮质激素、利尿药合用及氧都可能增加低钾血症的发生，因此，在这种情况下需监测血清钾浓度。

（5）大剂量应用可使有癫痫病史的患者发生酮症酸中毒。

（6）长期应用可产生耐受性，疗效降低。

（7）不良反应的程度取决于剂量和给药途径，从小剂量逐渐加至治疗量常能减少不良反应。

【禁忌证】对本品及其他肾上腺素受体激动药过敏者或对处方中其他成分过敏者禁用。

【不良反应】震颤、头痛、恶心、强直性痉挛、心动过速、心悸；胃肠道障碍、皮疹和荨麻疹；睡眠失调和行为失调，如易激动、多动、坐立不安等；低钾血症。

普仑司特

【适应证】适用于支气管哮喘的治疗。

【注意事项】对本品过敏者、颅内出血尚未完全控制者禁用。

【禁忌证】本品不同于支气管扩张药物及肾上腺皮质激素，对已经发作的哮喘无缓解作用。

【不良反应】皮疹、瘙痒，嗳气、呕吐、腹痛、胃部不适、腹泻、便秘，GOT、GPT、胆红素升高，胸部绞窄感、失眠、发热、蛋白尿等。

沙丁胺醇

【适应证】用于缓解支气管哮喘或喘息型支气管炎伴有支气管痉挛的病症。

【注意事项】

（1）肝、肾功能不全的患者需减量使用。

（2）下列情况慎用：高血压，冠状动脉供血不足，心血管功能不全，糖尿病，甲状腺功能亢进症等，孕妇及哺乳期妇女。

（3）本品仅有支气管扩张作用，作用持续时间约 4h，不能过量使用，哮喘症状持续不能缓解者要及时就医。

（4）本品可能引起严重低钾血症，进而可能使洋地黄化者可造成心律失常。

（5）本品久用易产生耐受性，使药效降低。此时患者对肾上腺素等扩张支气管作用的药物也同样产生耐受性，使支气管痉挛不易缓解，哮喘加重。

（6）少数患者同时接受雾化沙丁胺醇及异丙托溴铵治疗时可能发生闭角型青光眼，故合用时不要让药液或雾化液进入眼中。

【禁忌证】对本品及其他肾上腺素受体激动药过敏者禁用。

【不良反应】常见肌肉震颤；亦可见恶心、心率加快或心律失常；偶见头晕、头昏、头痛、目眩、口舌发干、烦躁、高血压、失眠、呕吐、面色潮红、低钾血症等。

氨 茶 碱

【适应证】适用于支气管哮喘、喘息性支气管炎、慢性阻塞性肺疾病，也可用于急性心功能不全和心源性哮喘的治疗。

【注意事项】

（1）肾功能或肝功能不全的患者，应酌情调整用药剂量或延长给药间隔。

（2）下列情况慎用：高血压患者、非活动性消化道溃疡病史患者、孕妇及哺乳期妇女、新生儿、老年人。

（3）茶碱制剂可致心律失常和/或使原有的心律失常恶化；患者心率和/或节律的任何改变均应进行监测和研究。

（4）应定期监测血清茶碱浓度，以保证最大的疗效而不发生血药浓度过高的危险。

【禁忌证】对本品过敏的患者、活动性消化道溃疡和未经控制的惊厥性疾病患者禁用。

【不良反应】恶心、呕吐、易激动、失眠；心动过速、心律失常；发热、失水、惊厥甚至呼吸、心搏骤停致死。

【用药护理】甲状腺功能亢进症、糖尿病、高血压、心血管功能不全患者慎用。普萘洛尔等β受体阻断药可拮抗本药的支气管扩张作用，故二者不宜合用。本药久用易产生耐受性，不仅疗效降低，且可能使哮喘加重。

二、黏液溶解药

溴 己 新

【适应证】用于急慢性支气管炎，支气管扩张等有多量黏痰而不易咳出的患者。

【注意事项】

（1）胃炎、胃溃疡患者，过敏体质者慎用。

（2）肝功能不全者在医师指导下使用。

【禁忌证】对本品过敏者禁用。

【不良反应】偶有恶心，胃部不适，可能使血清氨基转移酶暂时性升高。

氨 溴 索

【适应证】适用于痰液黏稠不易咳出者。

【注意事项】

（1）过敏体质者慎用。

（2）孕妇及哺乳期妇女慎用。

（3）应避免与中枢性镇咳药（如右美沙芬等）同时使用，以免稀化的痰液堵塞气道。

（4）本品为黏液调节药，仅对咳嗽症状有一定作用，在使用时应注意咳嗽、咳痰的原因，如使用 7d 后未见好转，应及时就医。

【禁忌证】对本品过敏者。妊娠初期（3 个月内）的妇女禁用。

【不良反应】上腹部不适、食欲缺乏、胃痛、胃部灼热、消化不良、恶心、呕吐、腹泻、皮疹；罕见头痛、眩晕、血管性水肿。快速静脉注射可引起腰部疼痛和疲乏无力感。

糜蛋白酶

【适应证】用于上呼吸道浓痰的液化。

【注意事项】

（1）使用时须严密观察，如发生过敏反应，应立即停止使用，并用抗组胺类药治疗。

（2）本品不可静脉注射。

（3）本品溶解后不稳定，应用时宜新鲜配制。

【禁忌证】严重肝病、凝血功能不正常者以及正在应用抗生素的患者禁用。

【不良反应】注射部位出现疼痛、肿胀和红斑。

乙酰半胱氨酸

【适应证】用于浓稠痰、黏液过多的呼吸系统疾病：急性支气管炎、慢性支气管炎急性发作、支气管扩张的治疗。

【注意事项】

（1）支气管哮喘患者应用本品治疗期间，如发生支气管痉挛应立即停药。

（2）有消化道溃疡病史者慎用。

（3）肝功能不全者本品血液浓度增高，应适当减量。

【禁忌证】对本品过敏者，孕妇，哺乳期妇女用药期间停止哺乳，支气管哮喘禁用。

【不良反应】偶发恶心、呕吐，极少见皮疹、支气管痉挛。

三、镇咳药

可 待 因

【适应证】镇咳，用于较剧的频繁干咳，如痰液量较多，宜合用祛痰药。

【注意事项】

（1）本品可透过胎盘使婴儿成瘾，分娩期应用本品可引起新生儿呼吸抑制，孕妇慎用。

（2）可自乳汁排除，哺乳期妇女慎用。

（3）下列情况应慎用：支气管哮喘、急腹症；在诊断未明确时，可能因掩盖病情造成误诊；胆结石，可引起胆管痉挛；原因不明的腹泻，可使肠道蠕动减弱、减轻腹泻症状而误诊；颅脑外伤或颅内病变，本品可引起瞳孔变小，模糊临床体征；前列腺肥大者应用本品易引起尿潴留而加重病情。

（4）重复给药可产生耐药性，久用有成瘾性。

（5）本品为国家特殊管理的麻醉药物。

（6）务必严格遵守国家对麻醉药物的管理条例规定使用。

【禁忌证】对本品过敏的患者禁用；多痰患者禁用；婴幼儿、未成熟新生儿禁用。

【不良反应】常见幻想，呼吸微弱，缓慢或不规则，心率或快或慢；少见惊厥，耳鸣，震颤或不能自控的肌肉运动，荨麻疹，瘙痒、皮疹或面部水肿等过敏反应；长期应用产生依赖性，常用量引起依赖性的倾向较其他吗啡类为弱。典型症状为食欲减退、腹泻、牙痛、恶心呕吐、流涕、寒战、打喷嚏、打呵欠、睡眠障碍、胃痉挛、多汗、衰弱无力、心率增速、情绪激动或不明原因的发热。

喷托维林

【适应证】镇咳。适用于急性支气管炎、慢性支气管炎等上呼吸道引起的无痰干咳。

【注意事项】本药无祛痰作用，痰多的患者慎用。

【禁忌证】青光眼、心力衰竭、孕妇及哺乳期妇女、驾车及操作机器者禁用。

【不良反应】偶有便秘、轻度头痛、头晕、嗜睡、口干、恶心、腹泻、皮肤过敏等。

复方甘草合剂

【主要成分】每 100ml 含甘草流浸膏 12ml、甘油 12ml、酒石酸锑钾 0.024g、浓氨溶液适量、复方樟脑酊 12ml、乙醇 3ml。

【适应证】用于镇咳祛痰。

【注意事项】

（1）妊娠、哺乳期妇女慎用。

（2）胃炎及胃溃疡患者慎用。

（3）本品服用不宜超过 7d。

【禁忌证】对本品成分过敏者禁用。

【不良反应】有轻微恶心、呕吐。

四、抗感冒用药

愈酚甲麻那敏

【适应证】用于因感冒，支气管炎等引起的支气管充血性咳嗽，咳痰。

【注意事项】心脏病、高血压、甲状腺功能亢进者，孕妇及哺乳期妇女慎用。

【禁忌证】对本品中活性成分过敏者禁用。

【不良反应】胃部不适、眩晕、头疼、心悸等。

小儿伪麻美芬

【适应证】适用于婴幼儿由于感冒、花粉症或其他上呼吸道过敏引起的鼻塞、流涕、咳嗽等症状的对症治疗。

【注意事项】有高血压、糖尿病、精神抑郁症、心脏病、甲亢、青光眼、哮喘患者以及对麻黄碱药理作用敏感者不宜服用本品。

【禁忌证】对本品过敏者或接收单胺氧化酶抑制药治疗及停止单胺氧化酶抑制药治疗 2 周内的患者禁用。

【不良反应】皮疹、烦躁、焦虑、兴奋、头痛、头晕、心悸、失眠、口干、食欲缺乏、恶心、上腹不适等。

酚麻美敏

【适应证】缓解感冒或流行性感冒引起的发热、头痛、咽痛、肌肉酸痛、鼻塞流涕、咳嗽等症状。

【注意事项】

（1）伴有高血压、心脏病、糖尿病、甲状腺疾病、青光眼、前列腺肥大引起的排尿困难、呼吸困难、肺气肿、长期慢性咳嗽或咳嗽伴有黏痰及肝肾功能不全患者慎用。

（2）驾驶员及操纵机器者慎用。

（3）避免同时饮用酒精类饮料。

（4）持续用药不得超过 7d。

【禁忌证】对本品成分及其他拟交感胺类药过敏者禁用。

【不良反应】轻度嗜睡、多汗、头晕、乏力、恶心、上腹不适、口干和食欲缺乏、皮疹等。

氨咖黄敏

【适应证】缓解普通感冒及流行性感冒引起的发热、头痛、四肢酸痛、打喷嚏、流鼻涕、鼻塞、咽痛等症状。

【注意事项】避免同时饮用酒精类饮料。不得驾驶车辆、从事机械作业及操作精密仪器。

【禁忌证】严重肝、肾功能不全者禁用。

【不良反应】轻度头晕、乏力、恶心、上腹不适、口干、食欲缺乏和皮疹等。

第三节　消化系统疾病用药

一、抗酸及抑酸药

铝碳酸镁

【适应证】

（1）急、慢性胃炎。

（2）胃和十二指肠溃疡。

（3）与酸相关的胃部不适。

【注意事项】

（1）心功能不全、肾功能不全、胃肠蠕动功能不良、高镁血症、高钙血症者慎用。

（2）妊娠初始3个月慎用。

（3）哺乳期妇女用药安全性尚不明确。

【禁忌证】对本品过敏者、胃酸缺乏者，以及结肠或回肠造口术、低磷血症、不明原因的胃肠出血、阑尾炎、溃疡性结肠炎、憩室炎、慢性腹泻、肠梗阻者禁用。

【不良反应】可见胃肠道不适、消化不良、呕吐、腹泻。长期服用可致血清电解质变化。

雷尼替丁

【适应证】用于治疗胃及十二指肠溃疡、吻合口溃疡、应激性溃疡、反流性食管炎、卓 - 艾综合征、上消化道出血。

【注意事项】

（1）对本品过敏者慎用。

（2）本品可影响某些检验值，如肝功能。

（3）长期使用本品须定期检查肝肾功能及血象。

（4）肝、肾功能不全者慎用。

【禁忌证】

（1）对本品过敏者。

（2）严重肾功能不全者。

（3）妊娠及哺乳期妇女。

（4）8岁以下儿童。

（5）苯丙酮尿症者。

（6）急性间歇性血卟啉病。

【不良反应】皮疹、荨麻疹；头痛、头晕、乏力、幻觉；口干、恶心、呕吐、便秘、腹泻、轻度 AST 及 ALT 增高；罕见腹部胀满感及食欲缺乏；偶见白细胞减少；罕见心率增加，血压上升；罕见耳鸣、面色潮红、月经不调；胃内细菌繁殖、感染；突发性心律失常、心动过缓、心源性休克及轻度的房室传导阻滞、心搏骤停；维生素 B_{12} 缺乏、男性乳房女性化、女性溢乳、性欲减退、阳痿、急性血卟啉病；视物模糊；关节痛、肌痛；肾功能损伤。

法莫替丁

【适应证】用于胃及十二指肠溃疡、吻合口溃疡、应激性溃疡、反流性食管炎、卓-艾综合征、上消化道出血。

【注意事项】

（1）肝肾功能不全者、老年人、心脏病患者慎用。

（2）小儿用药的安全性尚未确定。

（3）胃溃疡患者应先排除胃癌后才可使用。

（4）用药期间可能出现中性粒细胞和血小板计数减少。

（5）长期使用应定期监测肝肾功能及血象。

【禁忌证】对本品过敏者、严重肾功能不全者、妊娠及哺乳期妇女禁用。

【不良反应】皮疹、荨麻疹；头痛、头晕、乏力、幻觉；口干、恶心、呕吐、便秘、腹泻、轻度 AST 及 ALT 增高、罕见腹部胀满感及食欲缺乏；偶见白细胞减少；罕见心率增加，血压上升；罕见耳鸣、面色潮红、月经不调。

枸橼酸铋雷尼替丁

【适应证】用于治疗胃及十二指肠溃疡、吻合口溃疡、应激性溃疡、反流性食管炎、卓-艾综合征、上消化道出血。

【注意事项】

（1）对儿童不建议使用。

（2）服用本品后可见粪便变黑、舌发黑，属正常现象。

（3）不宜长期大剂量、连续使用，疗程不宜超过 6 周。

【禁忌证】对枸橼酸铋雷尼替丁或其任何成分过敏者、重度肾功能损害者禁用。孕妇和哺乳期妇女禁用。

【不良反应】常见肝功能（ALT 及 AST）异常、恶心、腹痛、腹部不适、腹泻及便秘，偶有头痛或关节痛，罕见皮肤瘙痒、皮疹、粒细胞减少。

奥美拉唑

【适应证】用于治疗胃及十二指肠溃疡、反流性食管炎、卓-艾综合征、消化性溃疡急性出血、急性胃黏膜病变出血，与抗生素联合用于 Hp 的根除治疗。

【注意事项】

（1）药物可使血中促胃液素水平升高，^{13}C-尿素呼气试验假阴性。

（2）用药前后及用药时应当检查或监测的项目，内镜检查了解溃疡是否愈合，UBT 试验了解 Hp 是否已被根除，基础胃酸分泌检查了解治疗卓 - 艾综合征的效果，肝功能检查，长期服用者定期检查胃黏膜有无肿瘤样增生，用药超过 3 年者监测血清维生素 B_{12} 水平。

（3）首先排除癌症的可能后才能使用本品。

（4）不宜再服用其他抗酸药或抑酸药。

（5）老年人使用本品不需要调整剂量。

（6）肝肾功能不全慎用。

（7）妊娠及哺乳期妇女尽可能不用。

【禁忌证】对本品过敏者、严重肾功能不全者、婴幼儿禁用。

【不良反应】口干、轻度恶心、呕吐、腹胀、便秘、腹泻、腹痛、ALT 及 AST 升高、胆红素升高，萎缩性胃炎；感觉异常、头晕、头痛、嗜睡、失眠、外周神经炎；维生素 B_{12} 缺乏；致癌性，如肠嗜铬细胞增生、胃部类癌；皮疹、男性乳房发育、溶血性贫血。

埃索美拉唑

【适应证】用于治疗胃及十二指肠溃疡、反流性食管炎、卓 - 艾综合征、消化性溃疡急性出血、急性胃黏膜病变出血，与抗生素联合用于 Hp 的根除治疗。

【禁忌证】对本品、奥美拉唑或其他苯并咪唑类化合物过敏者，哺乳期妇女、儿童禁用。

兰索拉唑

【适应证】用于治疗胃及十二指肠溃疡、反流性食管炎、卓 - 艾综合征、消化性溃疡急性出血、急性胃黏膜病变出血，与抗生素联合用于 Hp 的根除治疗。

【注意事项】

（1）肝、肾功能不全慎用。

（2）妊娠期妇女慎用。

（3）小儿不宜使用。

（4）老年人慎用。

（5）首先排除癌症的可能后才能使用本品。不宜再服用其他抗酸药或抑酸药。

【不良反应】见奥美拉唑。

【禁忌证】对本品过敏者、哺乳期妇女禁用。

泮托拉唑

【适应证】用于治疗胃及十二指肠溃疡、反流性食管炎、卓 - 艾综合征、消化性溃疡急性出血、急性胃黏膜病变出血，与抗生素联合用于 Hp 的根除治疗。

【注意事项】

（1）肝、肾功能不全者慎用，严重肝功能损害者应减少剂量并定期测定肝脏酶谱的变化。

（2）妊娠及哺乳期妇女尽可能不用。

（3）儿童不宜应用。

（4）用药前需排除胃与食管的恶性病变，以免因症状缓解而延误诊断。

【不良反应】见奥美拉唑。

【禁忌证】对本品过敏者及哺乳期、妊娠期妇女禁用。

雷贝拉唑钠

【适应证】用于治疗胃及十二指肠溃疡、反流性食管炎、卓 - 艾综合征、消化性溃疡急性出血、急性胃黏膜病变出血，与抗生素联合用于 Hp 根除治疗。

【不良反应】见奥美拉唑。

【注意事项】

（1）肝病患者慎用。

（2）老年人慎用。

（3）定期进行血液生化、甲状腺功能检查。

（4）应在排除恶性肿瘤的前提下再行给药。

（5）不宜用于维持治疗。

（6）长期治疗患者应定期进行检测。

【禁忌证】对本品及其成分过敏者、有苯并咪唑类药物过敏史者、妊娠及哺乳期妇女、儿童禁用。

二、黏膜保护药

硫糖铝

【适应证】用于胃及十二指肠溃疡、胃炎的治疗。

【注意事项】

（1）肾功能不全者慎用。

（2）妊娠期妇女不宜服用。

（3）哺乳期妇女不宜服用。

（4）应复查溃疡愈合情况。

（5）用药期间监测血清铝浓度。

（6）甲状腺功能亢进、低磷血症患者不宜长期用药。

（7）本品对严重十二指肠溃疡的治疗效果较差。

【禁忌证】对本品过敏者、早产儿及未成熟的新生儿禁用。

【不良反应】常见便秘；少见口干、恶心、呕吐、腹泻、皮疹、眩晕、瘙痒、低磷血症、骨软化。

尿囊素铝

【适应证】用于治疗胃及十二指肠溃疡。

【注意事项】肾功能不全者慎用。忌与四环素类抗菌药物合用。

【禁忌证】接受透析疗法的患者禁用。

【不良反应】口干、胃部不适、乳房胀痛等。

磷 酸 铝

【适应证】适用于胃及十二指肠溃疡及反流性食管炎等酸相关性疾病的抗酸治疗。

【注意事项】每袋磷酸铝凝胶含蔗糖 2.7g，糖尿病患者使用本品时，不超过 1 袋。

【禁忌证】慢性肾衰竭患者禁用，高磷血症患者禁用。

【不良反应】便秘。

胶体果胶铋

【适应证】

（1）治疗胃溃疡、十二指肠溃疡。

（2）适用于治疗急、慢性胃炎。

（3）Hp 感染的根除治疗。

【注意事项】粪便可呈无光泽的黑褐色。

【禁忌证】对本品过敏者、严重肾功能不全患者、妊娠期妇女禁用。

【不良反应】便秘。

三、解痉药

阿 托 品

【适应证】

（1）各种内脏绞痛，如胃肠绞痛及膀胱刺激症状。对胆绞痛、肾绞痛的疗效较差。

（2）全身麻醉前给药，严重盗汗和流涎症。

（3）迷走神经过度兴奋所致的窦房传导阻滞、房室传导阻滞等缓慢性的心律失常。

（4）抗休克。

（5）解救有机磷酸酯类农药中毒。

【注意事项】

（1）哺乳期妇女：可分泌入乳汁，并有抑制泌乳的作用。

（2）妊娠：静脉注射本品可使胎儿心动过速。

（3）儿童用药：婴幼儿对本品的毒性反应极其敏感，特别是痉挛性麻痹与脑损伤的儿童，反应更强，环境温度较高时，因闭汗有体温急骤升高的危险，应用时要严密观察。

（4）老年人用药：老年人容易发生抗 M 胆碱样不良反应，如排尿困难、便秘、口干（特别是男性），也易诱发未经诊断的青光眼，一经发现，应立即停药。本品对老年人尤易致汗液分泌减少，影响散热，故夏天慎用。

（5）下列情况应慎用：脑损害者（尤其是儿童）、心脏病（特别是心律失常、充血性心力衰竭、冠心病、二尖瓣狭窄等）、反流性食管炎、溃疡性结肠炎。

【禁忌证】青光眼及前列腺增生、高热患者禁用。

【不良反应】常见便秘、出汗减少、口鼻咽喉干燥、视物模糊、皮肤潮红、排尿困难、胃肠动力低下、胃食管反流；少见眼压升高、过敏性皮疹、疱疹；接触性药物性眼睑结膜炎。

山莨菪碱

【适应证】用于治疗感染中毒性休克、血管痉挛和栓塞引起的循环障碍，解除平滑肌痉挛、胃肠绞痛、胆道痉挛及有机磷中毒的治疗。

【注意事项】

（1）婴幼儿、老年体虚者慎用。

（2）急腹症未明确诊断时，不宜轻易使用。

（3）夏季用药时，因其闭汗作用，可使体温升高。

（4）反流性食管炎、重症溃疡性的结肠炎患者慎用。

（5）不宜与地西泮在同一注射器中应用，为配伍禁忌。

【禁忌证】颅内压增高、脑出血急性期、青光眼、前列腺增生，新鲜眼底出血、幽门梗阻、肠梗阻，恶性肿瘤患者禁用。

【不良反应】口干、面色潮红、轻度扩瞳、视近物模糊；心率加快、排尿困难，阿托品样中毒症状。

东莨菪碱

【适应证】

（1）胃肠道痉挛、胆绞痛、肾绞痛、胃肠道蠕动亢进。

（2）内镜检查的术前准备、内镜逆行胰胆管造影、气钡双重造影、腹部CT扫描的术前准备。

【注意事项】

（1）妊娠及哺乳期妇女慎用。

（2）老年患者慎用。

（3）婴幼儿与低血压患者慎用。

（4）不宜用于因胃张力低下和胃运动障碍及胃食管反流所引起的上腹痛、胃灼热等症状患者。

（5）忌与碱性药液配伍使用。

【禁忌证】严重心脏病、器质性幽门狭窄、麻痹性肠梗阻、青光眼，前列腺增生。

【不良反应】口渴、视力调节障碍、嗜睡、心悸、面色潮红、恶心、呕吐、眩晕、头痛、胃食管反流、过敏反应、排尿困难、精神失常。

四、促胃肠动力药

多潘立酮

【适应证】

（1）因胃排空延缓、胃食管反流、食管炎引起的消化不良。

（2）功能性、器质性、感染性、饮食性、反射性治疗及化学治疗引起的恶心和呕吐。

【注意事项】

（1）肝功能损害者慎用。

（2）严重肾功能不全者应调整剂量。

（3）孕妇慎用。

（4）血清催乳素水平可升高。

（5）心脏病患者（心律失常）、低钾血症以及接受化学治疗的肿瘤患者使用本品时，有可能加重心律失常。

【禁忌证】对本品过敏者，嗜铬细胞瘤、乳腺癌、分泌催乳素的垂体肿瘤（催乳素瘤）、机械性肠梗阻、胃肠道出血、穿孔者禁用。禁与酮康唑（口服制剂）、氟康唑、伏立康唑、红霉素、克拉霉素、胺碘酮合用。

【不良反应】头痛、头晕、嗜睡、倦怠、神经过敏；罕见张力障碍性反应、癫痫发作；非哺乳期泌乳、更年期后妇女及男性乳房胀痛、月经失调；偶见口干、便秘、腹泻、痉挛性腹痛、心律失常、一过性皮疹或瘙痒。

甲氧氯普胺

【适应证】

（1）慢性胃炎、胃下垂伴胃动力低下、功能性消化不良，胆胰疾病等引起的腹胀、腹痛、嗳气、胃灼热及食欲缺乏等。

（2）迷走神经切除后胃潴留，糖尿病性胃排空功能障碍，胃食管反流病。

（3）各种原因引起的恶心、呕吐。

（4）硬皮病等引起的消化不良。

【注意事项】

（1）肝、肾衰竭患者慎用。

（2）妊娠期妇女不宜使用。

（3）哺乳期妇女在用药期间应停止哺乳。

（4）小儿不宜长期应用。

（5）老年人大量长期应用，容易出现锥体外系症状。

（6）本品可使醛固酮与血清泌乳素浓度升高。

（7）对胃溃疡、胃窦潴留者或十二指肠球部溃疡合并胃窦部炎症者有益，不宜用于十二指肠溃疡。

【禁忌证】对普鲁卡因或普鲁卡因胺过敏者、癫痫患者、胃肠道出血患者、机械性梗阻或穿孔患者、嗜铬细胞瘤患者、放疗或化疗的乳腺癌患者、抗精神病药致迟发性运动功能障碍史者。

【不良反应】常见昏睡、烦躁不安、倦怠无力；少见乳腺肿痛、恶心、便秘、皮疹、腹泻、睡眠障碍、眩晕、严重口渴、头痛、易激动、乳汁增多、直立性低血压、躁动不安、昏睡状态、锥体外系反应。

莫沙必利

【适应证】用于功能性消化不良、胃食管反流病、糖尿病、胃轻瘫、胃大部切除患者的胃功能障碍。

【注意事项】

（1）妊娠和哺乳期妇女应避免使用本品。

（2）老年人注意观察。

（3）服用2周消化道症状无变化时，应即停药。

【禁忌证】对本品过敏者，胃肠道出血、阻塞或穿孔以及其他刺激胃肠道可能引起危险的疾病。

【不良反应】腹泻、腹痛、口干、皮疹、倦怠、头晕；偶见嗜酸性粒细胞增多、三酰甘油升高、AST及ALT升高、碱性磷酸酶及γ-谷氨酰转肽酶升高。

五、助消化药

胰 酶

【适应证】用于各种原因引起的胰腺外分泌功能不足（如囊性纤维化、慢性胰腺炎、胰腺切除术后、胃切除术后、肿瘤引起的胰管或胆总管阻塞、慢性胰腺炎性疼痛、老年人、胃肠、肝胆疾病）的替代治疗。

【注意事项】

（1）妊娠及哺乳期妇女慎用。

（2）用药过量可引起恶心、胃痉挛、皮疹、血尿、关节痛、足或小腿肿胀以及腹泻。用药过量时给予一般支持治疗即可。

【禁忌证】

（1）急性胰腺炎早期患者禁用。

（2）对猪蛋白及其制品过敏者禁用。

【不良反应】偶见过敏反应，可见打喷嚏、流泪、皮疹、鼻炎和支气管哮喘等。囊性纤维化的患者应用本品治疗，可出现尿中尿酸增多，且与剂量相关。

胃蛋白酶

【适应证】用于消化不良、食欲减退及慢性萎缩性胃炎等的治疗。

【注意事项】遇热不稳定，70℃以上失效。溶液在 pH 6.0 以上不稳定。本品易吸潮，使蛋白消化力降低，如已吸潮或变性者不宜服用。

【禁忌证】对本品过敏者禁用。

【不良反应】无明显不良反应。

乳酸菌素

【适应证】用于肠内异常发酵、消化不良、肠炎和小儿腹泻的治疗。

【注意事项】铋剂、鞣酸、药用炭、酊剂等能吸附本品，不宜合用。

【禁忌证】对本品或牛乳过敏者禁用。

【不良反应】尚不明确。

复方消化酶

【适应证】用于食欲缺乏、消化不良，包括腹部不适、嗳气、早饱、餐后腹胀、恶心、排气过多、脂肪便，也可用于胆囊炎和胆结石以及胆囊切除患者的消化不良。

【注意事项】服用时可将胶囊打开，但不可嚼碎药片。过敏体质者慎用。铝制剂可能影响本品疗效。

【禁忌证】对本品过敏者、急性肝炎患者及胆道完全闭锁患者禁用。

【不良反应】呕吐、泄泻、软便、口内不快感。

六、肠道微生态调节药

酪酸梭菌活菌

【适应证】因肠道菌群紊乱引起的各种消化道症状及相关的急、慢性腹泻和消化不良等。

【注意事项】服用抗生素应与本药间隔 2～3h。

【禁忌证】对微生态制剂有过敏史者禁用。

【不良反应】未见与药物相关的不良反应发生。

双歧三联活菌制剂

【适应证】用于肠道肠菌群失调引起的腹泻和腹胀，轻、中型急性腹泻及慢性腹泻。

【注意事项】本品不宜与抗菌药物同时服用；餐后半小时温开水送服。

【禁忌证】对微生态制剂过敏史者禁用。

七、炎症性肠病治疗药物

奥沙拉嗪

【适应证】用于治疗急、慢性溃疡性结肠炎与节段性回肠炎，并用于缓解期的长期维持治疗。

【注意事项】

（1）尚无老年患者应用本品的资料。

（2）有胃肠道反应者慎用。一旦发现漏服可立即补服，但不要在同一时间用2倍剂量。

【禁忌证】对水杨酸过敏者、严重肝肾功能损害者、妊娠及哺乳期妇女禁用。

【不良反应】腹泻最常见，通常短暂，在治疗开始或增加剂量时发生，减少剂量后可缓解；其他不良反应为腹部痉挛、头痛、失眠、恶心、消化不良、皮疹、头晕和关节痛等。

柳氮磺吡啶

【适应证】用于轻、中、重度溃疡性结肠炎及缓解期维持治疗，活动期克罗恩病，特别是累及结肠的患者。

【注意事项】

（1）肝肾功能不全者慎用，对肾功能损害者应减小剂量。

（2）老年患者应用磺胺类药发生严重不良反应的概率增加，如严重皮疹、骨髓抑制和血小板减少等，是老年人严重不良反应中常见者。

（3）葡萄糖-6-磷酸脱氢酶缺乏、肝功能不全、肾功能不全、血卟啉症、血小板计数减少、粒细胞减少、血紫质症、肠道或尿路阻塞患者慎用。

（4）服用期间应多饮水，必要时碱化尿液；失水、休克和老年患者应用本品易致肾损害。

（5）对呋塞米、砜类、噻嗪类利尿药、磺脲类、碳酸酐酶抑制药及其他磺胺类药过敏者慎用。

（6）治疗中须注意检查：全血象检查、直肠镜与乙状结肠镜检查，观察疗效并调整剂量；尿液检查（每2～3d查尿常规1次），以发现长疗程或高剂量治疗时可能发生的结晶尿；肝、肾功能检查。

（7）遇有胃肠道刺激症状，可分成小量多次服用，甚至每小时1次，使症状减轻。

（8）根据患者的反应与耐药性，随时调整剂量，部分患者可采用间歇治疗（用药2周，停药1周）。

（9）腹泻症状无改善时，可加大剂量。

（10）夜间停药间隔不要超过8h。

【禁忌证】对磺胺及水杨酸盐过敏者、肠梗阻或泌尿系梗阻患者、急性间歇性卟啉症患者禁用；妊娠及哺乳期妇女及2岁以下儿童禁用。

【不良反应】常见恶心、厌食、体温升高、红斑、瘙痒、头痛、心悸。少见且与剂量有关的不良反应有红细胞异常（如溶血性贫血、巨红细胞症）、发绀、胃痛及腹痛、头晕、耳鸣、蛋白尿、血尿、皮肤黄染。可能与剂量无关的不良反应有：骨髓抑制如伴有白细胞计数减少、粒细胞减少、血小板减少、肝炎、胰腺炎、周围神经病变、无菌性脑膜炎、出疹、荨麻疹、多形性红斑、剥脱性皮炎、表皮坏死溶解综合征、光敏感性、肺部并发症（纤维性肺泡炎伴有如：呼吸困难、咳嗽、发热、嗜酸性粒细胞增多症）、眶周水肿、血清病、LE综合征、肾病综合征；曾报道使用柳氮磺吡啶治疗的男性出现精液缺乏性不育，停止用药可逆转此反应。

八、腹泻治疗药物

双八面体蒙脱石

【适应证】用于成人及儿童的急、慢性腹泻，食管、胃及十二指肠疾病引起的相关疼痛症状的辅助治疗，但不能作为解痉药使用。

【注意事项】

（1）本品可能影响其他药物的吸收，必须合用时在服用本品之前1h服用其他药物。

（2）治疗急性腹泻应注意纠正脱水。

【不良反应】极少数患者可出现轻微便秘，减量后可继续服用。

洛哌丁胺

【适应证】用于控制急、慢性腹泻的症状，也用于回肠造口术者，可减少排便量和次数，增加大便稠硬度。

【注意事项】

（1）本品不能作为有发热、便血的细菌性痢疾的治疗药物。

（2）对急性腹泻，如在服用本品48h后临床症状无改善，应及时停用本品，改换其他治疗。

（3）肝功能障碍者慎用，可致体内药物相对过量，应注意中枢神经系统中毒反应。

（4）孕妇、哺乳期妇女尽量避免使用。

（5）5岁以下的儿童用量减半，不宜用胶囊剂。

（6）腹泻患者常伴有水和电解质丧失，尤其是儿童，应用本品治疗时应注意同时补充水和电解质。

（7）若使用过量，可能出现木僵、调节功能紊乱、嗜睡、缩瞳、肌张力过高、呼吸抑制等中枢神经抑制症状以及肠梗阻。可用纳洛酮作为解毒药，由于本品的作用时间长于纳洛酮1～2h，须至少监察48h。

【禁忌证】

（1）对本品过敏者禁用。

（2）肠梗阻患者、便秘及胃肠胀气或严重脱水的患者、溃疡性结肠炎的急性发作期的患者禁用。

（3）由应用广谱抗菌药物引起假膜性肠炎、细菌性小肠结肠炎者禁用。

【不良反应】偶见口干、嗜睡、倦怠、头晕、恶心、呕吐、便秘、胃肠不适和过敏反应。

地芬诺酯

【适应证】用于急、慢性功能性腹泻，慢性肠炎。

【注意事项】

（1）妊娠期妇女长期服用本品可引起新生儿的戒断及呼吸抑制症状。

（2）儿童服用易出现迟发性地芬诺酯中毒，且儿童对本品的反应有很大的变异性。2～13岁儿童应使用本品溶液剂而不要使用片剂。

（3）下列情况需慎用：慢性肝病患者（可诱发肝性脑病）、正在服用成瘾性药物者、腹泻早期或腹胀者、哺乳期妇女。

（4）用药前、后和用药期间应监测：粪便黏度及腹泻是否停止；水、电解质平衡；呼吸抑制，以免引起中毒。

（5）地芬诺酯是哌替啶的衍生物，具有阿片样的作用，长期应用可产生药物依赖性。

（6）本品不能用作细菌性痢疾的基本治疗药物。可与抗菌药物合用治疗细菌性痢疾，以帮助控制腹泻症状。

【禁忌证】

（1）2岁以下儿童禁用。

（2）青光眼患者，严重肝病、肝硬化、梗阻性黄疸、脱水患者禁用。

（3）对地芬诺酯或阿托品过敏者禁用。

（4）与假膜性小肠结肠炎或产肠毒素的细菌有关的腹泻者。

【不良反应】成年人服用常规剂量，不良反应轻而少见。偶见口干、恶心、呕吐、头晕、头痛、嗜睡、失眠、抑郁、烦躁、皮疹、腹胀及肠梗阻等，减量或停药后即消失。儿童对本品比较敏感，可能出现呼吸抑制等不良反应。

九、便秘治疗药物

乳 果 糖

【适应证】用于慢性或习惯性便秘，并预防和治疗各种肝病引起的高血氨症以及高血氨所致的肝性脑病。

【注意事项】

（1）以下情况慎用：妊娠初始3个月妇女、乳果糖不耐受者、糖尿病患者。

（2）本品疗效有个体差异性，须调节剂量。

【禁忌证】

（1）本品过敏者禁用。

（2）胃肠道梗阻和急腹症者禁用。

（3）对乳糖或半乳糖不耐受者、乳酸血症者禁用。

（4）尿毒症和糖尿病酸中毒者禁用。

【不良反应】偶见腹部不适、胀气或腹痛；剂量大时偶见恶心、呕吐。长期大量使用致腹泻时可出现水和电解质失衡。不良反应在减量或停药不久后消失。

硫　酸　镁

【适应证】用于导泻、肠道清洗；十二指肠引流及治疗胆绞痛。

【注意事项】

（1）肾功能不全者慎用。

（2）儿童及老年人慎用。

（3）呼吸系统疾病患者，特别是呼吸功能不全者慎用。

（4）严重心血管疾病患者慎用。

（5）服用中枢抑制药中毒需导泻时，应避免使用硫酸镁，改用硫酸钠。

（6）本品的致泻作用一般在服药后 2 ～ 8h 出现，故宜早晨空腹服药，并同时大量饮水以加强导泻作用，防止脱水。

【禁忌证】急腹症、肠道失血、妊娠及经期妇女禁用。

【不良反应】可能引起嗳气、腹痛、食欲减退等。连续服用硫酸镁可引起便秘，部分患者可出现麻痹性肠梗阻，停药后好转。

酚　　酞

【适应证】用于治疗便秘，也可在结肠镜检查或 X 线检查时用作肠道清洁剂。

【注意事项】

（1）幼儿及妊娠期妇女慎用。

（2）避免过量或长期应用。

（3）药物过量处理：应马上洗胃，并给予药用炭。

（4）禁用导泻药。

【禁忌证】

（1）对本品过敏者禁用。

（2）阑尾炎、肠梗阻、直肠出血未明确诊断的患者、充血性心力衰竭和高血压、粪块阻塞者禁用。

（3）婴儿和哺乳期妇女禁用。

【不良反应】偶见肠绞痛、出血倾向；罕见过敏反应。

液状石蜡

【适应证】用于肠梗阻、肠粪块嵌塞、便秘，也用于器械润滑。

【注意事项】本品不可久用，因口服可妨碍脂溶性维生素和钙、磷的吸收，并有吸入肺部的危险。在摄用后保持直立位至少 2h 以减少脂肪性肺炎的危险。对有吞咽异常者不宜给予口服液状石蜡。

【禁忌证】婴幼儿禁用。

【不良反应】曾有报道，在全身性吸收液状石蜡后在肝、脾或肠系膜淋巴结内发生异物肉芽肿或液状石蜡瘤。

十、利胆药

熊去氧胆酸

【适应证】用于胆固醇型胆结石及胆汁缺乏性脂肪泻，也可用于预防药物性结石形成及治疗脂肪痢（回肠切除术后）。

【注意事项】

（1）长期使用可增加外周血小板的数量。

（2）本品不能溶解胆色素结石、混合结石及不透 X 线的结石。

【禁忌证】

（1）严重肝功能减退者禁用。

（2）胆道完全梗阻、急性胆囊炎、胆管炎患者禁用。

（3）妊娠及哺乳期妇女禁用。

（4）胆结石钙化患者，出现胆管痉挛或胆绞痛时禁用。

【不良反应】常见腹泻；偶见便秘、过敏、头痛、头晕、胰腺炎和心动过速等。

茴三硫

【适应证】用于胆囊炎、胆结石及消化不适，也用于急、慢性肝炎的辅助治疗。

【注意事项】甲状腺功能亢进者慎用。

【禁忌证】对本品过敏者；胆道完全梗阻者禁用。

【不良反应】偶有发生荨麻疹样红斑。

第四节　循环系统用药

一、β受体拮抗药

普萘洛尔

【适应证】用于高血压，心绞痛、室上性快速心律失常、室性心律失常，心肌梗死，肥厚型心肌病，嗜铬细胞瘤，偏头痛、非丛集性头痛的治疗。

【注意事项】

（1）本品可通过胎盘进入胎儿体内，有报道妊娠高血压患者用后可导致宫内胎儿发育迟缓，分娩时无力造成难产，新生儿可产生低血压、低血糖、呼吸抑制及心率减慢，尽管有报道对母亲及胎儿均无影响，但必须慎用，不宜作为孕妇第一线治疗用药。

（2）可少量从乳汁分泌，故哺乳期妇女慎用。

（3）对本药有过敏史者，充血性心力衰竭、糖尿病、肺气肿、肝功能不全、甲状腺功能减退、雷诺综合征或其他周围血管疾病、肾功能衰退等患者慎用。

（4）老年人应用时，因对药物代谢与排泄能力低，应适当调整剂量。

（5）用药期间，应定期检查血常规、血压、心功能、肝肾功能等。

（6）β受体拮抗药的耐受量个体差异大，用量必须个体化。首次使用本品时需从小剂量开始，逐渐增加剂量并密切观察反应以免发生意外。

（7）冠心病患者使用本品时不宜骤停，否则可出现心绞痛、心肌梗死或室性心动过速。

（8）甲亢患者应用本品时也不可骤停，否则可使甲亢症状加重。

（9）长期应用本品可在少数患者出现心力衰竭，倘若出现，可用洋地黄苷类和/或利尿药纠正，并逐渐递减剂量，直至停用。

（10）糖尿病患者可引起血糖过低，非糖尿病患者无降糖作用。故糖尿病患者应定期检查血糖。

【禁忌证】支气管哮喘、心源性休克、二度及三度房室传导阻滞、重度心力衰竭、窦性心动过缓患者禁用。

【不良反应】

（1）眩晕，头昏，支气管痉挛，呼吸困难，充血性心力衰竭，神志模糊（尤其见于老年人），精神抑郁，反应迟钝，发热，咽痛，粒细胞缺乏，出血倾向（血小板减小），四肢冰冷，腹泻，倦怠，眼、口、皮肤干燥，指趾麻木，异常疲乏等；嗜睡，失眠，恶心，皮疹。

（2）个别患者有周身性红斑狼疮样反应，多关节病综合征，幻视，性功能障碍（或性欲下降）。

（3）剂量过大时可引起低血压（血压下降）、心动过缓、惊厥、呕吐，可诱发缺血性脑梗死，可有心源性休克，甚至死亡。

美托洛尔

【适应证】用于高血压、心绞痛、心肌梗死、肥厚型心肌病、主动脉夹层、心律失常、心房颤动控制心室率、甲状腺功能亢进症、心脏神经症、慢性心力衰竭、室上性快速型心律失常、预防和治疗急性心肌梗死患者的心肌缺血、快速型心律失常和胸痛。

【注意事项】

（1）下列情况慎用：肝功能不全、低血压、心脏功能不全、慢性阻塞性肺部疾病。

（2）对胎儿和新生儿可产生不利影响，尤其是心动过缓，孕妇不宜使用。

（3）嗜铬细胞瘤应先行使用 α 受体拮抗药。

（4）对于要进行全身麻醉的患者，至少在麻醉前 48h 停用。

【禁忌证】重度或急性心力衰竭、二度或三度房室传导阻滞、失代偿性心力衰竭（肺水肿、低灌注和低血压）、有临床意义的窦性心动过缓或病态窦房结综合征、心源性休克、末梢循环灌注不良、严重的周围血管疾病、哮喘及喘息性支气管炎、治疗室上性快速心律失常时，收缩压 < 110mmHg 的患者不宜采用酒石酸美托洛尔静脉给药。

【不良反应】可见心率减慢、心脏传导阻滞、血压降低、心力衰竭加重、外周血管痉挛导致的四肢冰冷或脉搏不能触及、雷诺现象、疲乏和眩晕、抑郁、头痛、多梦、失眠、幻觉、恶心、胃痛、便秘、腹泻、气急、关节痛、瘙痒、腹膜后腔纤维变性、耳聋、眼痛等。

拉贝洛尔

【适应证】用于各种类型的高血压。

【注意事项】

（1）孕妇忌用静脉注射，口服制剂与规格可安全有效地用于妊娠高血压，不影响胎儿生长发育。

（2）乳汁中的浓度为母体血液的 22% ～ 45%，哺乳期妇女慎用。忌静脉注射。

（3）下列情况慎用：有严重过敏史者、慢性心力衰竭、糖尿病、甲状腺功能减退、肺气肿或非过敏性支气管炎、肝肾功能不全、雷诺综合征或周围血管疾病患者。

（4）儿童安全性尚不明确，忌用静脉注射。

（5）老年人用药生物利用度高，因此可适当减少用药剂量。

（6）少数患者可在服药后 2～4h 出现直立性低血压，因此用药剂量应该逐渐增加。给药期间患者应保持仰卧位，用药后要平卧 3h。若降压过低，可用去氧肾上腺素或阿托品予以拮抗。

（7）本品用量必须强调个体化，不同个体、不同疾病用量不尽相同，避免突然停药。

（8）本品用于嗜铬细胞瘤的降压有效，但少数病例有血压反常升高的报道，故用药时应谨慎。

【禁忌证】病态窦房结综合征、心脏传导阻滞（二到三度房室传导阻滞）未经安装起搏器的患者、重度或急性心力衰竭、心源性休克、脑出血、支气管哮喘患者，以及对本品过敏者禁用。

【不良反应】可见眩晕、乏力、幻觉、恶心、消化不良、腹痛、腹泻、口干、头皮麻刺感、心动过速、急性肾衰竭、瘙痒、乏力、胸闷、直立性低血压。

索他洛尔

【适应证】用于各种危及生命的室性快速型心律失常。

【注意事项】

（1）下列情况慎用：支气管痉挛性疾病的患者、不稳定性糖尿病患者或自发性低血糖患者、病态窦房综合征患者、心力衰竭患者在应用洋地黄和／或利尿药控制心功能不全后方可慎用本品、肾功能不全者、孕妇或哺乳期妇女、老年人。

（2）用药期间检测血药浓度、血钾和血钙浓度及心电图等。本品所引起的严重心律失常多发生在开始用药的最初 7d 或调整药物剂量后的最初 3d，故患者宜住院观察。

（3）服用本品的患者突然停药可能出现冠状动脉供血不足，引起心绞痛或心律失常恶化，故长期服药的患者宜在 1～2 周逐渐减量，特别是伴有心肌缺血性疾病的患者，不应突然停药。

（4）避免与能延长 Q-T 间期的药物合用，当 Q-T 间期＞ 500ms 时应酌情减量或停药。

（5）服用本品前应在严密监测下停用其他抗心律失常药，一般停用时间至少为该药物血浆浓度半衰期的 2～3 倍。如停用药物为胺碘酮，则应待 Q-T 间期恢复正常时再给予本品。

【禁忌证】支气管哮喘、窦性心动过缓、二度至三度房室传导阻滞（除非安放了心脏起搏器）、先天性或获得性心电图 Q-T 间期延长综合征、心源性休克、未控制的充血性心力衰竭及对本品过敏者禁用。

【不良反应】可见低血压、支气管痉挛、疲倦、心动过缓（低于 50 次 /min）、呼吸困难、心律失常、乏力、眩晕、扭转性室性心动过速、多源性室性心动过速、心室颤动。

二、钙通道阻滞药

硝苯地平

【适应证】用于高血压、冠心病、心绞痛的治疗。

【注意事项】

（1）严重肝功能不全时应减小剂量。

（2）老年人用药应从小剂量开始。

（3）严重主动脉瓣狭窄者慎用。

（4）终止服药应缓慢减量。

（5）影响驾车和操作机械的能力。

（6）不得与利福平合用。

【禁忌证】对硝苯地平过敏者、心源性休克患者、儿童、孕妇和哺乳期妇女禁用。

【不良反应】常见面色潮红、头晕、头痛、恶心、下肢肿胀、低血压、心动过速。较少见呼吸困难。罕见胸痛、昏厥、胆石症、过敏性肝炎。

尼群地平

【适应证】用于高血压的治疗。

【注意事项】

（1）肝功能不全时慎用。

（2）肾功能不全对本品影响较小，但应慎用。

（3）本品在妊娠期妇女中应用的研究尚不充分，尚未发生问题，但应注意不良反应。

（4）老年人应减少剂量，服用 β 受体拮抗药者应慎重加用本品，并从小剂量开始。推荐老年人初始剂量为每日 10mg。

（5）在用药期间须定期测量血压、心电图，少数接受 β 受体拮抗药者加用此药后出现心力衰竭，有主动脉瓣狭窄的患者危险性更大。

【禁忌证】对本品过敏，严重主动脉瓣狭窄。

【不良反应】较少见头痛、面色潮红；少见头晕、恶心、低血压、足踝部水肿、心绞痛发作；过敏者可见过敏性肝炎、皮疹、剥脱性皮炎。

氨氯地平

【适应证】用于高血压、稳定型心绞痛和变异型心绞痛的治疗。

【注意事项】

（1）与二氢吡啶类药物有交叉过敏反应。

（2）肝功能不全时半衰期延长，慎用。

（3）肾功能损害可采用正常剂量。

（4）孕妇只在非常必要时使用。

（5）尚不知本品能否通过乳汁分泌，服药的哺乳期妇女应中止哺乳。

（6）下列情况慎用：心力衰竭者、严重肝功能不全。

（7）老年人宜从小剂量开始，逐渐增量。

【禁忌证】对二氢吡啶类药物或本品任何成分过敏者、重度主动脉瓣狭窄患者、严重低血压患者禁用。

【不良反应】可见因血管扩张导致的头晕、头痛、潮红、低血压、心动过速、外周水肿（尤其是踝部）。较少见心悸、恶心及其他胃肠不适、精神抑郁。少见心绞痛、心动过缓、直立性低血压。过敏反应可见药疹、发热、肝功能异常。动物实验有致畸性。

左旋氨氯地平

【适应证】用于高血压，心绞痛。

【注意事项】

（1）下列情况慎用：充血性心力衰竭、重度主动脉瓣狭窄、肝功能不全。其余见氨氯地平。

（2）老年人宜从小剂量开始，逐渐增量。

【禁忌证】见氨氯地平。

【不良反应】本品能很好耐受，较少见头痛、水肿、疲劳、失眠、恶心、腹痛、面色潮红、心悸、头晕；极少见瘙痒、皮疹、呼吸困难、无力、肌肉痉挛、消化不良。

非洛地平

【适应证】用于高血压、心绞痛的治疗。

【注意事项】

（1）肝功能不全时减小剂量，并注意监测血压。

（2）肾功能不全不需要调整剂量。

（3）可泌入乳汁，哺乳妇女停药或停止哺乳。

（4）老年人需减少剂量并注意监测。

（5）下列情况慎用：低血压患者、肝肾功能不全、心功能不全。

（6）服药期间注意监测血压。

【禁忌证】对本品任何成分过敏者、不稳定型心绞痛、失代偿性心力衰竭患者、急性心肌梗死患者、妊娠妇女禁用。

【不良反应】常见头痛、皮肤潮红、周围性水肿；少见心动过缓、心悸、眩晕、感觉异常、恶心、腹痛、皮疹、瘙痒、疲劳；罕见晕厥、呕吐、关节痛、肌痛、性功能障碍、荨麻疹；罕见齿龈增生、牙龈炎、肝药酶增加、皮肤光敏反应、白细胞分裂性血管炎、尿频、过敏反应、血管水肿、发热。

尼卡地平

【适应证】用于高血压，稳定型心绞痛，手术时异常高血压的急救处置及高血压急症（注射剂）。

【注意事项】

（1）严重肝功能不全时半衰期延长，可能需要减少剂量。

（2）中度肾功能不全时，小剂量开始使用。

（3）本品可排入乳汁，哺乳期妇女避免使用。

（4）下列情况慎用：有卒中史、主动脉瓣狭窄、心力衰竭、青光眼、急性脑梗死和脑缺血患者、孕妇和儿童。

（5）老年人应从低剂量开始。

（6）在用药期间应定期监测血压、心率、心电图。

【禁忌证】对本品过敏、颅内出血尚未完全止血、脑卒中急性期颅内压增高、重度主动脉瓣狭窄或二尖瓣狭窄、急性心功能不全、心源性休克患者禁用。

【不良反应】常见足踝部水肿、头晕、头痛、面色潮红；另见心悸、心动过速、乏力、失眠、恶心、呕吐、便秘、腹泻、腹痛、食欲缺乏、皮疹、感觉异常、尿频、粒细胞减少、抑郁、阳痿，注射部位可出现疼痛、发红等。

地尔硫䓬

【适应证】口服制剂用于冠状动脉痉挛引起的心绞痛、劳力性心绞痛、高血压、肥厚型心肌病；注射制剂用于室上性心动过速、手术时异常高血压的急救处置，高血压急症、不稳定型心绞痛。

【注意事项】

（1）肝肾功能不全时需要减小剂量，慎用。

（2）可分泌入乳且近于血药浓度，必须使用时须停止哺乳。

（3）下列情况慎用：充血性心力衰竭、心肌病、急性心肌梗死、心动过缓、一度房室传导阻滞、低血压患者，伴有预激综合征的房颤、房扑患者，正在使用 β 受体拮抗药者。

（4）老年人应从低剂量开始。

（5）长期给药应定期监测肝、肾功能。

【禁忌证】对本品过敏、病态窦房结综合征（未安起搏器）、二或三度房室传导阻滞（未安起搏器）、收缩压低于 90mmHg、充血性心力衰竭、严重低血压、心源性休克、急性心肌梗死或肺充血、严重心肌病、心房扑动或心房颤动合并房室旁路通道、室性心动过速患者禁用。

【不良反应】常见的不良反应有水肿、头痛、恶心、眩晕、皮疹、乏力。其他可见心绞痛、心律失常、房室传导阻滞、低血压、感觉异常、食欲缺乏、呕吐、腹泻。罕见急性肝损害，停药后可恢复。暂时性皮肤反应等。

维拉帕米

【适应证】心绞痛、室上性心律失常、原发性高血压；注射剂用于快速阵发性室上性心动过速的转复，心房扑动或心房颤动心室率的暂时控制。

【注意事项】

（1）肝功能不全患者慎用。严重肝功能不全时，口服给予正常剂量的 30%，静脉给药时作用时间延长，反复用药可能导致蓄积。

（2）肾功能不全患者慎用，血液透析不能清除维拉帕米。

（3）孕妇避免使用，哺乳期妇女服用本品期间应暂停哺乳。

（4）下列情况慎用并需进行严密的医疗监护：一度房室传导阻滞；低血压；心动过缓；严重肝功能损害；伴有 QRS 增宽（> 0.12s）的室性心动过速；进行性肌营养不良；急性心肌梗死；与肾上腺素 β 受体拮抗药合用。

（5）老年人清除半衰期可能延长且易发生肝功能或肾功能不全，建议老年人从小剂量开始服用。

（6）用药期间应定期检查血压。

（7）由于个体敏感性的差异，使用本品时可能影响驾车和操作机器的能力，严重时可能使患者在工作时发生危险。这种情况更易出现于治疗开始、增加剂量、从其他药物换药或与酒精同服。

（8）不能与葡萄柚汁同时服用。

【禁忌证】对本品过敏，急性心肌梗死并发心动过缓、低血压、左心衰竭，心源性休克，病态窦房结综合征，严重的心脏传导功能障碍（如窦房传导阻滞，二或三度房室传导阻滞），预激综合征并发心房扑动或心房纤颤，充血性心力衰竭。

【不良反应】常见便秘；偶见恶心、头晕、头痛、面色潮红、疲乏、神经衰弱、足踝水肿、皮肤瘙痒、红斑、皮疹、血管性水肿；罕见过敏、肌肉痛、关节痛、感觉异常；长期用药后出现齿龈增生，男性乳腺发育；静脉或大剂量给药可能出现低血压、心力衰竭、心动过缓、心脏传导阻滞、心脏停搏。

三、强心药

地 高 辛

【适应证】用于急、慢性心力衰竭，控制心房颤动，心房扑动引起的快速心室率、室上性心动过速。

【注意事项】

（1）本品可通过胎盘屏障，故妊娠后期母体用量可能增加，分娩后6周须减量。

（2）本品可排入乳汁，哺乳期妇女应用时须权衡利弊。

（3）下列情况慎用：低钾血症、不完全性房室传导阻滞、高钙血症、甲状腺功能减退、缺血性心脏病、急性心肌梗死早期、活动性心肌炎、肾功能不全。

（4）新生儿对本品的耐受性不定，其肾清除减少；早产儿与未成熟儿对本品敏感，按其不成熟程度而减小剂量。按体重或体表面积，1月龄以上婴儿比成人用量略大。

（5）老年人应用时，因肝肾功能不全，表观分布容积减小或电解质平衡失调者，对本品耐受性低，必须减少剂量。

（6）用药期间，应定期监测地高辛血药浓度，血压、心率及心律，心电图，心功能，电解质尤其是钾、钙、镁，肾功能。疑有洋地黄中毒时，应做地高辛血药浓度测定。过量时，由于蓄积性小，一般停药后1～2d中毒表现可以消退。

（7）应用本品剂量应个体化。

（8）不能与含钙注射剂合用。

【禁忌证】

（1）任何洋地黄类制剂与规格中毒者禁用。

（2）室性心动过速、心室颤动、梗阻性肥厚型心肌病（若伴收缩功能不全或心房颤动仍可考虑）禁用。

（3）预激综合征伴心房颤动或心房扑动者禁用。

【不良反应】常见心律失常、食欲缺乏、恶心、呕吐、下腹痛、无力和软弱；少见视物模糊、色视、腹泻、中枢神经系统反应如精神抑郁或错乱；罕见嗜睡、头痛、皮疹和荨麻疹。

去乙酰毛花苷

【适应证】用于急性心力衰竭，慢性心力衰竭急性加重，控制心房颤动、心房扑动引起的快心室率的治疗。

【注意事项】见地高辛。

【禁忌证】见地高辛。

【不良反应】见地高辛。

米 力 农

【适应证】适用于对洋地黄、利尿药、血管扩张药治疗无效或欠佳的急、慢性顽固性充血性心力衰竭患者。

【注意事项】

（1）下列情况慎用：肝肾功能损害、低血压、心动过速、急性心肌梗死、急性缺血性心脏病患者，以及孕妇及哺乳期妇女、儿童。不宜用于严重瓣膜狭窄病变，梗阻性肥厚型心肌病的治疗。

（2）本品仅限于短期使用，长期使用增加死亡率。

（3）用药期间应监测心率、心律、血压、必要时调整剂量。

（4）对房扑、房颤患者，因可增加房室传导作用导致心室率增快，宜先用洋地黄制剂与规格控制心室率。

（5）合用强利尿药时，可使左室充盈压过度下降，且易引起水、电解质失衡。

【不良反应】少见头痛、室性心律失常、无力、血小板计数减少；过量时可有低血压、心动过速。

四、抗心律失常药

利 多 卡 因

【适应证】用于治疗急性心肌梗死后室性期前收缩和室性心动过速，洋地黄类中毒、心脏外科手术及心导管引起的室性心律失常。

【注意事项】

（1）下列情况慎用：肝功能不全及肝血流降低、肾功能不全、充血性心力衰竭、严重心肌受损患者，以及低血容量者、休克者、孕妇。

（2）新生儿用药可引起中毒，早产儿较正常儿半衰期长。

（3）老年人用药应根据需要及耐受程度调整剂量，＞70 岁患者剂量应减半。

（4）用药期间应注意监测血压、监测心电图，并备有抢救设备；心电图 P-R 间期延长或 QRS 波增宽，出现其他心律失常或原有心律失常加重者应立即停药。

【禁忌证】阿 - 斯综合征（急性心源性脑缺血综合征）、预激综合征、严重心传导阻滞（包括窦房、房室及心室内传导阻滞）患者禁用。

【不良反应】头昏、眩晕、恶心、呕吐、倦怠、言语不清、感觉异常、肌肉震颤、惊厥、神志不清、呼吸抑制；低血压、窦性心动过缓、心脏停搏、房室传导阻滞、心肌收缩力减弱、心输出量下降；红斑皮疹、血管神经性水肿。

美 西 律

【适应证】用于治疗慢性室性心律失常。

【注意事项】

（1）下列情况慎用：低血压、严重充血性心力衰竭、室内传导阻滞、严重窦性心动过缓、肝肾功能不全者。

（2）老年人应用时应监测肝功能。

（3）用药期间应定期检查血压、心电图、血药浓度。

【禁忌证】心源性休克、二度或三度房室传导阻滞、病窦综合征、哺乳期妇女。

【不良反应】恶心、呕吐、肝功能损害、头晕、震颤、共济失调、眼球震颤、嗜睡、昏迷及惊厥、复视、视物模糊、精神失常、失眠、窦性心动过缓及窦性停搏、胸痛、室性心动过速、低血压、心力衰竭、皮疹、极个别有白细胞及血小板减少。

普 罗 帕 酮

【适应证】适用于治疗阵发性室性心动过速及室上性心动过速，预激综合征者伴室上性心动过速，心房扑动或心房颤动的预防，各类期前收缩。

【注意事项】

（1）下列情况慎用：严重心肌损害者、严重的心动过缓者、肝肾功能不全者、明显低血压患者、孕妇及哺乳期妇女。

（2）老年患者用药后可能出现血压下降。且老年患者易发生肝、肾功能损害，因此要谨慎应用。老年患者的有效剂量较正常低。

（3）如出现窦房性或房室性传导高度阻滞时，可静脉注射乳酸钠、阿托品、异丙肾上腺素等解救。

【禁忌证】无起搏器保护的窦房结功能障碍、严重的房室传导阻滞、双束支传导阻滞者、严重充血性心力衰竭、心源性休克、严重低血压及对该药过敏者。

【不良反应】口干、唇舌麻木、头痛、头晕、恶心、呕吐、便秘、胆汁淤积性肝损伤、房室传导阻滞、Q-T 间期延长、P-R 间期轻度延长、QRS 时间延长等。

胺 碘 酮

【适应证】房性心律失常（心房扑动、心房颤动转律和转律后窦性心律的维持）；结性心律失常；室性心律失常（治疗危及生命的室性期前收缩和室性心动过速以及室性心律过速或心室颤动的预防）；伴预激综合征的心律失常。尤其上述心律失常合并器质性心脏病的患者（冠状动脉供血不足及心力衰竭）。口服适用于危及生命的阵发室性心动过速及室颤的预防，也可用于其他药物无效的阵发性室上性心动过速、阵发心房扑动、心房颤动，包括合并预激综合征者及持续心房颤动、心房扑动电转复后的维持治疗。可用于持续房颤、房扑时心室率的控制。

【注意事项】

（1）下列情况慎用：窦性心动过缓、Q-T 间期延长综合征、低血压、肝功能不全、严重充血性心力衰竭、肺功能不全、低血钾症。

（2）老年人应用时需严密监测心电图、肺功能。

（3）用药期间应定期检查血压、心电图（特别注意 Q-T 间期）、肝功能、甲状腺功能、肺功能、眼科检查。

（4）多数不良反应与剂量有关，需长期服药患者尽可能用最小维持剂量。

（5）本品口服作用的发生及消除均缓慢，临床应用根据病情而异。对危及生命的心律失常宜用短期较大负荷量，必要时静脉负荷；而对于非致命性心律失常，应用小量缓慢负荷。

（6）本品半衰期长，故停药后换用其他抗心律失常药时应注意相互作用。

【禁忌证】窦性心动过缓，窦房传导阻滞和病窦综合征，除非已安装起搏器（有窦性停搏的危险）；严重房室传导异常（除非已安装起搏器）；与能诱发尖端扭转性室性心动过速的药物合用；甲状腺功能异常；已知对碘、胺碘酮或其中任何赋形剂过敏；孕妇及哺乳期妇女。

【不良反应】窦性心动过缓、窦性停搏、房室传导阻滞，偶有 Q-T 间期延长伴扭转性室性心动过速；甲状腺功能亢进或低下；角膜黄棕色色素沉着；便秘、偶见恶心、呕吐、食欲缺乏；少见震颤、共济失调、近端肌无力、锥体外体征；长期服药可有光敏感、皮肤石板蓝样色素沉着、皮疹、肝炎或脂肪浸润、氨基转移酶增高、过敏性肺炎，肺间质或肺泡纤维性肺炎、小支气管腔闭塞、限制性肺功能改变；低血钙症及血清肌酐升高。

五、抗心绞痛药

硝酸甘油

【适应证】用于心绞痛的治疗及预防，降低血压，充血性心力衰竭。

【注意事项】

（1）仅当确有必要时方可用于妊娠妇女。

（2）哺乳期妇女应谨慎使用。

（3）下列情况慎用：血容量不足，收缩压低，严重肝肾功能不全。

（4）可使肥厚性梗阻型心肌病引起的心绞痛恶化。

（5）不应突然停止用药，以避免反跳现象。

（6）长期连续用药可产生耐药性。

【禁忌证】对硝酸酯类药过敏者、心肌梗死早期、严重贫血、青光眼、颅内压增高者、梗阻性肥厚型心肌病患者，禁止与 5 型磷酸二酯酶抑制剂（西地那非）合用。

【不良反应】可见头痛、眩晕、虚弱、心悸、心动过速、直立性低血压、口干、恶心、呕吐、虚弱、出汗、苍白、虚脱、晕厥、面色潮红、心动过缓、心绞痛加重、药疹和剥脱性皮炎。

硝酸异山梨酯

【适应证】适用于冠心病的长期治疗，心绞痛的预防，心肌梗死后持续心绞痛，与洋地黄、利尿药联合用于治疗慢性心力衰竭、肺动脉高压。

曲美他嗪

【适应证】用于心绞痛发作的预防性治疗，眩晕和耳鸣的辅助性对症治疗。

【注意事项】

（1）本品不能排除致畸的危险，最好避免在妊娠期间服用。

（2）哺乳期妇女在治疗期间应暂停哺乳。

（3）此药不作为心绞痛发作时的对症治疗用药，也不适用于对不稳定心绞痛或心肌梗死的初始治疗。此药不应用于入院前或入院后最初几天的治疗。心绞痛发作时，对冠状动脉病况应重新评估，并考虑治疗的调整（药物治疗和可能的血运重建）。

【禁忌证】对本品过敏者。

【不良反应】罕见恶心、呕吐、过敏反应。

六、抗高血压药

（一）利尿药

氢氯噻嗪

【适应证】用于治疗水肿性疾病、高血压、中枢性或肾性尿崩症、肾石症（预防含钙盐成分形成的结石）。

【注意事项】

（1）与磺胺类药物、呋塞米、布美他尼、碳酸酐酶抑制药有交叉过敏反应。

（2）无尿或严重肾功能减退者大剂量使用可致药物蓄积。

（3）严重肝功能损害者，水、电解质紊乱可诱发肝性脑病。

（4）本品能通过胎盘屏障，对妊娠高血压综合征无预防作用，妊娠期妇女慎用。

（5）以下情况慎用：糖尿病，高尿酸血症或痛风，高钙血症，低钠血症，红斑狼疮，胰腺炎，交感神经切除者，婴儿黄疸，哺乳期妇女。

（6）老年人应用本类药物较易发生低血压、电解质紊乱和肾功能损害。

（7）在用药期间，应定期检查血电解质、血糖、血尿酸、血肌酶、尿素氮和血压。

（8）应从最小有效剂量开始用药，以减少不良反应的发生，减少反射性肾素和醛固酮分泌。

（9）有低钾血症倾向的患者，应酌情补钾或与补钾利尿药合用。

【禁忌证】对磺酰胺类、噻嗪类药物过敏者禁用。

【不良反应】低钾血症，低氯性碱中毒，低氯低钾性碱中毒，低钠血症，及上述水电解质紊乱导致的口干、烦渴、肌肉痉挛、恶心、呕吐和极度疲乏无力；高糖血症，高尿酸血症；少见过敏反应（皮疹、荨麻疹），血白细胞减少或缺乏症、血小板减少性紫癜；罕见胆囊炎、胰腺炎、性功能减退、光敏感、色觉障碍。

呋 塞 米

【适应证】

（1）适用于治疗充血性心力衰竭、肝硬化、肾脏疾病（肾炎、肾病及各种原因所致的急、慢性肾衰竭），与其他药物合用治疗急性肺水肿和急性脑水肿等。

（2）预防急性肾衰竭，用于治疗各种原因导致的肾血流灌注不足，如失水、休克、中毒、麻醉意外以及循环功能不全等。在纠正血容量不足的同时及时应用，可减少急性肾小管坏死的机会。

（3）高血压危象。

（4）高钾血症、高钙血症、稀释性低钠血症（尤其是当血钠浓度＜120mmol/L时）。

（5）抗利尿激素分泌过多症。

（6）急性药物及毒物中毒。

【注意事项】

（1）对磺胺类药和噻嗪类利尿药过敏者，对本药可能亦过敏。

（2）无尿或严重肾功能损害者慎用，后者因需加大剂量，故用药间隔时间应延长，以免出现耳毒性等不良反应。

（3）可通过胎盘屏障，妊娠期妇女尤其是妊娠前3个月应尽量避免应用。

（4）可经乳汁分泌，哺乳期妇女应慎用。

（5）下列情况慎用：糖尿病，高尿酸血症或痛风，急性心肌梗死，胰腺炎或有此病史者，有低钾血症倾向者（尤其是应用洋地黄类药物或有室性心律失常者），红斑狼疮，前列腺肥大。

（6）本药在新生儿的半衰期明显延长，故新生儿用药间隔应延长。

（7）老年人应用本药时发生低血压、电解质紊乱，血栓形成和肾功能损害的机会增多。

（8）在用药期间，应定期检查血电解质、血压、肾功能、血糖、血尿酸、酸碱平衡情况、听力。

（9）药物剂量应从小剂量开始，然后根据利尿反应调整剂量，以减少水、电解质紊乱等不良反应的发生。

（10）存在低钾血症或低钾血症倾向时，应注意补充钾盐。

（11）肠道外用药宜静脉给药、不主张肌内注射。常规剂量静脉注射时间应超过1～2min，大剂量静脉注射时每分钟不超过4mg，静脉用药剂量为口服的1/2时即可达到同样疗效。

（12）注射液为加碱制成的钠盐注射液，碱性较高，故静脉注射时宜用氯化钠注射液稀释，而不宜用葡萄糖注射液稀释。

（13）与降压药合用时，后者剂量应酌情调整。

（14）少尿或无尿患者应用最大剂量后24h仍无效时应停药。

【禁忌证】对磺酰胺类、噻嗪类药物过敏者，低钾血症、肝昏迷、超量服用洋地黄者。

【不良反应】

（1）常见与水电解质紊乱有关的症状，如直立性低血压，休克，低钾血症，低氯血症，低氯性碱中毒，低钠血症，低钙血症以及与此有关的口渴，乏力，肌肉酸痛，心律失常。

（2）少见过敏反应（皮疹、间质性肾炎、心搏骤停）、视物模糊、黄视症、光敏感、头晕、头痛、纳差、恶心、呕吐、腹痛、腹泻、胰腺炎、肌肉强直、粒细胞减少、血小板减少性紫癜、再生障碍性贫血、肝功能损害、指（趾）感觉异常、高糖血症、尿糖阳性、原有糖尿病加重、高尿酸血症。耳鸣、听力障碍多见于大剂量静脉快速注射时（每分钟剂量＞4～15mg），多为暂时性，少数为不可逆性，尤其当与其他有耳毒性的药物同时应用时。在高钙血症时，可引起肾结石。尚有报道本药可加重特发性水肿。

托拉塞米

【适应证】适用于治疗充血性心力衰竭引起的水肿，肝硬化腹水，肾脏疾病所致水肿，原发性高血压。

【注意事项】

（1）肝硬化和肝病腹水患者慎用本品，以防止由于体液和电解质平衡突然改变可能导致的肝性脑病。

（2）未在妊娠期妇女中进行过充分的对照试验，妊娠期妇女服用本品时需权衡利弊。

（3）目前尚不知本品是否能在人乳汁分泌，哺乳期妇女应慎用本品。

（4）对儿童患者是否安全有效尚不明确。

（5）老年人使用本品的疗效和安全性与年轻人无区别，但老年患者使用本品初期尤其需注意监测血压、电解质和有无血容量不足和有无排尿困难。

（6）在用药期间，应定期检查电解质（特别是血钾）、血糖、尿酸、肌酐、血脂等。

（7）本品与醛固酮拮抗剂一起使用可防止低钾血症和代谢性碱中毒。

（8）前列腺肥大的患者排尿困难，使用本品尿量增多可导致尿潴留和膀胱扩张。

（9）本品必须缓慢静脉注射，不应与其他药物混合后静脉注射，但可根据需要可用 0.9% 氯化钠注射液或 5% 葡萄糖注射液稀释。

（10）如需长期用药，建议尽早从静脉给药转为口服用药，静脉给药疗程限于 1 周。

【禁忌证】肾衰竭无尿患者、肝昏迷前期或肝昏迷患者、对本品或磺酰脲类药过敏患者、低血压、低血容量、低钾或低钠血症患者、严重排尿困难（如前列腺肥大）者禁用。

【不良反应】常见头痛、头晕、乏力、失眠、鼻炎、咳嗽、腹泻、胸痛、心电图异常、便秘、恶心、消化不良、食欲缺乏、关节痛、咽喉痛、肌肉痛、水肿、神经质、排尿过度；高血糖症、低钾血症（多见于低钾饮食、呕吐、腹泻、快速给药、肝功能异常等）；偶见瘙痒、皮疹、光敏反应；罕见口干、肢体感觉异常、视觉障碍。

螺 内 酯

【适应证】

（1）水肿性疾病与其他利尿药合用，治疗充血性水肿、肝硬化腹水、肾性水肿等水肿性疾病，其目的在于纠正上述疾病时伴发的继发性醛固酮分泌增多，并对抗其他利尿药的排钾作用。也用于特发性水肿的治疗。

（2）高血压作为治疗高血压的辅助药物。

（3）原发性醛固酮增多症，本品可用于此病的诊断和治疗。

（4）低钾血症的预防与噻嗪类利尿药合用，增强利尿效应和预防低钾血症。

【注意事项】

（1）肝功能不全者慎用，因本药引起电解质紊乱，可诱发肝性脑病。

（2）肾功能不全者慎用。

（3）本药可通过胎盘，但对胎儿的影响尚不清楚。孕妇应在医师指导下用药，且用药时间应尽量短。

（4）下列情况慎用：无尿、低钠血症、酸中毒、乳房增大或月经失调者。

（5）老年人用药较易发生高钾血症和利尿过度。

（6）给药应个体化，从最小有效剂量开始使用，以减少电解质紊乱等副作用的发生。如每日服药一次，应于早晨服药，以免夜间排尿次数增多。

（7）用药前应了解患者血钾浓度，但在某些情况血钾浓度并不能代表机体内钾含量，如酸中毒时钾从细胞内转移至细胞外而易出现高钾血症，酸中毒纠正后血钾即可下降。

（8）本药起作用较慢，而维持时间较长，故首日剂量可增加至常规剂量的 2 ～ 3 倍，以后酌情调整剂量。与其他利尿药合用时，可先于其他利尿药 2 ～ 3d 服用。在已应用其他利尿药再加用本药时，其他利尿药剂量在最初 2 ～ 3d 可减量 50%，以后酌情调整剂量。在停药时，本药应先于其他利尿药 2 ～ 3d 停药。

（9）用药期间如出现高钾血症，应立即停药。

（10）应于进食时或餐后服药，以减少胃肠道反应，并可能提高本药的生物利用度。

【禁忌证】高钾血症、低钠血症患者禁用。

【不良反应】

（1）常见的有：①高钾血症，最为常见，尤其是单独用药、进食高钾饮食、与钾剂或含钾药物如青霉素钾等以及存在肾功能损害、少尿、无尿时。即使与噻嗪类利尿药合用，高钾血症的发生率仍可达 8.6% ～ 26%，且常以心律失常为首发表现，故用药期间必须密切随访血钾和心电图；②胃肠道反应，如恶心、呕吐、胃痉挛和腹泻；尚有报道可致消化性溃疡。

（2）少见的有：①低钠血症，单独应用时少见，与其他利尿药合用时发生率增高；②抗雄激素样作用或对其他内分泌系统的影响，长期服用本药在男性可致男性乳房发育、阳痿、性功能低下，在女性可致乳房胀痛、声音变粗、毛发增多、月经失调、性功能下降；③中枢神经系统表现，长期或大剂量服用本药可发生行走不协调、头痛等。

（3）罕见的有：①过敏反应，出现皮疹甚至呼吸困难；②暂时性血浆肌酐、尿素氮升高，主要与过度利尿、有效血容量不足、引起肾小球滤过率下降有关；③轻度高氯性酸中毒；④肿瘤，有报道 5 例患者长期服用本药和氢氯噻嗪发生乳腺癌。

氨苯蝶啶

【适应证】慢性心力衰竭，肝硬化腹水，肾病综合征，肾上腺糖皮质激素治疗过程中发生的水钠潴留，特发性水肿。亦用于对氢氯噻嗪或螺内酯无效者。

【注意事项】

（1）肝功能不全者慎用。

（2）肾功能不全者慎用。

（3）动物实验显示本药能透过胎盘，但在人类的情况尚不清楚。孕妇慎用。

（4）在母牛的实验显示本药可经乳汁分泌，但在人类的情况尚不清楚。哺乳期妇女慎用。

（5）下列情况慎用：①无尿；②糖尿病；③低钠血症；④酸中毒；⑤高尿酸血症或有痛风病史者；⑥肾结石或有病史者。

（6）老年人应用本药时发生高钾血症和肾损害。

（7）用药期间应随时注意血象变化、肝功能或其他特异反应，随时调整剂量。

（8）给药应个体化，从最小有效剂量开始使用，以减少电解质紊乱等副作用。如每日给药一次，应于早晨给药，以免夜间排尿次数增多。

【禁忌证】高钾血症者禁用。

【不良反应】常见高钾血症；偶见恶心、呕吐、嗜睡、轻度腹泻、软弱、口干及皮疹、肝损害、肝功异常、巨幼红细胞性贫血等；大剂量长期使用或与螺内酯合用，可出现血钾过高现象，停药后症状可逐渐消失；少见低钠血症、头晕、头痛、光敏感；罕见过敏反应、血液系统损害（粒细胞减少、血小板减少性紫癜、巨红细胞性贫血）、肾结石。

（二）血管紧张素转换酶抑制药

卡托普利

【适应证】用于高血压、心力衰竭、高血压急症的治疗。

【注意事项】

（1）肾功能不全时谨慎使用并监测；更易出现高钾血症或其他不良反应。初始剂量为一次 12.5mg，每日 2 次。

（2）可分泌入乳，哺乳期妇女需权衡利弊。

（3）下列情况慎用：自身免疫性疾病如严重系统性红斑狼疮、骨髓抑制、脑动脉或冠状动脉供血不足、血钾过高、肾功能不全、主动脉瓣狭窄、严格饮食限制钠盐或进行透析者。

（4）儿童：仅限于其他降压治疗无效时。

（5）老年人对降压作用较敏感，应用本品须酌减剂量。

（6）在用药期间，应定期监测白细胞计数和分类计数，最初 3 个月每 2 周查一次，每月查一次尿蛋白。

（7）食物可使本品吸收减少 30% ～ 40%，宜在餐前 1h 服药。

（8）本品可使血尿素氮、肌酐浓度增高，常为暂时性，在有肾病或长期严重高血压而血压迅速下降后易出现，偶有血清肝脏酶增高。

（9）可能增高钾血症，与保钾利尿剂合用时尤应注意检查血钾。

（10）用本品时如蛋白尿逐渐增多，暂停本品或减少用量。

（11）若白细胞计数过低，暂停用本品，可以恢复。

（12）出现血管神经水肿，应停用本品，迅速皮下注射 1 : 1 000 肾上腺素 0.3 ～ 0.5ml。

（13）本品可引起尿丙酮检查假阳性。

【禁忌证】对本品或其他血管紧张素转化酶抑制剂与规格过敏；双侧肾动脉狭窄；有血管神经性水肿史；妊娠期妇女。

【不良反应】常见皮疹、心悸、心动过速、胸痛、咳嗽、味觉迟钝；少见蛋白尿、眩晕、头痛、昏厥、血管性水肿、心率快而不齐、面色潮红或苍白、白细胞与粒细胞减少。

依那普利

【适应证】用于原发性高血压、肾性高血压、心力衰竭的治疗。

【注意事项】

（1）肝功能不全时应密切监测肝功能。

（2）肾功能不全时谨慎使用并监测；更易出现高钾血症或其他不良反应；肌酐清除率＜ 30ml/min 时起始剂量为一次 2.5mg，每日 1 次。

（3）下列情况慎用：主动脉瓣狭窄、肥厚型心肌病、哺乳期妇女。

（4）儿童无须调整剂量。新生儿和肾小球滤过率小于 30ml/min 的儿童患者中不推荐使用。

（5）在用药期间，应定期监测白细胞计数和肾功能。

（6）接受本品治疗在用高流量透析膜（如 AN69）进行血液透析时有较高的类过敏反应发生率。

【禁忌证】对本品过敏；双侧肾动脉狭窄；有血管神经性水肿史。

【不良反应】常见头晕、头痛、疲乏、咳嗽；少见肌肉痉挛、口干、恶心、呕吐、腹泻、便秘、消化不良、心悸、心动过速、阳痿、直立性低血压、失眠、神经过敏、感觉异常、皮疹；罕见血管神经性水肿、男子女性型乳房。

贝那普利

【适应证】用于高血压，充血性心力衰竭。

【注意事项】

（1）肝功能不全时应密切监测肝功能。

（2）肾功能不全时慎用并监测；易出现高钾血症或其他不良反应；肌酐清除率＜30ml/min 时，起始剂量为每日 1 次 5mg。

（3）妊娠期妇女不宜使用。可能造成羊水过少或造成胎儿及新生儿低血压，肾功能受损，头颅畸形。

（4）可分泌入乳，能达到婴儿体循环的贝那普利拉可忽略不计，但不建议哺乳期服用本药。

（5）下列情况慎用：主动脉瓣狭窄；二尖瓣狭窄。

（6）老年患者伴有心力衰竭、冠状动脉及脑动脉硬化患者使用时均应注意。

（7）用药期间应监测患者肝功能，极少发生肝炎和肝衰竭。

（8）接受本品治疗在用高流量透析膜（如 AN69）进行血液透析时有较高的类过敏反应发生率。

【禁忌证】对本品过敏；双侧肾动脉狭窄；有血管神经性水肿史。

【不良反应】见卡托普利。

（三）血管紧张素 II 受体 I 拮抗药

氯　沙　坦

【适应证】用于原发性高血压的治疗。

【注意事项】

（1）肝硬化患者氯沙坦的血浆浓度明显增加，对肝功能不全患者应考虑使用较低剂量。

（2）妊娠期妇女在妊娠中期和后期用药时，可引起正在发育的胎儿损伤，甚至死亡。

（3）哺乳期妇女停止哺乳或停用药物。

（4）以下情况慎用：血管容量不足的患者；肾功能不全肾功能依赖于肾素 - 血管紧张素 - 醛固酮系统活性的患者（如严重的充血性心力衰竭患者）；双侧肾动脉狭窄

或只有单侧肾脏而肾动脉狭窄的患者。

（5）已在1个月至16岁的儿童中建立本品抗高血压的应用，不推荐肾小球滤过率＜30ml/min和肝受损的儿童使用本品。

【禁忌证】对本品任何成分过敏者禁用。

【不良反应】可见乏力、胸痛、水肿；心悸、心动过速；腹痛、腹泻、消化不良、恶心食欲缺乏；背痛、肌肉痉挛；头晕、头痛、失眠；咳嗽、鼻充血；偶有面部水肿、发热、直立性低血压、昏厥、心绞痛、二度房室传导阻滞、心肌梗死、心律不齐、焦虑、共济失调、脱发、皮炎、光敏感、瘙痒、皮疹、荨麻疹、视物模糊、阳痿。大剂量应用可引起高钾血症。

（四）血管扩张剂及其他

硝 普 钠

【适应证】适用于高血压急症（高血压危象、高血压脑病、恶性高血压、嗜铬细胞瘤手术前后阵发性高血压、外科麻醉期间进行控制性降压）、急性心力衰竭、急性肺水肿的治疗。

【注意事项】

（1）肾功能不全而本品应用超过48～72h者，每天须测定血浆中氰化物或硫氰酸盐，保持硫氰酸盐不超过100μg/ml；氰化物不超过3μmol/ml。

（2）下列情况慎用：脑血管或冠状动脉供血不足；麻醉中控制性降压时，应先纠正贫血或低血容量；脑病或其他颅内压增高；肝、肾功能不全；甲状腺功能过低；肺功能不全；维生素B_{12}缺乏。

（3）老年人用本品须注意增龄时肾功能减退对本品排泄的影响，老年人对降压反应也比较敏感，故用量宜酌减。

（4）本品不可静脉注射，应缓慢点滴或使用微量输液泵。

（5）在用药期间，应经常监测血压，急性心肌梗死患者使用本品时须监测肺动脉舒张压或嵌压。

（6）药液有局部刺激性，谨防外渗。

（7）如静脉滴注已达每分钟10μg/kg，经10min降压仍不满意，应考虑停用本品。

（8）左心衰竭伴低血压时，应用本品须同时加用心肌正性肌力药如多巴胺或多巴酚丁胺。

（9）偶尔出现耐药性，视为氰化物中毒先兆，减慢滴速即可消失。

【禁忌证】对本品成分过敏者、代偿性高血压（如动静脉分流或主动脉缩窄）、孕妇及哺乳期妇女。

【不良反应】血压降低过快过剧时可出现眩晕、大汗、头痛、肌肉颤搐、神经紧张、焦虑、烦躁、胃痛、反射性心动过速、心律失常，症状的发生与静脉给药速度有关；硫氰酸盐中毒或逾量时，可出现运动失调、视物模糊、谵妄、眩晕、头痛、意识丧失、恶心、呕吐、耳鸣、气短；皮肤：光敏感、皮肤石板蓝样色素沉着、过敏性皮疹；氰化物中毒或超量时，可出现反射消失、昏迷、心音遥远、低血压、脉搏消失、皮肤粉红色、呼吸浅、瞳孔散大。

乌拉地尔

【适应证】各种类型高血压，重症高血压，高血压危象，难治性高血压，控制围手术期高血压。

【注意事项】

（1）肝功能不全者应慎用。

（2）孕妇仅在绝对必要的情况下方可使用本品。

（3）老年人慎用，初始剂量宜小。

（4）如果联合其他降压药使用本品前，应间隔一定的时间，必要时调整本药的剂量。

（5）血压骤然下降可能引起心动过缓甚至心脏停搏，治疗期限一般不超过 7d。

（6）对本品过敏有皮肤瘙痒、潮红、有皮疹应停药。

（7）可能影响其驾驶或机械的操纵能力。

（8）逾量可致低血压，可抬高下肢及增加血容量，必要时加升压药。

（9）针剂应静脉注射或静脉滴注，患者须取卧位。本药针剂不能与碱性液体混合。治疗期限一般不超过 7d。

【禁忌证】对本品成分过敏，主动脉峡部狭窄或动静脉分流（肾透析时的分流除外），哺乳期妇女。

【不良反应】可见头痛、头晕、恶心、呕吐、出汗、烦躁、乏力、心悸、心律失常、呼吸困难；少见过敏反应（瘙痒、皮肤发红、皮疹等）；罕见血小板计数减少；超量用药可见头晕、直立性低血压、虚脱、疲劳等。

酚妥拉明

【适应证】控制嗜铬细胞瘤患者可能出现的高血压危象，嗜铬细胞瘤的诊断性检查，预防静脉或静脉外注射去甲肾上腺素后出现的皮肤坏死或腐烂；勃起功能障碍（口服制剂与规格）。

【注意事项】

（1）本品尚缺乏对妊娠妇女的研究，只有在必须使用时，方可在妊娠期使用。

（2）尚不知本品是否经乳汁分泌，但为慎重起见，哺乳期妇女要选择停药或者停止哺乳。

（3）下列情况慎用：精神病、糖尿病。

（4）老年人应用本品时需慎重。

（5）必须监测血压。

（6）使用本品可影响驾车和机械操作的能力。

（7）由于存在亚硫酸酯，可能导致急性气喘、休克或失去知觉等过敏反应。

（8）可能会发生心肌梗死、脑血管痉挛和脑血管闭塞，通常与明显的低血压有关。

【禁忌证】

（1）对本品过敏者，已知对亚硫酸酯过敏者禁用。

（2）低血压、心肌梗死或有心肌梗死史者、冠脉功能不全、心绞痛、冠心病、胃炎、消化性溃疡、严重动脉硬化者禁用。

（3）严重肝肾功能不全者。

【不良反应】常见直立性低血压、心动过速、心律失常、鼻塞、恶心、呕吐；少见晕厥、乏力；罕见心绞痛、心肌梗死、神志模糊、头痛、共济失调、言语含糊。

可 乐 定

【适应证】用于高血压（不作为第一线用药）、高血压急症、偏头痛、绝经期潮热、痛经、阿片类成瘾的戒毒治疗；滴眼液用于青光眼、高眼压症。

【注意事项】

（1）妊娠及哺乳期妇女尚无充分研究，仅在必要时使用。

（2）下列情况慎用：脑血管病、冠状动脉供血不足、精神抑郁史、近期心肌梗死、雷诺病、慢性肾功能不全、窦房结或房室结功能低下、血栓闭塞性脉管炎。

（3）老年人对降压作用较敏感，肾功能随年龄增长降低，应用时须减量，并注意防止直立性低血压。

（4）长期用药由于液体潴留及血容量扩充，可产生耐药性，降压作用减弱，加利尿剂可纠正。

（5）停药必须在1～2周内逐渐减量，同时加以其他降压治疗以免血压反跳。手术必须停药，应在术前4～6h停药，术中静滴降压药，术后复用本品。

（6）使用本品可影响驾车和机械操作的能力。

【不良反应】常见口干、倦怠、头痛、眩晕、血管神经性水肿、短暂肝功能异常、便秘等；较少见头昏、性功能减退、直立性低血压、心悸、心动过速、心动过缓、水钠潴留、恶心、呕吐等。罕见烦躁不安、幻视幻听、心力衰竭、心电图异常、短暂血糖升高、血清肌酸激酶升高。

【禁忌证】对本品过敏者、低压性青光眼。

七、血脂调节药及抗动脉硬化药

辛伐他汀

【适应证】用于高脂血症、冠心病和脑卒中的防治。

【注意事项】

（1）禁用与活动性肝病或原因不明的转氨酶升高的患者。

（2）轻中度肾功能不全者无须调整剂量；严重肾功能不全者（肌酐清除率＜30ml/min）应慎用，起始剂量应为每日5mg，并密切监测。

（3）以下情况慎用：大量饮酒者、有肝病史患者。

（4）已经建立在10～17岁的杂合子家族性高胆固醇血症的儿童中使用本品的安全性。

（5）血清AST及ALT升高至正常上限3倍时，须停止本品治疗。

（6）对于有弥散性的肌痛、肌软弱及肌酸激酶（CK）升高至大于正常值十倍以上的情况应考虑为肌病，须立即停止本品的治疗。

【禁忌证】对本品过敏，活动性肝脏疾病或无法解释的血清氨基转移酶持续升高，孕妇和哺乳妇女。

阿托伐他汀

【适应证】用于高胆固醇血症、冠心病和脑卒中的防治。

【注意事项】

（1）肾功能不全者无须调整剂量。

（2）以下情况慎用：大量饮酒，肝病史，妊娠及哺乳期妇女。

（3）儿童中使用经验仅限少数严重血脂紊乱者，推荐初始剂量为每日10mg，最大剂量可每日 80mg。尚无对儿童生长发育的安全性资料。

（4）对于有弥漫性的肌痛、肌软弱及肌酸激酶（CK）升高至大于正常值十倍以上的情况应考虑为肌病，须立即停止本品的治疗。

【禁忌证】对本品过敏，活动性肝脏疾病及血清 AST 及 ALT 持续超过正常上限 3 倍且原因不明者，肌病，孕期、哺乳期妇女。

【不良反应】常见胃肠道不适（便秘、胃胀气、消化不良、腹痛）、头痛、头晕、感觉异常、失眠、皮疹、瘙痒。视物模糊、味觉障碍；少见：厌食、呕吐、血小板减少症、脱发、高糖血症、低糖血症、胰腺炎、外周神经病、阳痿；罕见肝炎、胆汁淤积性黄疸、肌炎、肌痛、横纹肌溶解（表现为肌肉疼痛、乏力、发热，并伴有血肌酸激酶升高、肌红蛋白尿等）。

氟伐他汀

【适应证】用于原发性高胆固醇血症、原发性混合型血脂异常的治疗。

【注意事项】

（1）对轻至中度肾功能不全的患者无须调整剂量。

（2）大量饮酒及肝病患者慎用。

（3）18 岁以下患者不推荐使用本品。

（4）血清 AST 及 ALT 升高至正常上限 3 倍时，须停止本品治疗。

（5）对于有弥漫性的肌痛、肌软弱及肌酸激酶（CK）升高至大于正常值十倍以上的情况应考虑为肌病，须立即停止本品的治疗。

【禁忌证】对本品过敏，活动性肝病，持续的不能解释的氨基转移酶升高，严重肾功能不全，妊娠及哺乳期妇女。

【不良反应】常见腹泻、胀气、眩晕、头痛、恶心、皮疹；少见肌痛、背痛、失眠；其他他汀类药治疗时出现的肌炎和横纹肌溶解在本品较少见。

八、抗休克、血管活性药

多 巴 胺

【适应证】适用于治疗心肌梗死、创伤、内毒素败血症、心脏手术、肾衰竭、充血性心力衰竭等引起的休克综合征，也可用于治疗洋地黄和利尿药无效的心功能不全。

【注意事项】

（1）对其他拟交感胺类药高度敏感的患者，可能对本品也异常敏感。

（2）妊娠及哺乳期妇女应用时必须权衡利弊。

（3）下列情况慎用：糖尿病性动脉内膜炎；闭塞性血管病（动脉栓塞、动脉粥样硬化、雷诺病等）；对肢端循环不良；频繁的室性心律失常。

（4）滴注本品时须监测、血压、心排血量、心电图及尿量。

（5）应用多巴胺治疗前必须先纠正低血容量；选用粗大的静脉作静脉注射或静滴，以防药液外溢，及产生组织坏死；如确已发生液体外溢，可用 5 ~ 10mg 酚妥拉明稀释溶液在注射部位做浸润。

（6）静滴时应控制每分钟滴速，滴注的速度和时间，需根据血压、心率、尿量、外周血管灌流情况、异位搏动出现与否等而定。休克纠正时即减慢滴速。

（7）遇有血管过度收缩引起舒张压不成比例升高和脉压减小、尿量减少、心率增快或出现心律失常，滴速必须减慢或暂停滴注。

（8）如在滴注多巴胺时血压继续下降或经调整剂量仍持续低血压，应停用多巴胺，改用更强的血管收缩药。

（9）突然停药可产生严重低血压，故停用时剂量应逐渐递减。

【禁忌证】嗜铬细胞瘤，快速性心律失常，对本品及其他拟交感胺类药高度敏感。

【不良反应】常见胸痛、呼吸困难、心悸、心律失常（尤其用大剂量）、乏力；少见头痛、恶心、呕吐。长期应用大剂量或小剂量用于外周血管病患者，可见手足疼痛或发凉；外周血管长时期收缩，可能导致局部坏死或坏疽。

多巴酚丁胺

【适应证】用于器质性心脏病时心肌收缩力下降引起的心力衰竭。

【注意事项】

（1）对其他拟交感药过敏，可能对本品也敏感。

（2）妊娠及哺乳期妇女应用时必须权衡利弊。

（3）下列情况慎用：心房颤动、高血压、严重的机械梗阻（如重度主动脉瓣狭窄）、室性心律失常、心肌梗死后。

（4）用药期间应定期或连续监测心电图、血压、心排血量，必要或可能时监测肺毛细血管嵌压。

（5）用药前，应先补充血容量、纠正血容量。给药浓度随用量和患者所需液体量而定。

（6）治疗时间和给药速度按患者的治疗效应调整，可依据心率、血压、尿量以及是否出现异位搏动等情况，如果有可能，应监测中心静脉压、肺毛细血管嵌压和心排血量。

【禁忌证】对本品或其他拟交感药过敏者。

肾上腺素

【适应证】

（1）用于各种原因引起的心搏骤停进行心肺复苏的主要抢救用药。

（2）用于因支气管痉挛所致严重呼吸困难，可迅速缓解药物等引起的过敏性休克，亦可用于延长浸润麻醉用药的作用时间。

【注意事项】

（1）与其他拟交感药有交叉过敏反应。

（2）下列情况慎用：器质性脑病、心血管病、青光眼、帕金森病、噻嗪类引起的循环虚脱及低血压、精神神经疾病、孕妇及哺乳期妇女、儿童、老年人。

（3）用量过大或皮下注射误入血管后，可引起血压突然上升导致脑出血。

（4）一次局麻使用剂量不可超过300μg，否则可引起心悸、头痛、血压升高等。

（5）抗过敏休克时，须补充血容量。

【禁忌证】高血压、器质性心脏病、冠状动脉疾病、糖尿病、甲状腺功能亢进症、洋地黄中毒、外伤性及出血性休克、心源性哮喘等。

【不良反应】可见心悸、头痛、血压升高、震颤、无力、眩晕、呕吐、四肢发凉、心律失常，严重者心室颤动而致死；用药局部水肿、充血、炎症。

去甲肾上腺素

【适应证】用于急性心肌梗死、体外循环引起的低血压、血容量不足所致休克、低血压、嗜铬细胞瘤切除术后的低血压、急救时补充血容量的辅助治疗、椎管内阻滞时的低血压、心搏骤停复苏后血压维持。

【注意事项】

（1）下列情况慎用：缺氧、高血压、动脉硬化、甲状腺功能亢进症、糖尿病、闭塞性血管炎、血栓病。

（2）用药过程中必须监测动脉压、中心静脉压、尿量、心电图。

（3）儿童应选择粗大静脉，并需更换注射部位。

（4）老人长期大量使用可使心排血量减低。

（5）禁止与含卤素的麻醉剂和其他儿茶酚胺类药合并使用。

【禁忌证】可卡因中毒及心动过速患者、高血压病患者、妊娠期妇女，对其他拟交感胺类药交叉过敏反应者。

【不良反应】药液外漏可引起局部组织坏死；本品强烈的血管收缩可以使重要脏器器官血流减少，特别是对肾血流可锐减；持久或大量使用时后果严重；静脉输注时沿静脉径路皮肤发白、注射局部皮肤破溃、皮肤发绀、发红，严重可眩晕。上述反应虽属少见，但后果严重；过敏反应，有皮疹、面部水肿；逾量时，可出现心律失常、血压升高、心率减慢、严重头痛及高血压、焦虑不安、抽搐等。

去氧肾上腺素

【适应证】用于休克及麻醉时维持血压，室上性心动过速。

【注意事项】

（1）对其他拟交感神经药过敏者，可能对本品也过敏。

（2）动物实验发现有胎儿毒性，妊娠晚期或分娩期间使用，可使子宫的收缩增强，血流量减少，引起胎儿缺氧和心动过缓，故妊娠期妇女在非必要时应避免使用。

（3）下列情况慎用：老年人，严重动脉粥样硬化，心动过缓，高血压，甲状腺功能亢进，糖尿病，心肌病，心脏传导阻滞，室性心动过速，周围或肠系膜动脉血栓形成。

（4）老年人慎用，以免引起严重的心动过缓、心排血量降低，应适当减量。

（5）治疗期间除应经常测量血压外，须根据不同情况作其他必要的检查和监测。

（6）药液漏出血管可出现局部缺血性坏死。

【禁忌证】高血压，冠状动脉硬化，甲亢，糖尿病，心肌梗死，近两周内用过单胺氧化酶抑制剂。

【不良反应】少见胸部不适、胸痛、眩晕、易激怒、震颤、呼吸困难、虚弱；持续头痛、异常心率缓慢、呕吐、头胀或手足麻刺痛感（提示用药过量）；静脉注射给药治疗阵发性心动过速时常见心率加快或不规则（提示过量）。

间 羟 胺

【适应证】用于防治椎管内阻滞麻醉时发生的急性低血压，由于出血、药物过敏、手术并发症及脑外伤或脑肿瘤合并休克而发生的低血压的辅助对症治疗，心源性休克或败血症所致的低血压。

【注意事项】

（1）下列情况慎用：甲状腺功能亢进症，高血压，冠心病，充血性心力衰竭，糖尿病，有疟疾病史。

（2）血容量不足者应先纠正后再用本品。

（3）本品有蓄积作用，用药后血压上升不明显，须观察 10min 后再决定是否增加剂量，以免血压上升过高。

（4）给药时选取较粗大静脉注射，并避免药液外溢。

（5）短期内连续应用，可出现快速耐受性，作用会逐渐减弱。

（6）用药过量可表现为抽搐，严重高血压。

（7）长期使用骤然停药时可能发生低血压。

（8）静脉用药时药液外溢，可引起局部组织坏死，糜烂或红肿硬结形成脓肿。

（9）配制后应于 24h 内用完，滴注液中不得加入其他难溶于酸性溶液及有配伍禁忌的药物。

【禁忌证】对本品过敏者。

【不良反应】升压反应过快过猛可致急性肺水肿，心律失常，心跳停顿。

麻 黄 碱

【适应证】用于蛛网膜下腔麻醉或硬膜外麻醉引起的低血压症及慢性低血压症。

【注意事项】

（1）与其他拟交感胺类有交叉过敏反应。

（2）如有头痛、焦虑不安、心动过速、眩晕、多汗等症状应停药或调整剂量。

（3）快速耐受现象停药数小时后可恢复。每日小于 3 次，则耐受现象不明显。

【禁忌证】甲亢、高血压、动脉硬化、心绞痛等患者禁用。

【不良反应】

（1）对前列腺肥大者可引起排尿困难。

（2）大剂量或长期使用可引起精神兴奋震颤、焦虑、失眠、心痛、心悸、心动过速等。

九、改善心肌细胞功能的药物

左卡尼汀

【适应证】预防和治疗左卡尼汀缺乏症。依赖血液透析的慢性肾衰竭患者，可以改善骨骼肌病、心律失常、高脂血症、低血压和透析中肌痉挛等症状。

【注意事项】

（1）用胰岛素或其他降糖药物的患者可能有低血糖的发生，应检测患者的血糖在控制数值以内。

（2）含有少量乙醇，对乙醇过敏的患者慎用。

（3）肾功能不全者慎用。

【禁忌证】对本品过敏者。

【不良反应】偶见口干、胃肠轻度不适。

果糖二磷酸钠

【适应证】适用于改善冠心病的心绞痛、急性心肌梗死和心律失常以及心力衰竭的心肌缺血。

【注意事项】

（1）血肌酐清除率＜50ml/min 者应予监测血磷。

（2）宜单独使用，勿溶入其他药物，尤其忌溶于碱性溶液和钙盐中。

【禁忌证】对本品过敏、高磷酸血症、肾衰竭患者禁用。

【不良反应】滴注部位疼痛，皮疹、口唇麻木，偶见头晕、胸闷及过敏反应。

三磷酸腺苷

【适应证】进行性肌萎缩、脑出血后遗症、心功能不全、心肌疾患及肝炎等的辅助治疗。用于中止阵发性室上性心动过速而转复为窦性心律。

【注意事项】

（1）下列情况慎用：心肌梗死及脑出血发病期、60 岁以上老人、窦性心动过缓者。

（2）静脉注射宜缓慢，以免引起头晕、头胀、胸闷及低血压等。

【禁忌证】对本品过敏，病态窦房结综合征，窦房结功能不全。

【不良反应】暂时性呼吸困难、低血压、头晕、胸闷、咳嗽、呃逆、无力感；偶有过敏性休克、发热；哮喘史者可能诱发哮喘；转复心律时有短暂的心脏停搏，转复后可出现乏力。

十、脑血管及周围血管扩张药

尼莫地平

【适应证】用于治疗缺血性脑血管病、偏头痛、蛛网膜下腔出血所致脑血管痉挛，用于急性脑血管病恢复期的血液循环改善，还用于治疗突发性耳聋及轻、中度高血压。

【注意事项】

（1）代谢物具有毒性反应，肝功能不全者应慎用。

（2）药物可由乳汁分泌，哺乳期妇女不宜应用。

（3）下列情况慎用：脑水肿、颅内压增高、低血压。

（4）可影响驾车和操作器械的能力。

（5）伴有严重心、肾功能不全者、颅内压升高或脑水肿患者应定期随访检查，密切监测。

【禁忌证】对本品成分过敏者，严重肝功能不全；禁与利福平及抗癫痫药苯巴比妥、苯妥英钠、卡马西平合用。

【不良反应】头晕、头痛、中枢兴奋；血压下降、心动过速、心动过缓；面色潮红、出汗、热感、皮肤刺痛；胃肠道不适、胃肠道出血、偶见肠梗阻；肝功能损害、血小板减少。

氟桂利嗪

【适应证】用于有先兆或无先兆偏头痛的防治，由前庭功能紊乱引起的眩晕的对症治疗。

【注意事项】

（1）治疗过程中疲惫现象逐渐加剧，应停用本品治疗。

（2）服药期间不宜驾车或操作机械。

【禁忌证】对氟桂利嗪或桂利嗪过敏、有抑郁病史者及其他锥体外系疾病患者。孕妇及哺乳期妇女禁用。

【不良反应】

（1）长期服用可出现抑郁，以女性患者较常见。

（2）可见锥体外系症状，多在用药3周后出现，停药后消失。

（3）失眠、焦虑，少见口干、恶心、胃部烧灼感、胃痛、便秘。

（4）体重增加或伴有食欲增加，为一过性。

（5）ALT及AST、乳酸脱氢酶（LDH）升高。

（6）皮疹、溢乳、肌酸痛等症状，多为短暂性的。

倍他司汀

【适应证】适用于治疗伴发的眩晕和头晕感：梅尼埃病、眩晕症、梅尼埃综合征。

【注意事项】

（1）妊娠及哺乳期妇女慎用。

（2）有消化性溃疡史和活动期消化性溃疡、支气管哮喘、肾上腺髓质瘤者慎用。

（3）老年人使用本品时应注意调整剂量。

【禁忌证】对本品过敏者。

【不良反应】

（1）可有口干、食欲缺乏、恶心、呕吐、胃部不适、心悸等，偶有头晕、头痛、头胀、多汗。

（2）偶见出血性膀胱炎、发热。偶可出现过敏反应，如皮疹、皮肤瘙痒等。

川　芎　嗪

【适应证】适用于治疗闭塞性脑血管疾病如脑供血不全、脑血栓形成、脑栓塞。

【注意事项】

（1）妊娠及哺乳期妇女慎用。

（2）脑出血患者慎用。

（3）不适于大剂量肌内注射。静脉滴注速度不宜过快。

（4）不得与碱性药物配伍。

【禁忌证】脑出血及有出血倾向者、对本品过敏者禁用。

【不良反应】本品酸性较强，穴位注射刺激性较强。

曲克芦丁

【适应证】本品有防止血管通透性异常升高引起的水肿，抑制红细胞及血小板凝集，改善微循环等作用。可用于闭塞性脑血管病、中心性视网膜炎、动脉硬化、冠心病、梗死前综合征、血栓性静脉炎，慢性静脉功能不全所致的静脉曲张。

【注意事项】

（1）妊娠及哺乳期妇女慎用。

（2）服药期间避免阳光直射、高温及过久站立。

【禁忌证】对本品过敏者。

【不良反应】偶见有胃肠道反应，表现为恶心、呕吐及便秘。

第五节　内分泌系统疾病用药

一、降糖药物

（一）胰岛素类

胰 岛 素

【适应证】主要用于治疗1型糖尿病、2型糖尿病：①重度消瘦营养不良者；②轻、中度经饮食和口服降血糖药治疗无效者；③合并严重代谢紊乱（如酮症酸中毒、高渗性昏迷或乳酸酸中毒）、重度感染、消耗性疾病（如肺结核、肝硬化）和进行性视网膜、肾、神经等病变以及急性心肌梗死、脑血管意外者；④合并妊娠、分娩及大手术者。也可用于纠正细胞内缺钾。

【注意事项】

（1）短效胰岛素皮下吸收峰型较超短效胰岛素宽，和人正常生理分泌模式有一定差异；短效胰岛素的缺点是餐前30min用药不易把握，进餐时间提前容易导致血糖控制不佳，进餐时间延后容易发生低血糖，血糖波动较大。

（2）注射部位可有皮肤发红、皮下结节和皮下脂肪萎缩等局部反应，故须经常更换注射部位。

（3）只有可溶性人胰岛素可以静脉给药。为了防止血糖突然下降，来不及呼救而失去知觉，应给每一患者随身记有病情及用胰岛素情况的卡片，以便不失时机及时抢救处理。

（4）低血糖、肝硬化、溶血性黄疸、胰腺炎、肾炎等患者忌用。

（5）未开瓶使用胰岛素应在2～10℃条件下冷藏保存。已开始使用的胰岛素注射液可在室温（最高25℃）保存最长4～6周，冷冻后的胰岛素不可使用。

【禁忌证】对本品过敏者、低血糖症者。

【不良反应】发生低血糖时可静脉注射50%葡萄糖注射液，必要时再静脉滴注5%葡萄糖液。少数患者对人胰岛素制剂发生过敏反应，偶见过敏性休克。

精蛋白锌胰岛素

【适应证】属长效胰岛素，一般也和短效胰岛素配合使用。

【注意事项】

（1）长效胰岛素的特点是可减少注射次数，但由于长效制剂多是混悬液剂型，可能造成吸收和药效的不稳定。

（2）注射部位可有皮肤发红、皮下结节和皮下脂肪萎缩等局部反应，故须经常更换注射部位。

（3）只有可溶性人胰岛素可以静脉给药。为了防止血糖突然下降，来不及呼救而失去知觉，应给每一患者随身记有病情及用胰岛素情况的卡片，以便不失时机及时抢救处理。

（4）未开瓶使用胰岛素应在 2 ～ 10℃条件下冷藏保存。已开始使用的胰岛素注射液可在室温（最高 25℃）保存最长 4 ～ 6 周，冷冻后的胰岛素不可使用。

【禁忌证】低血糖、肝硬化、溶血性黄疸、胰腺炎、肾炎等患者。

【不良反应】见胰岛素。

门冬胰岛素

【适应证】见胰岛素。

【禁忌证】低血糖、肝硬化、溶血性黄疸、胰腺炎、肾炎等患者。

【不良反应】见胰岛素。

【注意事项】

（1）如在注射后不进食或者进食时间延后将导致低血糖的发生，而且发生时间比普通胰岛素早。

（2）注射部位可有皮肤发红、皮下结节和皮下脂肪萎缩等局部反应，故须经常更换注射部位。

（3）只有可溶性人胰岛素可以静脉给药。为了防止血糖突然下降，来不及呼救而失去知觉，应给每一患者随身记有病情及用胰岛素情况的卡片，以便不失时机及时抢救处理。

（4）未开瓶使用胰岛素应在 2 ～ 10℃条件下冷藏保存。已开始使用的胰岛素注射液可在室温（最高 25℃）保存最长 4 ～ 6 周，冷冻后的胰岛素不可使用。

（二）口服降糖药

格列喹酮

【适应证】用于 2 型糖尿病的治疗。

【注意事项】

（1）糖尿病合并肾病者，当肾功能轻度异常时尚可使用，但严重肾功能不全时，则应改用胰岛素治疗。

（2）治疗中若出现不适，如低血糖、发热、皮疹、恶心等应从速就医，一旦发生皮肤过敏反应应停用本品。

【禁忌证】

（1）1型糖尿病、糖尿病低血糖昏迷或昏迷前期、糖尿病合并酮症酸中毒、晚期尿毒症者禁用。

（2）对本品及磺胺类药过敏者禁用。

（3）妊娠及哺乳期妇女禁用。

【不良反应】有极少数报道皮肤过敏、胃肠道反应、轻度低血糖反应及血液系统改变。

格列吡嗪

【适应证】适用于治疗经饮食控制及体育锻炼2～3个月疗效不满意的轻、中度2型糖尿病，但此类患者的胰岛β细胞尚有一定的分泌功能且无急性并发症，不合并妊娠、无严重的慢性并发症。

【注意事项】

（1）患者用药时应遵医嘱，注意饮食、剂量和用药时间。

（2）治疗中注意早期出现的低血糖症状，应及时采取措施，静脉滴注葡萄糖。

（3）必须在进餐前即刻或进餐中服用；治疗时不定时进餐或不进餐会引起低血糖。

（4）肝肾功能不全者会影响本品的排泄，增加低血糖反应发生的危险，应慎用。

（5）虚弱或营养不良者应慎用。

（6）65岁以上老年人达稳态时间较年轻人约延长1～2d。

（7）控释片需整片吞服，不能嚼碎分开和碾碎。

（8）对严重胃肠道狭窄的患者（病理性或医源性）应慎用。

（9）速释片对体质虚弱、高热、恶心、呕吐、有肾上腺皮质功能减退或腺垂体功能减退症者慎用。

（10）避免饮酒，以免引起戒断反应。

【禁忌证】

（1）1型糖尿病、糖尿病低血糖昏迷或昏迷前期、糖尿病合并酮症酸中毒、晚期尿毒症者禁用。

（2）严重烧伤、感染、外伤和大手术、肝肾功能不全者、白细胞减少者禁用。

（3）对本品及磺胺类药过敏者禁用。

（4）妊娠及哺乳期妇女禁用。

【不良反应】控释片的不良反应发生率。十分常见：虚弱、头痛、头晕、紧张、震颤、腹泻、胃肠胀气；常见：疼痛、失眠、感觉异常、焦虑、抑郁、感觉迟钝、恶心、消化不良、便秘和呕吐、低血糖、关节痛、腿痉挛和肌痛、晕厥、出汗和瘙痒、鼻炎、视物模糊、多尿；偶见：寒战、肌张力增高、思维混乱、眩晕、嗜睡、步态异常和性欲降低、厌食和微量便血、口渴和水肿、心律失常、偏头痛、面色潮红和高血压、皮疹和荨麻疹、咽炎和呼吸困难、眼痛、结膜炎和视网膜出血、排尿困难。其他：可引起白细胞减少、粒细胞缺乏、血小板减少、溶血性贫血、再障和全血细胞减少，极个别有低钠血症和抗利尿激素异常分泌，偶见谷草转氨酶、乳酸脱氢酶、碱性磷酸酶、血尿素氮、血肌酐轻至中度升高。

格列苯脲

【适应证】用于食物、运动疗法及减轻体重均不能满意控制血糖的非胰岛素依赖型糖尿病。

【注意事项】

（1）必须在进餐前即刻或进餐中服用，治疗时不定时进餐或不进餐会引起低血糖。

（2）定期监测血糖及尿糖、糖化血红蛋白；定期进行肝功能和血液学检查（尤其是白细胞和血小板计数）。

（3）应激状态时改用胰岛素治疗。

（4）驾车或操纵机器时应避免低血糖导致的危险。

【禁忌证】见格列齐特。

【不良反应】可出现 AST 及 ALT 升高，极个别肝功能损害病例（如胆汁淤积和黄疸）可能进展；可出现皮肤过敏，如瘙痒、皮疹、荨麻疹、对光过敏；个别有血钠降低；少见恶心、呕吐、腹泻、胃内压迫或饱胀感和腹痛；罕见中度的血小板减少、白细胞减少、红细胞减少症、粒细胞减少、溶血性贫血和全血细胞减少。

瑞格列奈

【适应证】用于 2 型糖尿病，与二甲双胍合用协同作用更好。

【注意事项】服用本品可引起低血糖，与二甲双胍合用会增加发生低血糖的危险性。乙醇可加重本品导致的低血糖症状，并延长低反应持续时间。

【禁忌证】

（1）已知对本品任一成分过敏者禁用。

（2）1 型糖尿病、伴随或不伴昏迷的糖尿病酮症酸中毒、严重肝功能不全者。

（3）妊娠及哺乳期妇女。

（4）12 岁以下儿童。

（5）严重的肝肾功能不全者。

【不良反应】偶见瘙痒、皮疹、荨麻疹；罕见低血糖、腹痛、恶心、皮肤过敏反应；罕见腹泻腹痛、恶心、呕吐、便秘、视觉异常、AST 及 ALI 升高。

那格列奈

【适应证】可单独用于经饮食和运动不能有效控制高血糖的 2 型糖尿病；可与二甲双胍合用协同作用更好。不适用于对磺酰脲类降糖药治疗不理想的 2 型糖尿病患者。

【注意事项】

（1）服用本品可引起低血糖，与其他口服降糖药合用会增加发生低血糖的危险性。

（2）重度感染、手术前后或有严重外伤的患者慎用。

（3）餐前 10min 给药，可显著降低本品血浆峰浓度。

【禁忌证】

（1）已知对本品任一成分过敏者禁用。

（2）1 型糖尿病、糖尿病酮症酸中毒者禁用。

（3）儿童、妊娠及哺乳期妇女禁用。

【不良反应】常见低血糖（2.4%），少见 AST 及 ALT 升高、瘙痒、皮疹、荨麻疹。

二甲双胍

【适应证】首选用于单纯饮食控制及体育锻炼治疗无效的 2 型糖尿病，特别是肥胖的 2 型糖尿病。对磺酰脲类疗效较差的糖尿病患者与磺酰脲类口服降血糖药合用。

【注意事项】

（1）定期检查肾功能，可减少乳酸酸中毒的发生，尤其是老年患者更应定期检查。65 岁以上老人慎用。

（2）接受外科手术和碘剂 X 线摄影检查前患者需暂停口服本品。

（3）肝功能不良、既往有乳酸酸中毒史者应慎用。

（4）应激状态：如发热、昏迷、感染和外科手术时，应暂时停用本品，改用胰岛素，待应激状态缓解后再恢复使用。

（5）对 1 型糖尿病患者，不宜单独使用本品，而应与胰岛素合用。

（6）本品可减少维生素 B_{12} 的吸收，应定期监测血常规及血清维生素 B_{12} 水平。

（7）老年、衰弱或营养不良的患者，以及肾上腺和垂体功能低减、酒精中毒的患者更易发生低血糖。

（8）单独接受本品治疗的患者在正常情况下不会产生低血糖，但与其他降糖药联合使用（如磺酰脲类和胰岛素）、饮酒等情况下会出现低血糖，须注意。

（9）服用本品治疗血糖控制良好的 2 型糖尿病患者，如出现实验室检验异常或临床异常（特别是乏力或难于言表的不适），应迅速寻找酮症酸中毒或乳酸酸中毒的证据，测定包括血清电解质、酮体、血糖、血酸碱度、乳酸盐、丙酮酸盐和二甲双胍水平，如存在任何类型的酸中毒都应立即停用本品。

【禁忌证】

（1）10 岁以下儿童、80 岁以上老人、妊娠及哺乳期妇女禁用。

（2）肝、肾功能不全者或肌酐清除率异常者禁用。

（3）心力衰竭（休克）、急性心肌梗死及其他严重心、肺疾病患者禁用。

（4）严重感染或外伤、外科大手术、临床有低血压和缺氧等患者禁用。

（5）急性或慢性代谢性酸中毒，包括有或无昏迷的糖尿病酮症酸中毒患者禁用。

（6）并发严重糖尿病肾病或糖尿病眼底病变者禁用。

（7）酗酒者、维生素 B_{12} 及叶酸缺乏未纠正者禁用。

（8）需接受血管内注射碘化造影剂检查前，应暂停用本品。

（9）对本品过敏者。

【不良反应】常见腹泻、恶心、呕吐、胃胀、乏力、消化不良、腹部不适及头痛；少见大便异常、低血糖、肌痛、头昏、头晕、指甲异常、皮疹、出汗增加、味觉异常、胸部不适、寒战、流感症状、潮热、心悸、体重减轻等；罕见乳酸性酸中毒。

阿卡波糖

【适应证】配合饮食控制用于 2 型糖尿病；降低糖耐量低减者的餐后血糖。

【注意事项】

（1）应遵医嘱调整剂量。

（2）如果服药 4～8 周后疗效不明显，可以增加剂量；但如坚持严格的糖尿病饮食仍有不适时不能再增加剂量，有时还需减少剂量。

（3）个别患者尤其是使用大剂量时可发生无症状的肝氨基转移酶升高，应考虑在用药的前 6～12 个月监测 AST 及 ALT 的变化，停药后肝氨基转移酶值会恢复正常。

（4）本品可使蔗糖分解为果糖和葡萄糖的速度更加缓慢，因此如果发生急性低血糖，不宜使用蔗糖，而应用葡萄糖纠正低血糖反应。

（5）本品应于餐中整片（粒）吞服，若服药与进餐时间间隔过长，则疗效较差，甚至无效。

【禁忌证】

（1）妊娠及哺乳期妇女禁用。

（2）有明显的消化和吸收障碍的慢性胃肠功能紊乱患者禁用。

（3）患有由于胀气可能恶化的疾患（如 Roemheld 综合征、严重的疝气、肠梗阻和肠溃疡）者禁用。

（4）严重肾功能不全（肌酐清除率＜ 25ml/min）者禁用。

（5）18 岁以下患者禁用。

（6）对本品过敏者禁用。

【不良反应】常见胃肠胀气和肠鸣音；偶见腹泻、腹胀和便秘，极少见腹痛，个别可能出现红斑、皮疹和荨麻疹等。每日 150 ～ 300mg 用药者个别人发生与临床相关的肝功能检查异常，为一过性的（超过正常高限 3 倍），极个别情况出现黄疸和 / 或肝炎合并肝损害。

伏格列波糖

【适应证】用于改善糖尿病餐后高血糖。

【注意事项】

（1）严重肝硬化患者用药时应注意观察排便情况，发现异常应立即停药及适当处理。

（2）单用本品或与其他降糖药合用时，均可出现低血糖，一旦发生，应给予葡萄糖（单糖），不用蔗糖等双糖类进行治疗。

（3）余同阿卡波糖。

【禁忌证】严重酮症、糖尿病昏迷或昏迷前患者禁用。严重感染、手术前后或严重创伤禁用。其余同阿卡波糖。

【不良反应】常见胃肠胀气和肠鸣音；偶见腹泻、腹胀、腹痛、稀便、肠鸣增强、便秘、食欲减退、恶心、呕吐、胃灼热、口腔炎、口渴、味觉异常；少见红斑、皮疹和荨麻疹等、麻痹、颜面水肿、朦胧眼、发热感、倦怠感、乏力感、高钾血症、血清淀粉酶上升、高密度脂蛋白降低、发汗、脱毛；罕见肠壁囊样积气症、光敏感、头痛、眩晕、蹒跚、困倦、血小板减少。每日 150 ～ 300mg 用药者个别人发生与临床相关的肝功能检查异常，为一过性的（超过正常高限 3 倍），极个别情况出现黄疸和 / 或肝炎合并肝损害。

罗格列酮

【适应证】用于 2 型糖尿病。也可与磺酰脲类或双胍类药合用治疗单用时血糖控制不佳者。

【注意事项】

（1）心力衰竭及心功能不全者慎用，对有心衰危险者应严密监测其症状和体征；老年患者可能有轻至中度水肿及轻度贫血。

（2）单药治疗或与其他降糖药合用时可见血红蛋白和血细胞比容下降，轻度白细胞计数减少，可能与治疗后引起血容量增加有关，也可能与剂量相关。

（3）本品可使伴有胰岛素抵抗的绝经前期和无排卵型妇女恢复排卵，随着胰岛素敏感性的改善，女性患者有妊娠的可能。

（4）罕见肝功能异常报告，治疗前应该监测肝功，此后应当定期检测肝功。

【禁忌证】孕妇及哺乳期妇女。Ⅲ级和Ⅳ级（HYHA）心力衰竭者。儿童和未满 18 岁的青少年。2 型糖尿病有活动性肝脏疾患的临床表现或 AST 及 ALT 升高大于正常上限 2.5 倍时。对本品过敏者。

【不良反应】常见上呼吸道感染、外伤、头痛、背痛、高血糖、疲劳、鼻窦炎、腹泻、低血糖；偶见贫血、水肿、充血性心衰、肺水肿和胸腔积液；罕见肝功能异常、血管性水肿和荨麻疹；非常罕见黄斑水肿。

二、甲状腺疾病及其药物治疗

丙硫氧嘧啶

【适应证】

（1）甲亢的内科治疗：适用于病情轻，甲状腺轻、中度肿大的甲亢患者；年龄＜20 岁、妊娠甲亢、年老体弱或合并严重心、肝、肾疾病不能耐受手术者，不适宜手术或放射性碘治疗者、手术后复发而不适于放射性碘治疗者均宜采用药物治疗，也可作为放射性碘治疗时的辅助治疗。

（2）甲状腺危象的治疗：作为辅助治疗以阻断甲状腺素的合成。

（3）术前准备：为了减少麻醉和术后合并症，防止术后发生甲状腺危象。

【注意事项】

（1）本品可透过胎盘屏障，并引起胎儿甲状腺功能减退及甲状腺肿大，甚至在分娩时造成难产、窒息。因此，对患甲亢的妊娠妇女宜采应用最小有效剂量的抗甲状腺药。本品可由乳汁分泌，可引起婴儿甲状腺功能减退，在哺乳期间应停止哺乳。

（2）小儿用药应根据病情调节用量，老年人尤其肾功能减退者，用药量应减少。甲亢控制后及时减量，用药过程中应加用甲状腺素，避免出现甲状腺功能减退。

（3）外周血白细胞数偏低；对硫脲类药过敏者慎用。如出现粒细胞缺乏或肝炎的症状和体征，应停止用药。

（4）老年患者发生血液不良反应的危险性增加。若中性粒细胞少于 1.5×10^9/L 应即停药。

【禁忌证】

（1）对本品及其他硫脲类药过敏者禁用。

（2）严重肝肾功能损害、严重粒细胞缺乏、结节性甲状腺肿伴甲亢者、甲状腺瘤者禁用。

【不良反应】不良反应多发生在用药初始的 2 个月。一般不良反应为胃肠道反应、关节痛、头痛、皮肤瘙痒、皮疹、药物热等；血液不良反应为轻度粒细胞减少，严重粒细胞缺乏、血小板减少、脉管炎和红斑狼疮样综合征；罕见间质性肺炎、肾炎、黄疸、肝功能损害、免疫功能紊乱等。

甲巯咪唑

【适应证】同丙硫氧嘧啶。

【注意事项】同丙硫氧嘧啶。

【禁忌证】对本品过敏者、哺乳期妇女。

甲状腺激素

【适应证】适用于治疗各种原因所引起的甲状腺功能减退症。

【注意事项】

（1）长期过量可引起甲状腺功能亢进症的临床表现，如心悸、手震颤、多汗、体重减轻、神经兴奋性升高和失眠。在老年和心脏病患者可发生心绞痛和心肌梗死。可用 β 受体拮抗药对抗，并立即停用本品。

（2）因甲状腺激素只有极少量可透过胎盘屏障，由乳汁分泌亦甚微，故孕妇或乳母服用适量甲状腺素对胎儿或婴儿无不良影响。

（3）老年患者对甲状腺激素较敏感，超过 60 岁者甲状腺激素替代需要量比年轻人约低 25%。

（4）避免与其他药物合用，因可能干扰甲状腺激素的作用。

（5）对伴有心血管病的甲减患者，要注意出现心肌缺血或心律失常，防止用药过快或过量。

（6）下列情况慎用：①心血管疾病，包括心绞痛、动脉硬化、冠心病、高血压、心肌梗死、心功能不全者等；②病程长、病情重的甲状腺功能减退或黏液性水肿患者应谨慎，开始用小剂量，以后缓慢增加直至生理替代剂量；③伴有腺垂体功能减退或肾上腺皮质功能不全患者应先用肾上腺皮质类固醇药物，待肾上腺皮质功能恢复正常后再用本类药。

【禁忌证】对本品过敏者。

【不良反应】过量可出现甲亢症状。

左甲状腺素

【适应证】用于各种病因的甲状腺功能低减症。

【注意事项】

（1）本品应于早餐前 0.5h，空腹将每日剂量一次性给予。

（2）每日剂量应个体化，根据实验室及临床检查的结果确定。

【禁忌证】同甲状腺片。

【不良反应】同甲状腺片。

三、垂体疾病及其用药

注射用重组人生长激素

【适应证】因内源性生长激素缺乏所引起的儿童生长缓慢；重度烧伤治疗；已明确的下丘脑 - 垂体疾病所致的生长激素缺乏症和经两种不同的生长激素刺激试验确诊的生长激素显著缺乏。

【注意事项】

（1）糖尿病患者可能需要调整抗糖尿病药物的剂量。

（2）同时使用皮质激素会抑制生长激素的促生长作用，因此患 ACTH 缺乏的患者应适当调整其皮质激素的用量，以避免其对生长激素产生的抑制作用。

（3）少数患者在生长激素治疗过程中可能发生甲状腺功能减退，应及时纠正，以避免影响生长激素的疗效，因此患者应定期进行甲状腺功能的检查，必要时给予甲状腺素的补充。

（4）注射部位应常变动，以防脂肪萎缩。

（5）孕妇及哺乳期妇女不宜使用。

【禁忌证】

（1）骨骺已完全闭合后禁用于促生长治疗。

（2）严重全身性感染等危重患者在机体急性休克期内禁用。

【不良反应】一过性高血糖，注射部位局部一过性反应（疼痛、发麻、红肿等）和体液潴留的症状（外周水肿、关节痛或肌痛）。

<h3 style="text-align:center">奥 曲 肽</h3>

【适应证】用于活动性肢端肥大症的治疗。

【注意事项】

（1）对长期接受同一剂量治疗的患者每6个月测定一次生长激素浓度。应定期随诊蝶鞍区磁共振检查，如发现垂体肿瘤增大，尤其出现视交叉压迫等，及时转换治疗。

（2）定期胆囊B超声检查及胆囊脂餐试验，及早预防和处理胆囊沉积物。

（3）对有糖尿病尤其在用胰岛素治疗者、胰岛素瘤患者，可能发生低血糖，注意调整胰岛素用量。

（4）注射前让药液达到室温，避免短期内在同一部位注射，减轻注射后的局部反应。在两餐间或睡觉前用药，可减轻胃肠道不良反应的发生。

（5）肾功能异常、胰腺功能异常、胆石症、胰岛素瘤、老年人、高尿酸血症、全身感染者慎用。

【禁忌证】妊娠及哺乳期妇女、儿童、对本品过敏者。

【不良反应】

（1）局部反应：注射部位疼痛、局部红肿、烧灼感。

（2）胃肠道反应：腹胀、腹痛、腹泻、食欲减退、恶心、呕吐，个别患者出现严重水泻，类似急性肠梗阻样腹痛、腹胀、腹肌紧张等。

（3）诱发胆囊结石、胰腺炎。

（4）血糖调节紊乱，偶见持续高血糖、糖耐量异常、低血糖。

（5）少数患者肝功能异常，包括胆汁淤积性肝炎。

<h3 style="text-align:center">溴 隐 亭</h3>

【适应证】

（1）月经周期紊乱及女性不育症如催乳素依赖性闭经、月经过少、黄体功能不足、药物诱导的高催乳素血症的治疗。

（2）垂体催乳素瘤及其所致的女性闭经和/或溢乳、男性性功能减退。为垂体催乳素微腺瘤及大腺瘤（包括有视力障碍者）的首选治疗，也可作为大腺瘤手术前用药及因无法手术而行放疗的大腺瘤的辅助用药。

（3）因高催乳素血症引起男性性功能减退及合并有高催乳素血症的男性不育症。

（4）各期原发性或脑炎后帕金森综合征的单独治疗或与抗帕金森药联合治疗。

（5）肢端肥大症。

【注意事项】

（1）对麦角生物碱过敏者对本品也可能过敏。

（2）用药后如出现肝功能损害，应酌减剂量。

（3）不愿生育的育龄妇女，服用溴隐亭期间须使用可靠的避孕措施。

（4）一旦出现血管痉挛或血栓形成的症状，持续头痛或其他中枢神经系统毒性表现，治疗应立即终止。

（5）一旦出现胃肠道出血和胃溃疡应终止治疗。对于有活动性溃疡病或溃疡病史的患者，接受溴隐亭治疗过程中，应严密监测。

（6）偶见在治疗头几天会出现低血压，并可能使精神警觉性下降。因此在驾驶或操作机器时应特别谨慎。

（7）少数分娩后妇女接受溴隐亭抑制泌乳治疗时出现高血压、心肌梗死、癫痫、中风及精神障碍等严重反应。不推荐分娩后和产褥期的妇女联合使用。

（8）垂体大腺瘤患者，应严密观察肿瘤大小，如肿瘤进展，应首先考虑外科治疗。

（9）治疗期间如怀孕，应立即停药，密切观察。在妊娠期间，泌乳素分泌性腺瘤可能会增长，必要时外科手术。

（10）泌乳素大腺瘤可并发视野缺损。对于泌乳素大腺瘤患者，在治疗中应监测视野变化，以便及早发现上述情况并予以调整药物剂量。

（11）15岁以下儿童应限制使用。

（12）用药期间从事驾驶或高空作业应特别小心。

（13）应在睡前、进食时或餐后服用，以减少胃肠道不良反应。

【禁忌证】

（1）严重心脏疾病、周围血管性疾病、严重精神病、肢端肥大伴有溃疡病或出血史、自发及家族性震颤、未经治疗的高血压、妊娠高血压综合征患者禁用。

（2）对本品过敏者禁用。

（3）妊娠和哺乳期妇女。

【不良反应】多发生于治疗开始阶段，常见症状性、直立性低血压，恶心。大剂量用药后出现精神障碍、异动症（如面、舌、臂、手、头及身体下部的不自主运动）、幻觉、腹痛、胃肠胀气、水样便、软便、呼吸道感染、流行性感冒、头痛、月经失调、焦虑、疲劳、泌尿道感染、瘙痒、皮疹、荨麻疹、血管神经性水肿、过敏反应。

四、糖皮质激素类药物

氢化可的松

【适应证】本品适用于过敏性、炎症性与自身免疫性疾病：①原发性或继发性肾上腺皮质功能减退症的替代治疗。②用于治疗合成糖皮质激素所需酶系缺陷所致的各型肾上腺皮质增生症。③用于自身免疫性疾病，如系统性红斑狼疮、重症多发性皮肌炎、严重支气管哮喘、风湿病、风湿性关节炎、皮肌炎、自身免疫性出血、血管炎、肾病综合征等、血小板减少性紫癜、重症肌无力。④用于过敏性疾病，严重支气管哮喘、血管神经性水肿、血清病、过敏性鼻炎。⑤用于器官移植的抗排斥反应，如心、肝、肾、肺组织移植。⑥用于治疗各种急性中毒性感染、病毒感染，如细菌性痢疾、中毒性肺炎、重症伤寒、结核性脑膜炎、胸膜炎。⑦用于血液疾病，如急性白血病、淋巴瘤等。⑧用于炎症性疾患，如阶段性结肠炎、溃疡性结肠炎、损伤性关节炎。其他外用制剂可用于眼科、皮肤科的炎症和过敏性疾病。

【注意事项】

（1）妊娠及哺乳期妇女慎用，儿童宜尽量应用小剂量。

（2）未能控制的结核性、化脓性、细菌性和病毒性感染者忌用。

（3）心脏病和急性心力衰竭者慎用。高脂蛋白血症、高血压、甲状腺功能减退、重症肌无力者慎用。肾功能损伤或肾结石者慎用。

（4）频繁应用可引起局部组织萎缩，易引起继发感染（真菌）。更应注意的是，接受糖皮质激素治者在发生感染后，因炎症反应轻微，症状不明显而易漏诊；另一方面，在某些感染时应用本品，可减轻组织的破坏，减少渗出、减轻感染症状，但须同时应用有效的抗生素治疗，并密切观察病情的变化。

（5）注射液中含有乙醇，必须稀释至 0.2mg/ml 浓度后滴注，对中枢神经系统受抑制、肝功能受损伤者宜选择氢化可的松琥珀酸钠注射液。

（6）长期应用可发生失钾、缺钙、负氮平衡和垂体肾上腺皮质功能的抑制，应补充钾、钙、蛋白质饮食，必要时配合蛋白同化激素等，并限制糖摄入，同时采用保护肾上腺皮质功能的措施。

【禁忌证】对肾上腺皮质激素过敏者禁用。有严重精神病史、癫痫者禁用。活动性胃及十二指肠溃疡、新近性胃肠吻合术者禁用。肾上腺皮质功能亢进、严重的骨质疏松、青光眼、严重糖尿病者禁用。

【不良反应】偶见有局部刺激、过敏反应、瘙痒、烧灼感或干燥感。长期大量应用可致皮肤萎缩、色素脱失、毛细血管扩张、酒渣样皮炎、口周皮炎；并可致医源性库欣综合征，表现有满月脸、向心性肥胖、紫纹、出血倾向、痤疮、糖尿病倾向、高血压、骨质疏松或骨折、血钙和血钾降低、广泛小动脉粥样硬化、下肢水肿、创面愈合不良、月经紊乱、股骨头坏死、儿童生长发育受抑及精神症状（欣快感、激动、烦躁不安、定向力障碍等）；其他不良反应尚可见肌无力、肌萎缩、胃肠道刺激、恶心、呕吐、消化性溃疡、肠穿孔、胰腺炎、水钠潴留、水肿、青光眼、白内障、眼压增高、颅内压增高等。少见用药后出现血胆固醇、血脂肪酸升高，淋巴细胞、单核细胞、嗜酸性粒细胞、嗜碱性粒细胞计数下降，多形白细胞计数下降，血小板计数下降或增加。若快速静滴给予大剂量可能发生全身性过敏反应，表现为面部肿胀、鼻黏膜及眼睑肿胀、荨麻疹、气短、胸闷、喘鸣等。外用偶见有局部烧灼感、瘙痒、刺激及干燥感，若长期、大面积使用，可能导致皮肤萎缩、毛细血管扩张、皮肤条纹及痤疮，甚至出现全身性不良反应。

地塞米松

【适应证】本品适用于过敏性、炎症性与自身免疫性炎症性疾病。其他参见氢化可的松。

【注意事项】

（1）地塞米松的水钠潴留作用较弱，一般不用于原发性肾上腺皮质功能减退的替代治疗。

（2）对眼部感染性炎症，应与有效的抗生素联合应用，病情好转后逐渐减少用药次数，不可骤停，以减少疾患复发的概率。

（3）本品因其盐皮质激素活性很弱，水、钠潴留作用弱，故不适用于原发性肾上腺皮质功能不全症的替代治疗。其他可参见氢化可的松。

【禁忌证】对肾上腺皮质激素过敏者禁用。有严重精神病史、癫痫者禁用。活动性胃及十二指肠溃疡、新近行胃肠吻合术者禁用。肾上腺皮质功能亢进、严重的骨质疏松、青光眼、严重糖尿病者禁用。

【不良反应】少见有水钠潴留、血糖升高；静脉注射可引起肛门生殖区的感觉异常或激惹；其他可参见氢化可的松。

泼 尼 松

【适应证】参见氢化可的松。

【注意事项】参见氢化可的松。

【禁忌证】泼尼松滴眼剂对急性化脓性眼部感染、急性单纯疱疹病毒性角膜炎、牛痘、水痘及其他大多数角膜病毒感染者。

【不良反应】由本品所致的水、钠潴留作用较可的松弱，一般不易引起水钠潴留、水肿和电解质紊乱。滴眼可引起眼压升高，导致视神经损害、视野缺损、后囊膜下白内障、继发性真菌或病毒感染等。其他不良反应见氢化可的松。

泼 尼 松 龙

【适应证】用于各种急性严重细菌感染、过敏性疾病、胶原性疾病（红斑狼疮、结节性动脉周围炎等）、风湿病、肾病综合征、严重的支气管哮喘、血小板减少性紫癜、粒细胞较少症、急性淋巴性白血病、各种肾上腺皮质功能不足症、剥脱性皮炎、天疱疮、神经性皮炎、湿疹等症。泼尼松龙无须经肝脏转化可直接发挥效应，适用于肝功能不全者。滴眼用于睑球结膜炎、角膜炎和眼前段组织炎症。

【注意事项】

（1）肝肾功能不全者、肾结石者慎用。

（2）本品因其盐皮质激素活性很弱，故不适用于原发性肾上腺皮质功能不全症。急性化脓关节炎者不宜进行关节内注射。

（3）过量应用可引起全身性不良反应。

（4）泼尼松龙磷酸钠水溶性强，作用快速，可提供肌内、静脉注射和滴注；醋酸泼尼松龙为混悬液吸收缓慢，可供肌内和关节腔内注射。余见氢化可的松。

【禁忌证】见氢化可的松。

【不良反应】见氢化可的松。

【糖皮质激素类用药护理】

（1）禁忌证包括抗菌药物不能控制的病毒或真菌感染、活动性结核病、严重高血压、充血性心力衰竭、糖尿病、骨折或创伤修复期、新近胃肠吻合术、角膜溃疡、精神病或癫痫病史、消化性溃疡、肾上腺皮质功能亢进症、孕妇等。当禁忌证和适应证同时存在时，若适应证病情危急，可慎重应用，但危急情况过后应尽早停药或减量。

（2）与强心苷、排钾利尿药合用时应注意补钾；与非甾体抗炎药合用会增加消化性溃疡的发生率；与药酶诱导剂合用时宜加大药物剂量；与口服抗凝药或降血糖药合用时会减弱抗凝或降糖作用。与抗菌药物合用时应尽可能在抗菌药物之后应用，停药时先停糖皮质激素再停抗菌药物。

（3）严重肝功能不良者不宜选用可的松或泼尼松，只宜选用氢化可的松或泼尼松龙等制剂；混悬液禁止静脉给药；皮肤外用制剂应避免大面积给药，并尽量避免用于面部皮肤；吸入制剂用药后应用清水充分漱口，减少用药局部药物残留。

（4）用药期间应给予低盐、低糖、高蛋白饮食，注意补充钾盐、钙和维生素 D 等。注意监测血压、体重、血糖、尿糖、血常规、血电解质及大便潜血试验，观察有无不良反应发生。

（5）嘱患者严格按医嘱用药，不能自行减量或停药。

五、性激素及同化激素类药物

十一酸睾酮

【适应证】

（1）原发性或继发性睾丸功能减退。

（2）男孩体质性青春期延迟。

（3）乳腺癌转移的姑息性治疗。

（4）再生障碍性贫血的辅助治疗。

（5）中、老年部分性雄激素缺乏综合征。

【注意事项】

（1）肝肾功能不全患者慎用。

（2）下列情况慎用：心脏病、前列腺肥大、高血压、癫痫及三叉神经痛者。

（3）长期应用可致儿童早熟、骨骼早闭，影响生长发育，应慎用。

（4）老年患者代谢功能低下，前列腺增生，应慎用。

（5）本品所含有的成分有可能使兴奋剂测试呈阳性。

【禁忌证】孕妇及哺乳妇女、前列腺癌患者。

【不良反应】常见多毛、痤疮、阴茎异常勃起及其他性刺激过度症状、精子减少、精液量减少和水盐潴留。偶见胃肠不适或过敏反应。在青春期前男孩中可有性早熟、阴茎勃起增加、阴茎增大、骺骨早闭。

甲睾酮

【适应证】

（1）原发性或继发性男性性功能减退。

（2）绝经期后女性晚期乳腺癌的姑息性治疗。

【注意事项】心、肝、肾功能不良者、前列腺肥大、高血压患者、运动员慎用。

【禁忌证】孕妇、前列腺癌患者。

【不良反应】

（1）长期大剂量应用易致胆汁淤积性肝炎，出现黄疸，肝功能异常。舌下给药可致口腔炎，表现为疼痛、流涎等症状。

（2）女性可能引起痤疮、多毛、声音变粗、闭经、月经紊乱。

（3）男性睾丸萎缩、精子生成减少、精液减少，应停药。

（4）电解质水钠潴留。

丙酸睾酮

【适应证】

（1）原发性或继发性男性性功能低减。

（2）男性青春期发育迟缓。

（3）绝经期后女性晚期乳腺癌的姑息性治疗。

【注意事项】

（1）用于乳腺癌治疗时，治疗 3 个月内应有效果，若病情发展，应立即停药。

（2）男性应定期检查前列腺。

（3）运动员慎用。

【禁忌证】肝肾功能不全、孕妇及前列腺癌患者。

【不良反应】注射部位疼痛、硬结、感染及荨麻疹，大剂量可致女性男性化，男性睾丸萎缩，精子减少，水肿、黄疸、肝功能异常。

己烯雌酚

【适应证】

（1）补充体内雌激素不足，如萎缩性阴道炎、女性性腺发育不良、绝经期综合征、老年性外阴干枯症及阴道炎、卵巢切除后、原发性卵巢缺如。

（2）乳腺癌、绝经后及男性晚期乳腺癌，不能进行手术治疗者。

（3）前列腺癌，不能手术治疗的晚期患者。

（4）预防产后泌乳、回乳。

【注意事项】

（1）心功能不全、癫痫、糖尿病、肝肾功能障碍、抑郁症患者慎用。

（2）长期使用应定期检查血压、肝功能、阴道脱落细胞，每年一次宫颈防癌刮片。

【禁忌证】

（1）有血栓性静脉炎和肺栓塞性病史患者禁用。

（2）与雌激素有关的肿瘤患者及未确诊的阴道不规则流血患者、高血压患者禁用。

（3）孕妇禁用。

【不良反应】

（1）不规则的阴道流血、子宫肥大、尿频或小便疼痛。

（2）引发血栓症以及心功能不全。

（3）引起肝功能损害、高脂血症、钠潴留。

（4）恶心、呕吐、畏食。

（5）头痛、头晕等精神症状。

<h2 style="text-align:center">甲羟孕酮</h2>

【适应证】

（1）月经不调、功能性子宫出血及子宫内膜异位症等的治疗。

（2）用于不能手术、复发性或转移性激素依赖性肿瘤的姑息治疗或辅助治疗，如晚期乳腺癌、子宫内膜癌。

【注意事项】

（1）心功能不全、肾功能不全、癫痫、偏头痛、哮喘者、有抑郁症病史者及糖尿病患者慎用。

（2）一旦出现增强凝血机制而致血栓栓塞症状，如偏头痛、视力减退、复视等情况应立即停药。

【禁忌证】

（1）各种血栓栓塞性疾病（血栓性静脉炎、肺栓塞等）、严重肝功能损害、因骨转移产生的高钙血症、血尿及月经过多患者禁用。

（2）孕妇或哺乳期妇女禁用。

【不良反应】

（1）乳房痛、溢乳、闭经、子宫颈糜烂或子宫颈分泌改变以及男性乳房女性化。

（2）精神方面：神经质、失眠、嗜睡、疲乏、头晕。

（3）皮肤与黏膜：包括瘙痒、麻疹、血管神经性水肿至全身性皮疹等过敏反应，以及痤疮、秃头或多毛。

（4）胃肠道：恶心、消化不良、类似肾上腺皮质激素反应及高血钙反应及阻塞性黄疸。

黄 体 酮

【适应证】用于先兆流产和习惯性流产、经前期紧张综合征、无排卵型功血和无排卵型闭经、与雌激素联合使用治疗更年期综合征。

【注意事项】

（1）肾病、心脏病水肿、高血压患者慎用。

（2）一旦出现血栓性疾病，如血栓性静脉炎，脑血管病，肺栓塞、视网膜血栓形成的临床表现，应即停药。

（3）出现突发性部分视力丧失或突发性失明，复视或偏头痛，应立即停药。

【禁忌证】

（1）不明原因阴道出血患者禁用。

（2）血栓性静脉炎、脑血管栓塞、脑卒中或有既往病史患者禁用。

（3）乳腺肿瘤或生殖器肿瘤患者禁用。

【不良反应】突破性出血，体重改变，宫颈分泌物性状改变，乳房肿胀、恶心、头晕、头痛、倦怠感、发热、失眠，长期连续应用月经减少或闭经。

孕三烯酮

【适应证】用于治疗子宫内膜异位症。

【注意事项】

（1）整个治疗期间须采取屏障避孕措施（禁用口服避孕药），一旦发现怀孕，应停止治疗。

（2）服药期间定期检查肝功能，如 ALT、AST 明显升高且保肝药也无效时则应停止治疗。

（3）运动员慎用。

【禁忌证】严重心、肝、肾功能不全者，妊娠及哺乳期妇女。

【不良反应】少见头晕、头痛、乏力、胃肠功能紊乱、痤疮、多毛及脂溢性皮炎、腿肿、体重增加、乳房缩小松弛；也可见月经周期缩短或延长、闭经、经量减少、不规则出血。也可见转氨酶升高。

氯米芬

【适应证】

（1）治疗无排卵的女性不育症，适用于体内有一定雌激素水平者。

（2）治疗黄体功能不足。

（3）测试卵巢功能。

（4）探测男性下丘脑 - 垂体 - 性腺轴的功能异常。

（5）治疗因精子过少的男性不育。

【注意事项】

（1）动物实验证明本品可致畸胎。在用药期间应每日测量基础体温，以监测患者的排卵与受孕，一旦受孕立即停药。

（2）多囊卵巢综合征患者慎用。

【禁忌证】原因不明的不规则阴道出血、子宫内膜异位症、子宫肌瘤、卵巢囊肿、肝功能损害、精神抑郁、血栓性静脉炎患者禁用。

【不良反应】胃痛、盆腔或下腹部痛、视力模糊、皮肤和巩膜黄染、潮热、乳房不适、便秘或腹泻、头昏、头痛、月经量增多或不规则出血、食欲和体重增加、毛发脱落、精神抑郁、精神紧张、失眠、疲倦、恶心呕吐、过敏性皮炎、尿频等。

尿促性素

【适应证】与绒促性素合用，用于促性腺激素分泌不足所致的原发性或继发性闭经、无排卵性稀发月经所致的不孕症等。

【注意事项】哮喘、心脏病、癫痫、肾功能不全、垂体肿瘤或肥大、甲状腺或肾上腺皮质功能减退患者、运动员慎用。

【禁忌证】有原因不明的异常阴道出血、子宫肌瘤、卵巢囊肿、卵巢增大、肾上腺功能不全、甲状腺功能不全及原发性卵巢功能衰竭患者。

【不良反应】

（1）主要为卵巢过度刺激综合征，表现为下腹不适或胀感、腹痛、恶心、呕吐、卵巢增大，严重者可致胸闷、气急、尿量减少、胸腔积液、腹水，甚至卵泡囊肿破裂出血等。

（2）多胎妊娠和早产。

六、甲状旁腺疾病治疗药物

降 钙 素

【适应证】

（1）骨质疏松症早期和晚期绝经后骨质疏松，为防止骨质进行性丢失，应根据个体的需要给予足量的钙和维生素 D。

（2）变形性骨炎。

（3）高钙血症和高钙血症危象。

（4）痛性神经营养不良症。

【注意事项】

（1）妊娠和哺乳期妇女不宜使用。

（2）部分患者在用药中会出现抗体而对治疗产生抵抗性。

（3）鼻炎可加强鼻喷剂的吸收。

（4）鼻喷剂的全身不良反应少于针剂。

（5）可疑对本品或蛋白质过敏者，用药前需做皮试。

【禁忌证】对本品过敏者、14 岁以下儿童禁用。

【不良反应】常见面色潮红、头晕、头痛、面部及耳部刺痛、手足刺痛、腹泻、恶心、呕吐、胃痛、过敏、皮疹、荨麻疹、注射部位红肿及胀痛；少见尿频、高血压、视觉障碍；偶见 AST 及 ALT 异常、耳鸣、抽搐、低钠血症、出汗、哮喘发作；极少见过敏反应、皮疹、寒战、胸闷、鼻塞、呼吸困难、血糖升高。

阿法骨化醇

【适应证】

（1）佝偻病和软骨病。

（2）肾性骨病。

（3）骨质疏松症。

（4）甲状旁腺功能减退症。

【注意事项】见骨化三醇。

【不良反应】见骨化三醇。

【禁忌证】对维生素 D 及其类似物过敏、具有高钙血症、有维生素 D 中毒征象者禁用。

第六节　血液及造血系统药物

一、贫血及其治疗药物

复方硫酸亚铁叶酸片

【适应证】缺铁性贫血。

【注意事项】

（1）下列情况应慎用：酒精中毒、肝炎、急性感染、肠道炎症、胰腺炎、消化性溃疡。

（2）用药期间应定期做下列检查，以观察治疗反应：血红蛋白测定、网织红细胞计数、血清铁蛋白测定。

（3）本品禁止与下列药物合用：碳酸氢钠、磷酸盐类、茶及含鞣酸的药物、四环素类药物。

（4）贫血纠正后，不宜长期服用，否则可引起铁负荷过度。

【禁忌证】

（1）对本品过敏者禁用。

（2）肝肾功能严重损害，尤其是伴有未经治疗的尿路感染者禁用。

（3）铁负荷过高、血色病或含铁血黄素沉着症患者禁用。

（4）非缺铁性贫血（如地中海贫血）患者禁用。

【不良反应】个别患者有轻度胃肠道反应，如恶心、呕吐、胃痛、腹泻、铁锈味等。

蛋白琥珀酸铁

【适应证】用于治疗缺铁性贫血，包括由于铁摄入量不足或吸收障碍、慢性失血以及妊娠与哺乳期引起的缺铁性贫血。

【注意事项】过敏体质者慎用。本品与四环素类药物同服，可妨碍铁的吸收。维生素C与本品同服，有利于本品吸收，而与制酸剂同服用可降低铁质的吸收。

【禁忌证】含铁血黄素沉着、血色素沉着、再生障碍性贫血、溶血性贫血、铁利用障碍性贫血、慢性胰腺炎和肝硬化患者禁用。对本品过敏者禁用。

【不良反应】如腹泻、结肠痉挛、恶心、呕吐、上腹部疼痛等。

琥珀酸亚铁

【适应证】缺铁性贫血的预防及治疗。

【注意事项】酒精中毒、肝炎、急性感染、肠道炎症、胰腺炎等患者慎用；勿与浓茶同服；服药后可使大便变黑；用药期间应定期作下列检查，以观察治疗反应：血红蛋白测定；网织红细胞计数；血清铁蛋白测定。

【禁忌证】对铁过敏者及非缺铁性贫血者；肝肾功能严重损害者；胃与十二指肠溃疡，溃疡性结肠炎者。

【不良反应】如恶心、呕吐、上腹疼痛、便秘。

叶　酸

【适应证】各种原因引起的叶酸缺乏及由叶酸缺乏所致的巨幼细胞贫血；小剂量用于妊娠期妇女预防胎儿神经管畸形。

【注意事项】

（1）诊断明确后再用药。若为试验性治疗，应口服生理剂量，每日 0.5mg。

（2）恶性贫血及只有维生素 B_{12} 缺乏者不能单独用叶酸治疗。

（3）叶酸一般不用维持治疗，除非是吸收不良的患者。

【禁忌证】非叶酸缺乏的贫血或诊断不明的贫血，对叶酸及其代谢物过敏者。

【不良反应】偶见过敏反应。长期用药可出现畏食、恶心、腹胀等胃肠症状。大量服用时，可使尿呈黄色。

亚叶酸钙

【适应证】适用于叶酸拮抗药（如甲氨蝶呤）的解毒药；各种原因引起的叶酸缺乏，由叶酸缺乏所致的巨幼细胞贫血；当口服叶酸疗效果不佳时。

【注意事项】

（1）应用本品解救叶酸拮抗药时应进行有关的实验室监测。

（2）根据甲氨蝶呤浓度调节其剂量。

【禁忌证】不宜单独用于维生素 B_{12} 缺乏的巨幼细胞贫血或诊断不明的贫血患者。

【不良反应】偶见皮疹、荨麻疹或哮喘等过敏反应。

维生素 B_{12}

【适应证】

（1）维生素 B_{12} 缺乏所致的巨幼细胞贫血的治疗。

（2）神经炎的辅助治疗。

（3）用于维生素 B_{12} 的补充。

【注意事项】

（1）可致过敏反应，甚至过敏性休克，不宜滥用。

（2）有条件时，用药过程中应监测血中维生素 B_{12} 浓度。

（3）治疗巨细胞贫血，在起始 48h，应监测血钾水平，以防止低钾血症。

（4）对恶性贫血者（内因子缺乏）口服本品无效，须采用肌内注射给药。

【禁忌证】对维生素 B_{12} 有过敏史者禁用。有家族遗传性球后视神经炎及弱视症者禁用。

【不良反应】可见低血压、高尿酸血症。少见暂时轻度腹泻，罕见过敏性休克。

重组人促红素

【适应证】适用于治疗肾衰竭患者的贫血、非肾性贫血（如恶性肿瘤、免疫疾病、艾滋病）；早产儿伴随的贫血，以及外科手术前自体贮血等。

【注意事项】

（1）卟啉病者慎用。

（2）在用 rhEPO 前，患者的高血压应得到控制。

（3）血清 EPO > 500mU/ml 者一般无治疗反应。

（4）对肾性贫血患者须监测血细胞比容（目标为30% ～ 36%），如增加过快（2周内超过4%），应减少 rhEPO 的用量。

（5）治疗过程中应定期监测血清铁与转铁蛋白饱和度及叶酸，如有缺乏应及时补充。

（6）妊娠及哺乳期妇女尚不清楚，不宜使用。

【禁忌证】

（1）难以控制的高血压患者禁用。

（2）对本品过敏者禁用。

【不良反应】静脉给药约 10% 患者可出现自限性的流感样症状。偶有轻微的皮疹和荨麻疹。慢性肾衰竭患者在治疗早期，当血细胞比容（HCT）上升过快时，可出现血压升高及癫痫发作。

二、白细胞减少症治疗药物

重组人粒细胞集落刺激因子

【适应证】

（1）癌症化疗等原因导致中性粒细胞减少症。

（2）癌症患者使用骨髓抑制性化疗药物时，注射本品有助于预防中性粒细胞减少症的发生，减轻中性粒细胞减少的程度，缩短粒细胞缺乏症的持续时间，加速粒细胞数的恢复，从而减少合并感染发热的危险性。

（3）促进骨髓移植后的中性粒细胞数升高。

（4）其他包括：骨髓发育不良综合征引起的中性粒细胞减少症、再生障碍性贫血，特发性中性粒细胞减少症、骨髓增生异常综合征伴中性粒细胞减少症。

【注意事项】

（1）本品应在化疗药物给药结束后24～48h开始使用。

（2）妊娠或哺乳期妇女一般不建议应用，哺乳期妇女用药前应停止哺乳。

（3）老年人慎用。

（4）儿童慎用，并给予适当监测；对新生儿和婴幼儿的安全性尚未确定，建议不用。

（5）下列情况慎用：髓性白血病而不伴有白细胞严重低下的患者；镰状红细胞性贫血病患者。

（6）使用本品过程中应定期每周监测血象至少2次，特别是中性粒细胞数目变化的情况。

（7）应用本品有发生脾破裂的病例报道，故需要监测脾的大小。

【禁忌证】

（1）对本品及对大肠埃希菌表达的其他制剂过敏者。

（2）严重肝、肾、心、肺功能障碍者。

（3）骨髓中幼稚细胞未显著减少的髓性白血病及外周血中存在骨髓幼稚细胞的髓性白血病患者。

【不良反应】

（1）肌肉骨骼系统：有时肌肉酸痛、骨痛、腰痛、胸痛。

（2）消化系统：胃肠道紊乱（厌食、恶心、呕吐及腹泻等），肝AST及ALT升高。

（3）其他：发热、头痛、乏力、皮疹、脱发、碱性磷酸酶和乳酸脱氢酶升高、注射部位反应及白细胞增多。

（4）极少数患者会出现休克、间质性肺炎、成人呼吸窘迫综合征、幼稚细胞增加。

（5）长期用药有时出现脾大，大多数患者经影像学检查才发现。

三、止血与凝血异常性疾病的治疗药物

冻干人纤维蛋白原

【适应证】

（1）先天性纤维蛋白原减少或缺乏症。

（2）获得性纤维蛋白原减少症：严重肝脏损伤；肝硬化；弥散性血管内凝血；产后大出血和因大手术、外伤或内出血等引起的纤维蛋白原缺乏而造成的凝血障碍。

【注意事项】本品专供静脉输注。溶解后为澄清略带乳光的溶液，允许有少量细小的蛋白颗粒存在，为此用于输注的输血器应带有滤网装置，但如发现有大量或大块不溶物时，不可使用。

【禁忌证】在严格控制适应证的情况下，无已知禁忌证。

【不良反应】少数过敏体质患者会出现过敏反应。

重组人血小板生成素

【适应证】适用于治疗实体瘤化疗后所致的血小板减少症。

【注意事项】

（1）本品适用对象为血小板 $< 50 \times 10^9/L$ 的患者。

（2）本品应在化疗结束后 $6 \sim 24h$ 开始使用。

（3）使用本品过程中应定期检查血常规，一般应隔日1次，密切注意外周血小板计数的变化，血小板计数达到所需指标时，应及时停药。

【禁忌证】对本品成分过敏者；严重心、脑血管疾病者；患有其他血液高凝状态疾病者，近期发生血栓病者；合并严重感染者，宜控制感染后再使用本品。

【不良反应】发热、肌肉酸痛、头晕等。

维生素 K_1

【适应证】用于维生素 K 缺乏引起的出血，如梗阻性黄疸、胆瘘、慢性腹泻等所致出血，香豆素类、水杨酸钠等所致的低凝血酶原血症，新生儿出血以及长期应用

广谱抗生素所致的体内维生素 K 缺乏。

【注意事项】

（1）对肝素引起的出血倾向无效。

（2）静脉注射宜缓慢，给药速度不应超过 1mg/min。

（3）对严重梗阻性黄疸、小肠吸收不良所致腹泻者等，不宜使用。

【禁忌证】肝病患者或肝功能不良者禁用。

【不良反应】静脉注射偶可发生过敏样反应，速度过快可出现面色潮红、出汗、支气管痉挛心动过速、低血压等，曾有因快速静脉注射致死的报道；肌内注射可引起局部红肿和疼痛；新生儿可能出现高胆红素血症、黄疸和溶血性贫血。

鱼精蛋白

【适应证】用于因注射肝素过量所引起的出血。

【注意事项】

（1）本品易破坏，口服无效。禁与碱性物质接触。

（2）静脉注射速度过快可致热感、皮肤发红、低血压、心动过缓等。

（3）对鱼类过敏者应用时应注意。

【禁忌证】对本品过敏者禁用。

【不良反应】可见心动过缓、胸闷、呼吸困难及血压降低；肺动脉高压或高血压；恶心、呕吐、面色潮红、潮热及倦怠；极个别对鱼类食物过敏患者发生过敏反应；用鱼精蛋白锌胰岛素患者偶可发生严重过敏反应；可加重心脏手术体外循环所致的血小板减少。

巴曲酶

【适应证】用于需减少流血或用于止血的各种医疗情况，如外科、内科、妇产科、眼科、耳鼻喉科、口腔科等临床科室的出血及出血性疾病；也可用来预防出血，如手术前用药，可避免或减少手术部位及手术后出血。

【注意事项】

（1）弥散性血管内凝血及血液病所致的出血不宜使用。

（2）血中缺乏血小板或某些凝血因子时，宜在补充血小板或缺乏的凝血因子、或输注新鲜血液的基础上应用。

（3）在原发性纤溶系统亢进的情况下宜与抗纤溶酶的药物合用。

（4）防止用药过量，否则其止血作用会降低。

（5）用药期间应监测患者的出、凝血时间。

（6）巴曲酶含有两种有效成分：矛头蝮蛇巴曲酶和磷脂依赖性凝血因子 X 激活酶。妊娠期妇女不宜使用。

【禁忌证】

（1）对本药或同类药物过敏者禁用。

（2）有血栓病史者禁用。

【不良反应】偶见过敏样反应。

凝血酶原复合物

【适应证】预防和治疗因凝血因子 II、VII、IX、X 缺乏导致的出血，如乙型血友病、严重肝病及弥散性血管内凝血（DIC）等；用于逆转抗凝药如双香豆素类及茚满二酮等诱导的出血；预防和治疗已产生因子 VIII 抑制性抗体的甲型血友病患者。

【注意事项】

（1）除肝病出血患者外，一般在用药前应确诊患者是缺乏凝血因子 II、VII、IX、X 方能对症下药。

（2）婴幼儿易发生血栓性合并症，应慎用。

（3）用药期间应定期进行活化部分凝血活酶时间、纤维蛋白原、血小板及凝血酶原时间监测，以早期发现血管内凝血等合并症。

（4）乙型血友病用药期间应每日检测因子 IX 血浆浓度，并据此调整用量。

（5）近期接受外科手术者应权衡利弊，斟酌使用。

（6）妊娠及哺乳期妇女慎用。

（7）肝病患者应权衡利弊，斟酌使用。

【不良反应】少数患者会出现面色潮红、眼睑水肿、皮疹及呼吸急促等过敏反应，严重者甚至血压下降或过敏性休克；偶可伴发血栓形成；快速滴注可出现发热、寒战、头痛、潮红、恶心、呕吐及气短；A、B、或 AB 血型患者大量输注时，偶可发生溶血。

人凝血因子 VIII

【适应证】防治甲型血友病和获得性因子 VIII 缺乏症伴发的出血（包括该类患者手术中及手术后出血）。其冷沉淀物亦可用于治疗血管性血友病、低纤维蛋白原血症及因子 VIII 缺乏症。并可作为纤维蛋白原的来源用于弥散性血管内凝血。

【注意事项】对蛋白过敏者可能发生过敏反应；用药过程中定期作抗体测定和定

期监测血浆因子Ⅷ浓度；大量或多次使用时监测血细胞比容；用药前及给药中监测脉搏；使用猪血浆纯化的因子Ⅷ时，监测血小板计数。

【不良反应】可能出现过敏反应，严重者血压下降及休克；由纯化猪血浆制备的产品可引起血小板减少及出血；注射局部烧灼感或炎症；偶见头晕、疲乏、口干、鼻出血、恶心及呕吐等；A、B、或 AB 血型患者大量输注时偶见溶血；有高纤维蛋白原血症或血栓形成的报道。

肝 素

【适应证】用于防治血栓形成或栓塞性疾病（如心肌梗死，血栓性静脉炎，肺栓塞等），各种原因引起的弥散性血管内凝血，血液透析、体外循环、导管术、微血管手术等操作中及某些血液标本或器械的抗凝处理。

【注意事项】

（1）以下情况慎用：有过敏性疾病及哮喘病史，要进行易致出血的操作（如口腔手术等）者，已口服足量的抗凝血药者，月经量过多者，肝、肾功能不全；出血性器质性病变；视网膜血管疾患；妊娠期妇女。

（2）不可肌内注射给药。

（3）用药期间定期检测凝血时间，避免肌内注射其他药物。

【禁忌证】对本品过敏；有自发出血倾向者；血液凝固迟缓者（如血友病，紫癜，血小板减少）；外伤或术后渗血；先兆流产或产后出血者；亚急性感染性心内膜炎；海绵窦细菌性血栓形成；胃、十二指肠溃疡；严重肝肾功能不全；重症高血压；胆囊疾患及黄疸。

【不良反应】自发性出血倾向：有黏膜、伤口、牙龈渗血，皮肤瘀斑或紫癜，月经量过多等；严重时有内出血征象、麻痹性肠梗阻、咯血、呕血、血尿、血便及持续性头痛；偶见过敏反应，逾量甚至可使心脏停搏。肌内注射可引起局部血肿，静脉注射可致短暂血小板减少症（肝素诱导血小板减少症）；长期使用有时反可形成血栓；ALT、AST 升高。

华 法 林

【适应证】用于预防及治疗深静脉血栓及肺栓塞，预防心肌梗死后血栓栓塞并发症（卒中或体循环栓塞），预防心房颤动、心瓣膜疾病或人工瓣膜置换术后引起的血栓栓塞并发症（卒中或体循环栓塞）。

【注意事项】

（1）少量华法林可由乳汁分泌，常规剂量对婴儿影响较小。

（2）老年人及妇女经期慎用。

（3）严格掌握适应证，在无凝血酶原测定的条件时，切不可滥用本品。

（4）本品个体差异较大，治疗期间应严密观察病情及出血，并依据凝血酶原时间、INR 值调整用量，理想的应维持 INR 在 2～3 之间。

（5）严重出血可静脉注射维生素 K，必要时可输全血、血浆或凝血酶原复合物。

（6）本品起效缓慢，如需快速抗凝，先用肝素治疗后，开始华法林和肝素同时延续肝素最少 5～7d 直至 INR 在目标范围内 2d 以上，才可停用肝素。

【禁忌证】肝肾功能不全；未经治疗或不能控制的高血压；近期手术者；中枢神经系统或眼部手术；凝血功能障碍；最近颅内出血；活动性溃疡；感染性心内膜炎、心包炎或心包积液；活动性溃疡；外伤；先兆流产；妊娠期妇女。

【不良反应】出血；早期表现有瘀斑、紫癜、牙龈出血、鼻出血、伤口出血经久不愈、月经量过多等；肠壁血肿可致亚急性肠梗阻、硬膜下颅内血肿和穿刺部位血肿；偶见恶心、呕吐、腹泻、瘙痒性皮疹、过敏反应及皮肤坏死；罕见双侧乳房坏死、微血管病或溶血性贫血以及大范围皮肤坏疽。

四、抗血小板药

阿司匹林

【适应证】抑制下列情况下的血小板黏附和聚集：不稳定型心绞痛，急性心肌梗死，动脉血管术后，预防大脑一过性血流减少。也用于解热镇痛（常用于感冒、流感及各种原因的发热、头痛、牙痛、月经痛、神经痛、肌肉痛、术后钝痛等）抗炎、抗风湿（急性风湿热、风湿性关节炎和类风湿关节炎）。

【注意事项】

（1）交叉过敏：对本药过敏也可能对其他非甾体抗炎药过敏。

（2）严重的肝功能障碍患者慎用，肝功能减退时可加重肝毒性反应，加重出血倾向，肝功能不全和肝硬化患者易出现肾不良反应。

（3）肾损害时慎用，肾衰竭时可有加重肾毒性的危险。

（4）本品易于通过胎盘屏障。动物实验在妊娠头 3 个月应用本品可致畸胎，在妊娠后 3 个月长期大量应用本品可使妊娠期延长，有增加过期产综合征及产前出血的危险。在妊娠的最后 2 周应用，可增加胎儿出血或新生儿出血的危险，在妊娠晚期长期用药也有可能使胎儿动脉导管收缩或早期闭锁，导致新生儿持续性肺动脉高压及心力衰竭。

（5）本品可在乳汁中排泄，长期大剂量用药时婴儿有可能产生不良反应。

（6）下列情况慎用：对其他镇痛药、抗炎药或抗风湿药过敏；花粉性鼻炎、鼻息肉或慢性呼吸道感染（特别是过敏性症状）者；同时使用抗凝药物（低剂量肝素治疗除外）；支气管哮喘；慢性或复发性胃或十二指肠病变；肾损害；严重的肝功能障碍；葡萄糖 -6- 磷酸脱氢酶缺陷者（偶见引起溶血性贫血）；痛风（可影响排尿酸药的作用，小剂量时可能引起尿酸滞留）。

（7）儿童或青少年服用可能发生少见但致命的 Reye 综合征。

（8）老年患者肾功能下降时容易出现不良反应。

【禁忌证】对本品或含水杨酸的物质过敏，胃十二指肠溃疡，出血倾向（出血体质）患者禁用。

【不良反应】

（1）消化系统：恶心、呕吐、上腹部不适、疼痛、溃疡、胃肠出血、ALT 及 AST 升高。

（2）血液系统：凝血酶原减少、凝血时间延长、贫血、粒细胞减少、血小板减少、出血倾向。

（3）中枢神经系统：头晕、头痛、耳鸣、听力下降、精神障碍等。

（4）呼吸系统：呼吸困难（阿司匹林哮喘）、鼻息肉、肺水肿。

（5）内分泌系统：血尿酸增高。

（6）皮肤：过敏、味觉异常、脱发、皮疹。

（7）水杨酸中毒。

氯吡格雷

【适应证】用于心肌梗死（从几天到小于 35d），缺血性脑卒中（从 7d 到小于 6 个月），确诊的外周动脉性疾病，急性冠脉综合征。

【注意事项】

（1）肾功能不全时不需要调整剂量，但经验有限，需慎用。

（2）妊娠期间避免使用。

（3）下列情况慎用：创伤、外科手术或其他病理状态使出血危险性增加者，接受阿司匹林、非甾体抗炎药、肝素、血小板糖蛋白Ⅱb/Ⅲa 抑制剂与规格或溶栓药物治疗者，出血性疾病（尤其是胃肠及眼内疾病）者。

（4）用药期间监测异常的出血情况、白细胞和血小板计数。择期手术且无须抗血小板治疗者，术前1周停用本药。

【禁忌证】对本品过敏，严重肝功损害患者，活动性病理性出血（如活动性消化性溃疡或颅内出血）患者、哺乳期妇女禁用。

【不良反应】偶见胃肠道反应（腹痛、消化不良、便秘或腹泻）、皮疹、皮肤黏膜出血；罕见白细胞减少和粒细胞缺乏。

双嘧达莫

【适应证】用于缺血性心脏病，血栓栓塞性疾病，诊断心肌缺血的药物实验（注射剂）。

【注意事项】

（1）未在孕妇中做适当的对照研究，仅当确有必要方可用于孕妇。

（2）下列情况慎用：低血压患者，有出血倾向者，哺乳期妇女。

（3）严重冠脉病变患者使用后缺血可能加重（窃血现象）。

（4）与肝素合用可能引起出血倾向。

（5）不宜与葡萄糖以外的其他药物混合注射。

【禁忌证】对本品过敏者禁用。

【不良反应】胃肠道反应、头痛、眩晕、疲劳、皮疹、潮红。

西洛他唑

【适应证】用于由动脉粥样硬化、大动脉炎、血栓闭塞性脉管炎、糖尿病所致的慢性动脉闭塞症；改善肢体缺血所引起的慢性溃疡、疼痛、发冷及间歇跛行及上述疾病的外科治疗后的补充治疗，协助缓解症状、改善循环及抑制移植血管内血栓形成。

【注意事项】

（1）下列情况慎用：已服用口服抗凝药及抗血小板药，严重肝肾功能不全，严重合并症（如恶性肿瘤），白细胞减少，过敏体质。

（2）本品有升高血压的作用，服药期间应加强原有抗高血压的治疗。

【禁忌证】出血性疾病患者，妊娠和哺乳期妇女。

【不良反应】常见头痛、头晕、心悸等、个别患者血压偏高；腹胀、恶心、呕吐、胃不适、腹痛等；少见肝功能异常、尿频、尿素氮、肌酐及尿酸值异常；过敏（皮疹、瘙痒）；偶见白细胞减少、皮下出血、消化道出血、鼻出血、血尿、眼底出血等。

奥扎格雷

【适应证】用于治疗急性血栓性脑梗死和脑梗死所伴随的运动障碍。

【注意事项】

（1）避免与含钙注射液混合使用。

（2）妊娠期妇女慎用。

【禁忌证】出血性脑梗死或大面积脑梗死深昏迷，严重心、肺、肝、肾功能不全，血液病或出血倾向，严重高血压（收缩压 $\geqslant$ 200mmHg），对本品过敏。

【不良反应】常见胃肠道反应，过敏反应。少见 GPT、BUN 升高，血小板减少。

五、纤维蛋白溶解药

尿 激 酶

【适应证】用于血栓栓塞性疾病的溶栓治疗（包括急性广泛性肺栓塞、胸痛 6～12h 的冠状动脉栓塞和心肌梗死、症状短于 3～6h 的急性期脑血管栓塞、视网膜动脉栓塞和其他外周动脉栓塞症状严重的髂 - 股静脉血栓形成者）；人工心瓣手术后预防血栓形成；保持血管插管和胸腔及心包腔引流管的通畅。

【注意事项】

（1）下列情况应权衡利弊后慎用：近 10d 内分娩、进行过组织活检、静脉穿刺、大手术的患者及严重胃肠道出血患者；极有可能出现左心血栓者（如二尖瓣狭窄伴心房颤动）；亚急性感染性心内膜炎患者；继发于肝肾疾病而有出血倾向或凝血障碍者；妊娠及哺乳期妇女；脑血管病患者；糖尿病性出血性视网膜病者。

（2）溶栓的疗效均需后继的肝素抗凝加以维持。

（3）应用本品前，应对患者进行血细胞比容、血小板计数、凝血酶时间（TT）、凝血酶原时间（PT）、激活的部分凝血活酶时间（APTT）及优球蛋白溶解时间（ELT）的测定。TT 和 APTT 应小于 2 倍延长的范围内。

（4）用药期间应密切观察患者反应，如脉率、体温、呼吸频率和血压、出血倾向等，至少每 4h 记录 1 次。

（5）静脉给药时，要求穿刺一次成功，以避免局部出血或血肿。

（6）动脉穿刺给药时，给药结束应在穿刺局部加压至少 30min，并用无菌绷带和敷料加压包扎，以免出血。

【禁忌证】急性内脏出血，急性颅内出血，陈旧性脑梗死，近2个月内进行过颅内或脊髓内外科手术，颅内肿瘤，动静脉畸形或动脉瘤，血液凝固异常、严重难控制的高血压患者，主动脉夹层，感染性心内膜炎患者禁用。相对禁忌证包括延长的心肺复苏术，严重高血压，近4周内的外伤，3周内手术或组织穿刺，分娩后10d，活动性溃疡病，重症肝病。

【不良反应】常见出血；其他有头痛、恶心、呕吐、食欲缺乏；少见有发热、过敏等。

第七节　泌尿系统疾病用药

复方氨基酸注射液（9AA）

【适应证】用于急性和慢性肾功能不全患者的肠道外支持；大手术、外伤或脓毒血症引起的严重肾衰竭以及急性和慢性肾衰竭。

【注意事项】

（1）用药期间，应定期检查血糖、血清蛋白、肾功能、肝功能、电解质、二氧化碳结合力、血钙、血磷，必要时检查血镁和血氨。

（2）滴速不超过每分钟15滴。

复方 α- 酮酸片

【适应证】配合低蛋白饮食，预防和治疗因慢性肾功能不全造成的蛋白质代谢失调引起的损害。

【注意事项】本品宜在用餐时服用。用药期间定期监测血钙水平，并且注意调整用量。

【禁忌证】高钙血症和氨基酸代谢紊乱者、遗传性苯丙酮尿患者禁用。

【不良反应】高钙血症，上、中腹饱满。

托特罗定

【适应证】用于因膀胱过度兴奋引起的尿频、尿急或紧迫性尿失禁症状的治疗。

【注意事项】

（1）肾功能低下者、自主神经疾病患者、裂孔疝患者、膀胱出口梗阻和胃肠道梗阻者慎用。

（2）肝功能明显低下的患者，每次剂量不得超过 1mg。

（3）孕妇、哺乳期妇女不宜服用本品。

【禁忌证】

（1）尿潴留、胃滞纳、未经控制的角窄型青光眼患者禁用。

（2）已证实对本品有过敏反应者禁用。

（3）重症肌无力、严重的溃疡性结肠炎、中毒性巨结肠患者禁用。

【不良反应】口干、消化不良、便秘、腹痛、胀气、呕吐、头痛、眼干燥症、皮肤干燥、思睡、神经质、胸痛、过敏反应、尿闭、精神障碍。

黄酮哌酯

【适应证】用于下列疾病引起的尿频、尿急、尿痛、排尿困难以及尿失禁等症状：①下尿路感染性疾病（膀胱炎、前列腺炎、尿道炎等）。②下尿路梗阻性疾病（早、中期前列腺增生，痉挛性、功能性尿道狭窄）。③下尿路器械检查后或手术后（前列腺摘除术、尿道扩张、膀胱镜内手术）。④尿道综合征。⑤急迫性尿失禁。

【注意事项】

（1）12 岁以下儿童不宜使用。

（2）下列情况慎用：孕妇、青光眼、白内障及残余尿量较多者。

（3）勿与大量维生素 C 或钾盐合用。

【禁忌证】胃肠道梗阻或出血、贲门失弛缓症、尿道阻塞失代偿者、有神经精神症状者及心肝肾功能严重受损者、司机及高空作业人员。

【不良反应】偶见恶心、呕吐、嗜睡、口干、视物模糊和调节麻痹、眼压增高、排尿困难、心动过速、心悸等。

多沙唑嗪

【适应证】用于高血压、良性前列腺增生的治疗。

【注意事项】

（1）肝功能不全者、妊娠及哺乳期妇女慎用。

（2）使用本品后可能出现头晕、疲劳（特别是刚治疗开始时）、嗜睡，可能导致反应能力下降，从事驾驶或机械操作者应谨慎。

（3）本药首次服用、加量或停药数日后再次用药常会出现明显的直立效应。

（4）在治疗良性前列腺增生前，应先排除前列腺癌。

【禁忌证】已知对喹唑啉类或本品的任何成分过敏者、近期发生心肌梗死者、已接受本品者（发生心肌梗死）下应针对个体情况决定其梗死后治疗。有胃肠道梗阻、食管梗阻或任何程度胃肠道腔径缩窄病史者禁用。

【不良反应】常见直立性低血压、头晕、乏力、外周性水肿、呼吸困难、头痛、全身不适、虚弱、嗜睡、腹痛、腹泻、恶心、呕吐、胃肠炎、口干、背痛、胸痛、心悸、心动过速、肌痛、支气管炎、咳嗽、瘙痒、尿失禁、膀胱炎及鼻炎、阴茎异常勃起、阳痿、皮疹、血小板减少症、紫癜、鼻出血、白细胞减少、血尿、胆汁淤积、黄疸、肝功能异常及视物模糊。

第八节　抗变态反应用药

苯海拉明

【适应证】

（1）急性重症过敏反应，可减轻输血或血浆所致的过敏反应。

（2）手术后药物引起的恶心、呕吐。

（3）帕金森病和锥体外系症状。

（4）牙科局部麻醉，当患者对常用的局部麻醉药高度过敏时，1%苯海拉明液可作为牙科用局部麻醉药。

（5）其他过敏反应病，不宜口服用药者。

【注意事项】

（1）对其他乙醇胺类高度过敏者，对本品也可能过敏。

（2）肾衰竭时，给药的间隔时间应延长。

（3）有下列情况慎用：幽门十二指肠梗阻、消化性溃疡所致幽门狭窄、膀胱颈狭窄、甲状腺功能亢进症、心血管病、高血压以及下呼吸道感染（包括哮喘）。

（4）本品的镇吐作用可给某些疾病的诊断造成困难。

【禁忌证】对本品过敏或对其他乙醇胺类药物高度过敏者；妊娠及哺乳期妇女、新生儿、早产儿、重症肌无力者；驾驶车船、从事高空作业、机械作业者工作期间禁用。

【不良反应】常见中枢神经抑制作用、共济失调、恶心、呕吐、食欲减退等；少见气急、胸闷、咳嗽、肌张力障碍等；有报道给药后可发生牙关紧闭并伴喉痉挛；偶可引起皮疹、粒细胞减少、贫血及心律失常。

氯苯那敏

【适应证】

（1）皮肤过敏症如荨麻疹、湿疹、皮炎、药疹、皮肤瘙痒症、神经性皮炎、虫咬症、日旋旋光性皮炎。

（2）过敏性鼻炎。

（3）药物和食物过敏。

【注意事项】

（1）过敏体质者慎用。

（2）有下列情况慎用：妊娠及哺乳期妇女、膀胱颈梗阻、幽门十二指肠梗阻、甲状腺功能亢进症、青光眼、消化性溃疡、高血压、前列腺肥大。

（3）新生儿、早产儿不宜使用。

（4）老年人较敏感，应适当减量。

【禁忌证】对本品过敏者，高空作业者、车辆驾驶人员、机械操作人员工作时间禁用。

【不良反应】主要有嗜睡、口渴、多尿、咽喉痛、困倦、虚弱感、心悸、皮肤瘀斑、出血倾向。

异 丙 嗪

【适应证】

（1）皮肤黏膜过敏。

（2）晕动病。

（3）用于麻醉和手术前后的镇静、催眠、镇痛、镇吐。

（4）防治放射病性或药源性恶心、呕吐。

【注意事项】

（1）对吩噻嗪类药高度过敏者对本品也过敏。

（2）妊娠期妇女临产前1～2周应停药，以免诱发婴儿的黄疸和锥体外系症状。

（3）下列情况应慎用：肝功能不全和各类肝病患者、肾衰竭、急性哮喘、膀胱颈部梗阻、骨髓抑制、心血管疾病、昏迷、闭角型青光眼、高血压、胃溃疡、前列腺肥大症状明显者、幽门或十二指肠梗阻、呼吸系统疾病（尤其是儿童服用本品后痰液黏稠、影响排痰、并可抑制咳嗽反射）、癫痫患者（注射给药时可增加抽搐的严重程度）、黄疸、Reye综合征（异丙嗪所致的锥体外系症状易与Reye综合征混淆）、哺乳期妇女。

（4）小于3个月的婴儿体内药物代谢酶不足，不宜应用本品。还可能引起肾功能不全。新生儿或早产儿、患急性病或脱水的小儿及患急性感染的儿童，注射异丙嗪后易发生肌张力障碍。

（5）老年患者易发生头晕、呆滞、精神错乱、低血压，锥体外系症状，特别是帕金森病、不能静坐和持续性运动障碍，用量大或胃肠道外给药时更易发生。

（6）应用异丙嗪时，应特别注意有无肠梗阻，或药物的过量、中毒等问题，因其症状体征可被异丙嗪的镇吐作用所掩盖。

【禁忌证】禁用于新生儿、早产儿和婴儿、临产前1～2周妊娠期妇女。

【不良反应】常见嗜睡，视力模糊或色盲（轻度）、眩晕、口鼻咽干燥、耳鸣、皮疹、胃痛或胃部不适感、反应迟钝（儿童多见）、低血压、恶心或呕吐，甚至出现黄疸。还可增加皮肤光敏性、噩梦、易兴奋、易激动、幻觉、中毒性谵妄，儿童易发生锥体外系反应。少见血压增高，白细胞减少、粒细胞减少症及再生障碍性贫血。

西替利嗪

【适应证】
（1）季节性或常年性过敏性鼻炎。
（2）由过敏引起的荨麻疹及皮肤瘙痒。

【注意事项】
（1）肾功能损害者用量应减半。
（2）司机、操作机器或高空作业人员慎用。

【禁忌证】对本品过敏者，酒后，妊娠期及哺乳期妇女。

【不良反应】不良反应轻微且多为一过性，有困倦、嗜睡、头痛、眩晕、激动、口干及胃肠道不适等；偶有 AST 及 ALT 轻度升高。

左西替利嗪

【适应证】季节性过敏性鼻炎、常年性过敏性鼻炎、慢性特发性荨麻疹、过敏性结膜炎。

【注意事项】
（1）中重度肾功能损害患者应调整用法与用量。
（2）妊娠及哺乳期妇女、老年人、6岁以下儿童慎用。

（3）合并服用乙醇或其他中枢神经系统抑制药可能导致其警戒性降低和操作能力削弱，从事驾车和操作机器等高警觉性工作的患者慎用。

【禁忌证】对本品任何成分过敏者或对哌嗪类衍生物过敏者，肾病晚期患者以及伴有特殊遗传性疾病（患有罕见的半乳糖不耐受症、原发性肠乳糖酶缺乏或葡萄糖－乳糖吸收不良）的患者。

【不良反应】常见头痛、嗜睡、口干、疲倦、衰弱、腹痛。少见乏力。罕见过敏反应、呼吸困难、恶心、血管性水肿、瘙痒、荨麻疹、皮疹和体重增加。本品服药过量症状为嗜睡，且无特效的解毒药。

第九节　抗感染药物

一、抗菌药物

（一）青霉素类

青　霉　素

【适应证】适用于敏感细菌所致的各种感染，如脓肿、菌血症、肺炎和心内膜炎等。

【注意事项】

（1）应用前询问有无药物过敏史并进行青霉素皮肤试验，阳性反应者禁用。

（2）对一种青霉素过敏者可能对其他青霉素类药物、青霉胺过敏，有哮喘、湿疹、花粉症、荨麻疹等过敏性疾病患者应慎用。

【禁忌证】有青霉素类药物过敏史或青霉素皮肤试验阳性患者禁用。

【不良反应】

（1）过敏反应：皮疹、白细胞减少、间质性肾炎、哮喘发作、血清病型反应、过敏性休克。

（2）毒性反应：静脉滴注大剂量本品或鞘内给药时，导致抽搐、肌肉阵挛、昏迷及严重精神症状等（青霉素脑病）。

（3）赫氏反应和治疗矛盾。

（4）二重感染，可出现耐青霉素金黄色葡萄球菌、革兰氏阴性杆菌或念珠菌等二重感染。

（5）应用大剂量青霉素钠可因摄入大量钠盐而导致心力衰竭。

苯唑西林

【适应证】

（1）产青霉素酶葡萄球菌感染，包括败血症、心内膜炎、肺炎和皮肤、软组织感染等。

（2）化脓性链球菌或肺炎球菌与耐青霉素葡萄球菌所致的混合感染。

【注意事项】

（1）见青霉素。

（2）新生儿，尤其早产儿应慎用。

【禁忌证】有青霉素类药物过敏史者或青霉素皮肤试验阳性患者禁用。

【不良反应】

（1）过敏反应：见青霉素。

（2）静脉使用偶可产生恶心、呕吐和 AST 及 ALT 升高。

（3）大剂量静脉滴注本品可引起抽搐等中枢神经系统毒性反应。

（4）婴儿大剂量使用本品后出现血尿、蛋白尿和尿毒症。

氟氯西林

【适应证】

（1）葡萄球菌所致的各种周围感染，但对 MRSA 感染无效。

（2）产青霉素酶葡萄球菌所致的各种感染，包括软组织感染、脓肿、疖、痈、蜂窝织炎、创口感染、烧伤、中 / 外耳炎、皮肤移植保护、皮肤溃疡、湿疹、痤疮、手术预防用药。

（3）呼吸道感染如肺炎、脓胸、肺脓肿、鼻窦炎、咽炎及扁桃腺炎。

（4）其他感染如心内膜炎、脑膜炎、败血症、奈瑟菌感染、败血症性流产、产褥感染、骨髓炎。

【注意事项】

（1）与青霉素有交叉过敏反应，应用前须做本品或青霉素过敏试验，过敏者禁用。

（2）传染性单核细胞增多症和淋巴细胞性白血病患者常出现药疹。

（3）青霉素类与头孢菌素类合用可以出现交叉过敏或交叉抗药性。

（4）长期用药偶见导致非敏感细菌过度生长。

（5）由于本品可少量分泌入乳汁，因此有引起婴儿致敏的危险，但这种危险很小。

【禁忌证】对青霉素或本品其他成分过敏者禁用。

【不良反应】

（1）过敏反应，荨麻疹、紫癜、斑疹和斑丘疹等。

（2）偶见胃肠道不良反应如轻度而短暂的恶心、呕吐、腹泻、肝炎和胆汁淤积性黄疸。

（3）食物会干扰本品在胃肠内的吸收，宜空腹口服给药，饭前 1h 为宜。

阿莫西林

【适应证】用于敏感菌（不产 β 内酰胺酶菌株）所致的下列感染：①溶血性链球菌、肺炎链球菌、葡萄球菌或流感嗜血杆菌所致中耳炎、鼻窦炎、咽炎、扁桃体炎等上呼吸道感染。②大肠埃希菌、奇异变形杆菌或粪肠球菌所致的泌尿生殖道感染。③溶血性链球菌、葡萄球菌或大肠埃希菌所致的皮肤软组织感染。④溶血性链球菌、肺炎链球菌、葡萄球菌或流感嗜血杆菌所致急性支气管炎、肺炎等下呼吸道感染。⑤急性单纯性淋病。⑥伤寒、伤寒带菌者及钩端螺旋体病；亦可与克拉霉素、兰索拉唑三联口服用药根除胃、十二指肠幽门螺杆菌。

【注意事项】

（1）青霉素类药物偶可致过敏性休克，尤多见于有青霉素或头孢菌素过敏史的患者。用药前必须详细询问药物过敏史并做青霉素皮肤试验。

（2）传染性单核细胞增多症患者应用本品易发生皮疹，应避免使用。

（3）疗程较长患者应检查肝、肾功能和血常规。

（4）对诊断的干扰：导致采用 Benedit 或 Fehling 试剂的尿糖试验出现假阳性。

（5）下列情况应慎用：①有哮喘、湿疹、花粉症、荨麻疹等过敏性疾病病史者；②老年人和肾功能严重损害者可能需调整剂量。

【禁忌证】对青霉素过敏及青霉素皮肤试验阳性患者禁用。

【不良反应】

（1）恶心、呕吐、腹泻及抗生素相关性肠炎等胃肠道反应。

（2）皮疹、药物热和哮喘等过敏反应。

（3）贫血、血小板减少、嗜酸性粒细胞增多等。

（4）AST 及 ALT 可轻度增高。

（5）由念珠菌或耐药菌引起的二重感染。

（6）偶见兴奋、焦虑、失眠、头晕以及行为异常等中枢神经系统症状。

阿莫西林 - 双氯西林

【适应证】适用于上呼吸道、下呼吸道、皮肤软组织、生殖泌尿道、胃肠道感染等感染。

【不良反应】腹泻、消化不良、恶心、呕吐等。其他很少出现的不良反应有腹部不适、头痛、皮疹、荨麻疹、瘙痒和红斑等。与抗生素有关的假膜性结肠炎也曾有报道。

【禁忌证】青霉素皮试阳性反应者、对青霉素类药物过敏者及传染性单核细胞增多症患者禁用。

【注意事项】

（1）本品为青霉素类药物，使用本品治疗可能会出现严重甚至致命的过敏反应。治疗前需详细询问患者的过敏史。治疗时若出现过敏反应，应停止用药，并采取适当治疗措施。严重过敏反应需紧急处理，如使用肾上腺素、吸氧、静脉注射皮质类固醇及使用导气管等。

（2）对头孢类药物有过敏史患者慎用。

（3）已有报道在使用所有种类青霉素（包括阿莫西林和双氯西林钠）的患者中发生中至重度的假膜性肠炎。使用青霉素的患者发生腹泻时需考虑假膜性肠炎的可能。

（4）治疗期间应注意可能发生的真菌或细菌病原体的重复感染。若出现重复感染（通常为肠杆菌、念珠菌或假单胞菌感染），应停止用药并适当治疗。

（5）尽管青霉素类毒性很低，但长期治疗时建议进行肾、肝和造血功能评价。若肾功能降低，应根据降低程度减少剂量。肝功能异常患者慎用本品。

（6）传染性单核细胞增多症患者使用本品的，斑丘疹发生率增加，故应避免使用本品。

阿莫西林 - 克拉维酸

【适应证】

（1）上呼吸道感染，如鼻窦炎、扁桃体炎、咽炎。

（2）下呼吸道感染，如急性支气管炎、慢性支气管炎急性发作、肺炎、肺脓肿和支气管扩张合并感染。

（3）泌尿系统感染，如膀胱炎、尿道炎、肾盂肾炎、前列腺炎、盆腔炎、淋病奈瑟菌尿路感染。

（4）皮肤和软组织感染，如疖、脓肿、蜂窝织炎、伤口感染、腹内脓毒病等。

（5）其他感染，如中耳炎、骨髓炎、败血症、腹膜炎和手术后感染。

（6）还可用于预防大手术感染，如胃肠、盆腔、头、颈、心脏、肾、关节移植和胆道手术。

【注意事项】

（1）首次使用时，需先进行青霉素皮试。

（2）对头孢菌素类药物过敏者、严重肝功能障碍者、中度或严重肾功能障碍者及有哮喘、湿疹、花粉症、荨麻疹等过敏性疾病史者慎用。

（3）与其他青霉素类和头孢菌素类药物之间有交叉过敏反应。

（4）肾功能减退者应根据血浆肌酐清除率调整剂量或给药间期；血液透析可影响阿莫西林克拉维酸钾中阿莫西林的血药浓度，因此在血液透析过程中及结束时应加用本品1次。

（5）长期或大剂量使用者，应定期检查肝、肾、造血系统功能和检测血清钾或钠。

（6）不能与含有葡萄糖、葡聚糖或酸性碳酸盐的溶液混合。也不可与血制品、含蛋白质的液体（如水解蛋白等）、静脉脂质乳化液混合。也不能与氨基糖苷类抗生素混合。

（7）哺乳期妇女用药：哺乳期妇女慎用或用药期间暂停哺乳。

【禁忌证】青霉素皮试阳性反应者、对本品及其他青霉素类药物过敏者及传染性单核细胞增多症患者禁用。孕妇禁用。

【不良反应】

（1）少数患者可见恶心、呕吐、腹泻等胃肠道反应。

（2）偶见荨麻疹和皮疹（尤易发生于传染性单核细胞增多症者）。

（3）可见过敏性休克、药物热和哮喘等。

（4）偶见 AST 及 ALT 升高、嗜酸性粒细胞增多、白细胞减少及念珠菌或耐药菌引起的双重感染。

（5）个别患者注射部位出现静脉炎。

阿莫西林 - 舒巴坦

【适应证】适用于产酶耐药菌引起的下列感染性疾病：①上呼吸道感染，如耳、鼻、喉部感染，即中耳炎、窦炎、扁桃体炎和咽炎等；②下呼吸道感染，如肺炎、急性支气管炎和慢性支气管炎急性发作，支气管扩张、脓胸、肺脓肿；③泌尿生殖系统感染，如肾盂肾炎、膀胱炎和尿道炎等；④皮肤及软组织感染，如蜂窝织炎、伤口感染、疖病、脓性皮炎和脓疱病、性病、淋病等；⑤盆腔感染，如妇科感染、产后感染等；⑥口腔脓肿，如手术用药等；⑦严重系统感染，如脑膜炎、细菌性心内膜炎、腹膜炎、骨髓炎、伤寒和副伤寒、预防心内膜炎等。

【注意事项】

（1）使用本品前进行青霉素钠皮内敏感试验，阳性反应者禁用。

（2）本品与其他青霉素类药物和头孢菌素类药物之间存在交叉过敏性。

（3）延长疗程时，应不定期检查肝肾功能和血象。淋病患者初诊及治疗三个月后应进行梅毒检查。

（4）孕妇使用时，血浆中的结合雌三醇、雌三醇 - 葡萄糖苷酸、结合雌酮、雌三醇会出现一过性升高。

（5）接受别嘌醇或双硫仑治疗的患者，不宜使用本品。

【禁忌证】对青霉素类药物过敏者禁用。

氨苄西林 - 舒巴坦

【适应证】

（1）敏感细菌所引起的感染，如鼻窦炎、中耳炎、会厌炎、细菌性肺炎等上、下呼吸道感染；肾盂肾炎；腹膜炎、胆囊炎、子宫内膜炎；细菌性菌血症；皮肤、软组织、骨关节感染；淋球菌感染。

（2）围手术期注射本品以降低腹部和盆腔手术后患者伤口感染的发生率。在终止妊娠或行剖宫产手术时，作为预防用药以减少手术后发生脓毒血症的危险。

【注意事项】

（1）应用前仔细询问患者对青霉素类、头孢菌素类抗生素，以及其他过敏原的既往过敏反应史。

（2）用药时应持续观察患者是否存在不敏感微生物，包括真菌过度生长的征象。

（3）在延长治疗期间，应定期检查患者是否存在器官、系统的功能障碍，包括肾、肝和造血系统。这对于新生儿，特别是早产儿和其他婴儿尤其重要。

（4）传染性单核细胞增多症患者接受氨苄西林治疗后可使皮疹的发生率升高。

（5）用前需做青霉素钠皮内敏感试验，阳性反应者禁用。

（6）由于在体外任何氨基青霉素均可使氨基糖苷类抗生素灭活，因此注射用氨苄西林钠舒巴坦钠不应与氨基糖苷类抗生素在同一容器中混合。

（7）注射用氨苄西林钠舒巴坦在葡萄糖或其他含糖溶液中的稳定性较差。

（8）本品不应与血液制品或蛋白质的水解产物混合。

【禁忌证】禁用于对任何青霉素类抗生素有过敏反应史的患者。

【不良反应】

（1）注射部位疼痛，静脉炎。

（2）免疫系统：过敏反应和过敏性休克。

（3）神经系统：罕有报道发生惊厥。

（4）胃肠道：恶心、呕吐、腹泻、小肠结肠炎和抗生素相关性肠炎。

（5）血液和淋巴系统：贫血、溶血性贫血、血小板减小、嗜酸性粒细胞增多和白细胞减少。

（6）肝胆系统：胆红素血症，肝功能异常和黄疸。

（7）皮肤和皮下组织：皮疹、瘙痒和其他皮肤反应，罕有发生 Stevens-Johnson 综合征，表皮坏死和多形性红斑的报道。

（8）肾和泌尿道：罕有发生间质性肾炎的报道。

替卡西林 - 克拉维酸

【适应证】用于各种敏感菌感染：①严重感染，如败血症、菌血症、腹膜炎、腹腔内脓肿、特殊人群（继发于免疫系统抑制或受损）的感染、术后感染、骨及关节感染、皮肤及软组织感染、呼吸道感染、严重的或复杂的泌尿道感染（如：肾盂肾炎）。②耳、鼻、喉感染。

【注意事项】

（1）与青霉素有交叉过敏反应，应用前需做青霉素过敏试验。

（2）在碳酸氢钠溶液中不稳定，不可与血制品或蛋白质水溶液（如水解蛋白或静脉注射脂质乳剂）混合使用。

（3）与氨基糖苷类抗生素合用治疗（包括铜绿假单胞菌感染）时，两种药物应分别给药。

【不良反应】皮疹、瘙痒、药物热等过敏反应，胃肠道反应，如恶心、呕吐和腹泻、低钾血症。

【禁忌证】对 β 内酰胺类抗生素过敏者禁用。

哌拉西林

【适应证】

（1）敏感肠杆菌科细菌、铜绿假单胞菌、不动杆菌属所致的败血症、上尿路及复杂性尿路感染、呼吸道感染、胆道感染、腹腔感染、盆腔感染，以及皮肤、软组织感染等。

（2）与氨基糖苷类联合可用于有粒细胞减少症免疫缺陷患者的感染。

【注意事项】

（1）使用前需详细询问药物过敏史并进行青霉素皮试，呈阳性反应者禁用。

（2）对头孢菌素类、头霉素类、灰黄霉素或青霉胺过敏者，对本品也可能过敏。

（3）哌拉西林在少数患者，尤其是肾功能不全患者可导致出血。

（4）有过敏史、出血史、溃疡性结肠炎、克罗恩病或抗生素相关肠炎者皆应慎用。

（5）不可加入碳酸氢钠溶液中静滴。

【不良反应】

（1）过敏反应：包括荨麻疹等各类皮疹、白细胞减少、间质性肾炎、哮喘发作和血清病型反应，过敏性休克偶见。

（2）局部症状：局部注射部位疼痛、血栓性静脉炎等。

（3）消化道症状：腹泻、稀便、恶心、呕吐等；抗生素相关性肠炎罕见。

（4）个别患者可出现胆汁淤积性黄疸。

（5）中枢神经系统症状：头痛、头晕和疲倦等。

（6）肾功能减退者应用大剂量时，因脑脊液浓度增高，出现青霉素脑病，故此时应根据肾功能情况进行剂量调整。

（7）其他：念珠菌二重感染、出血等。

【禁忌证】有青霉素类药物过敏史或青霉素皮肤试验阳性患者禁用。

哌拉西林 - 他唑巴坦

【适应证】

（1）对哌拉西林耐药，但对哌拉西林 - 他唑巴坦敏感的产 β 内酰胺酶的细菌引起的中、重度感染。如大肠埃希菌和拟杆菌属（脆弱拟杆菌、卵形拟杆菌、多形拟杆菌或普通拟杆菌）所致的阑尾炎（伴发穿孔或脓肿）和腹膜炎；金黄色葡萄球菌所致的中、重度医院获得性肺炎、非复杂性和复杂性皮肤及软组织感染，包括蜂窝织炎、皮肤脓肿、缺血性或糖尿病性足部感染；大肠埃希菌所致的产后子宫内膜炎或盆腔炎性疾病；流感嗜血杆菌所致的社区获得性肺炎（仅限中度）。

（2）敏感细菌所致的全身和 / 或局部细菌感染。

【注意事项】

（1）用药前需做青霉素皮肤试验，阳性者禁用。

（2）哌拉西林 - 他唑巴坦含钠，需要控制盐摄入量的患者使用时，应定期检查血清电解质水平；对于同时接受细胞毒药或利尿药治疗的患者，要警惕发生低钾血症的可能。

（3）发生抗生素相关性肠炎者应进行粪便检查、艰难梭菌培养以及此菌的细胞毒素分析。

（4）用药期间应定期检查造血功能，特别是对疗程 ≥ 21d 的患者。

（5）对医院内下呼吸道感染及复杂性尿路感染的疗效不佳。

【禁忌证】对青霉素类、头孢菌素类抗生素或 β 内酰胺酶抑制药过敏者禁用。

【不良反应】

（1）皮肤反应：皮疹、瘙痒等。

（2）消化道反应：如腹泻、恶心、呕吐等。

（3）过敏反应。

（4）局部反应：如注射局部刺激反应、疼痛、静脉炎、血栓性静脉炎和水肿等。

（5）其他：如血小板减少、胰腺炎、发热、发热伴嗜酸性粒细胞增多、AST 及 ALT 升高等。

（二）头孢菌素类

头孢唑林

【适应证】

（1）敏感细菌所致的中耳炎、支气管炎、肺炎等呼吸道感染、尿路感染、皮肤软组织感染、骨和关节感染、败血症、感染性心内膜炎、肝胆系统感染及眼、耳、鼻、喉科等感染。

（2）外科手术前的预防用药。

【注意事项】

（1）对青霉素过敏或过敏体质者慎用。

（2）胃肠道疾病史者，肾功能减退者应慎用头孢菌素。

（3）头孢唑林与庆大霉素或其他肾毒性抗生素合用有增加肾损害的危险性。

（4）早产儿及 1 个月以下的新生儿不推荐应用本品。

【禁忌证】对头孢菌素过敏者及有青霉素过敏性休克或即刻反应者禁用。

【不良反应】

（1）静脉注射发生的血栓性静脉炎和肌内注射区疼痛。

（2）药疹、嗜酸性粒细胞增高，偶有药物热。

（3）个别患者可出现暂时性 AST 及 ALT、碱性磷酸酶升高。

（4）肾功能减退患者应用大剂量（每日 12g）的本品时可出现脑病反应。

（5）白念珠菌二重感染偶见。

头孢硫脒

【适应证】用于敏感菌所引起的呼吸系统、肝胆系统、五官、尿路感染及心内膜炎、败血症。

【注意事项】

（1）对其他头孢菌素或头霉素也可能过敏。

（2）有青霉素过敏性休克或即刻反应者，不宜再选用头孢菌素类。

（3）有胃肠道疾病史者应慎用。

（4）肾功能减退患者应用本品须适当减量。

【禁忌证】对头孢菌素类抗生素过敏者禁用。

【不良反应】荨麻疹、哮喘、皮肤瘙痒、寒战高热、血管神经性水肿、治疗后非蛋白氮和谷丙转氨酶升高。

头孢替唑

【适应证】败血症、肺炎、支气管炎、支气管扩张症（感染时）、慢性呼吸系统疾病的继发性感染、肺脓肿、腹膜炎、肾盂肾炎、膀胱炎、尿道炎。

【注意事项】

（1）有下列情况的患者要停用本品：过敏反应、肾功能损害、粒细胞减少、白细胞减少、嗜酸性粒细胞增多、血小板减少、肝酶升高、腹痛、腹泻等。

（2）在能达到治疗效果的前提下，治疗时间应尽量短。

（3）注射时可发生注射部位疼痛、硬结，故不可在同一部位反复注射。

（4）勿与肾毒性药物合用，包括强效利尿药呋塞米、依他尼酸、布美他尼以及氨基糖苷类抗生素等。

（5）本品与下列药物有配伍禁忌：盐酸金霉素、氨茶碱、氯化钙、葡萄糖酸钙、盐酸苯海拉明等抗组胺药、去甲肾上腺素、间羟胺、苯妥英钠、B族维生素、维生素C等。

【禁忌证】对本品或头孢类抗生素有过敏史者禁用。对利多卡因或酰基苯胺类局部麻醉药有过敏史者（本禁忌证仅限于接受肌内注射的患者）禁用。

【不良反应】

（1）休克。

（2）过敏反应：皮疹、荨麻疹、皮肤发红、瘙痒、发热等。

（3）罕见严重肾功能损害，粒细胞减少、白细胞减少、嗜酸性粒细胞增多、血小板减少等，GOT、GPT、碱性磷酸酶增加，PIE 综合性的间质性肺炎，菌群失调，维生素 K 缺乏症和 B 族维生素缺乏症，头痛、全身不适感、发热、浅表性舌炎；偶见恶心、呕吐或厌食，假膜性肠炎等严重的肠炎。

头孢氨苄

【适应证】用于金黄色葡萄球菌、溶血性链球菌、肺炎球菌、大肠埃希菌、肺炎杆菌、流感嗜血杆菌、痢疾杆菌等敏感菌株引起的轻、中度感染。

【注意事项】

（1）有青霉素类药物过敏性休克史者不可应用。

（2）有胃肠道疾病史的患者以及肾功能减退者应慎用。

（3）头孢氨苄主要经肾排出，肾功能减退患者应用时须减量。

（4）本品可透过胎盘，故孕妇应慎用；可经乳汁排出，哺乳期妇女须权衡利弊后再应用。

【禁忌证】对头孢菌素过敏者及有青霉素过敏性休克或即刻反应史者禁用。

【不良反应】

（1）恶心、呕吐、腹泻和腹部不适较为多见。

（2）皮疹、药物热等过敏反应。偶可发生过敏性休克。

（3）头晕、复视、耳鸣、抽搐等神经系统反应。

（4）应用期间偶可出现肾损害。

（5）偶有患者出现 AST 及 ALT 升高、Coombs 试验阳性。溶血性贫血罕见，中性粒细胞减少和抗生素相关性肠炎也有报道。

头孢羟氨苄

【适应证】用于敏感细菌所致的尿路感染、皮肤软组织感染以及急性扁桃体炎、急性咽炎、中耳炎和肺部感染等。

【注意事项】同头孢氨苄。

【禁忌证】对有头孢菌素类药物过敏史者和有青霉素过敏性休克史者或即刻反应史者禁用。

【不良反应】

（1）恶心、上腹部不适等胃肠道反应。

（2）少数患者尚可发生皮疹等过敏反应，偶可发生过敏性休克。

（3）也可出现尿素氮、AST 及 ALT、血清碱性磷酸酶一过性升高。

头孢呋辛

【适应证】用于敏感细菌所致的呼吸道感染，泌尿道感染，皮肤及软组织感染，败血症，脑膜炎，淋病，骨及关节感染等。用于术前或术中防止敏感致病菌的生长，减少术中及术后因污染引起的感染。如腹部骨盆及矫形外科手术、心脏、肺部、食管及血管手术、全关节置换手术中的预防感染。

【注意事项】

（1）对青霉素类药物过敏者，慎用。

（2）使用时应注意监测肾功能，特别是对接受大剂量的重症患者。

（3）肾功能不全者应减少每日剂量。

（4）能引起抗生素相关性肠炎。

（5）少数患儿使用本品时出现轻、中度听力受损。

（6）孕妇用药应权衡利弊，哺乳期妇女慎用。

（7）3个月以下儿童的安全有效性尚未确定，不推荐使用。

【禁忌证】对头孢菌素类药物过敏者禁用本品。

【不良反应】

（1）血栓性静脉炎等。

（2）腹泻、恶心、抗生素相关性肠炎等。

（3）皮疹、瘙痒、荨麻疹等。偶见间质性肾炎、毒性表皮剥脱性皮炎、史-约综合征。

（4）血红蛋白和血细胞比容减少、短暂性嗜酸性粒细胞增多症、短暂性的中性粒细胞减少症及白细胞减少症等，偶见血小板减少症。

（5）可见 ALT 及 AST、碱性磷酸酶、乳酸脱氢酶及血清胆红素一过性升高。

（6）阴道炎（包括阴道念珠球菌病），肝功能异常（包括胆汁淤积）等。

头孢呋辛酯

【适应证】用于溶血性链球菌、金黄色葡萄球菌（耐甲氧西林株除外）及流感嗜血杆菌、大肠埃希菌、肺炎克雷伯菌、奇异变形杆菌等肠杆菌科细菌敏感菌株所致的感染。

【注意事项】

（1）对青霉素类、青霉素衍生物、青霉胺及头霉素类过敏者慎用。

（2）肾功能减退及肝功能损害者、有胃肠道疾病史者慎用。

（3）长期服用可致菌群失调，引发继发性感染。

（4）应于餐后服用，以增加吸收，提高血药浓度，并减少胃肠道反应。

【禁忌证】对本品及其他头孢菌素类过敏者、有青霉素过敏性休克或即刻反应史者及胃肠道吸收障碍者禁用。

【不良反应】

（1）常见腹泻、恶心和呕吐等胃肠道反应。

（2）少见皮疹、药物热等过敏反应。

（3）偶见抗生素相关性肠炎、嗜酸性粒细胞增多、血胆红素升高、血红蛋白降低、肾功能改变、Coombs 试验阳性和一过性肝酶升高。

头孢克洛

【适应证】用于敏感菌株引起的感染：中耳炎、下呼吸道感染、上呼吸道感染、尿道感染、皮肤和皮肤组织感染、鼻窦炎、淋球菌性尿道炎。

【注意事项】

（1）长期使用的患者可发生二重感染。

（2）存在严重肾功能不全、有胃肠道病史（特别是结肠炎）的患者使用抗生素（包括头孢菌素）时要慎重。

（3）在使用前，要注意确定患者以前是否对其他头孢菌素、青霉素或其他药物过敏。

（4）使用过程中若发生腹泻，应考虑到会产生抗生素相关性肠炎。

（5）孕期不宜使用，哺乳妇女慎用。

【禁忌证】禁用于已知对头孢菌素类过敏者。

【不良反应】

（1）皮疹、瘙痒、血清病样反应、史-约综合征、毒性上皮坏死溶解和过敏症。

（2）胃肠道综合征。

（3）暂时性肝炎和胆汁淤积性黄疸。

（4）其他：嗜酸性粒细胞增多、生殖器瘙痒或阴道炎，罕见血小板减少或可逆性间质性肾炎。

（5）罕见神经过敏、失眠、精神错乱、头晕、幻觉和嗜睡。

（6）AST、ALT 或碱性磷酸酶值稍微升高。

（7）造血系统：淋巴细胞增多、白细胞计数减少。

克洛己新

【适应证】本品为广谱抗菌和镇咳化痰药的复方制剂。用于敏感菌引起的上下呼吸道感染、咽炎、扁桃体炎、急慢性支气管炎、肺炎、感染性肺气肿、鼻窦炎和尿路感染、皮肤软组织感染、胆道感染等症的治疗。

【注意事项】对青霉素类、青霉素衍生物、青霉胺及头霉素过敏者慎用。孕妇慎用；哺乳期妇女不应服用本品。新生儿的用药安全尚未确定。

【禁忌证】对头孢菌素类抗生素或溴己新有过敏史的患者禁用。

【不良反应】主要有消化道及神经系统症状，当停药后几天，这些症状会自然消失。在长期使用头孢类药物时，可能会导致不敏感菌的大量繁殖，出现腹泻、假膜性结肠炎等消化道症状。个别情况下会出现暂时性肝不适、过敏性症状等。

头孢丙烯

【适应证】用于敏感菌所致的轻、中度感染：①化脓性链球菌性咽炎/扁桃体炎。②肺炎链球菌、流感嗜血杆菌和卡他莫拉菌性中耳炎。③肺炎链球菌、流感嗜血杆菌和卡他莫拉菌性急性鼻窦炎。④由肺炎链球菌、流感嗜血杆菌和卡他莫拉菌引起的急性支气管炎继发细菌感染和慢性支气管炎急性发作。⑤皮肤和皮肤软组织金黄色葡萄球菌和化脓性链球菌引起的非复杂性皮肤和皮肤软组织感染。

【注意事项】

（1）应用前，应仔细询问患者药物的过敏史。

（2）长期使用可诱发二重感染。

（3）同时服用强利尿药治疗的患者使用头孢菌素应注意监测肾功能。

（4）胃肠道疾病患者、哺乳期妇女及儿童慎用。

【禁忌证】对头孢丙烯及其他头孢菌素类过敏患者禁用。

【不良反应】

（1）腹泻、恶心、呕吐等。

（2）皮疹、荨麻疹、嗜酸性粒细胞增多、药物热等。

（3）少见 AST 和 ALT 升高；偶见碱性磷酸酶和胆红素升高。

（4）眩晕，头痛，失眠，嗜睡。

（5）白细胞计数减少，嗜酸性粒细胞增多较少见。

（6）血清尿素氮增高，血清肌酐增高。蛋白尿、管型尿等。

（7）其他：血红蛋白降低、抗生素相关性肠炎、尿布皮炎样皮疹、生殖器瘙痒和阴道炎。

头孢噻肟

【适应证】敏感细菌所致的下呼吸道感染、尿路感染、脑膜炎、败血症、腹腔感染、盆腔感染、皮肤软组织感染、生殖道感染、骨和关节感染等。

【注意事项】

（1）用药前需进行过敏试验。

（2）与其他头孢菌素或头霉素有交叉过敏反应。

（3）肾功能减退者应在减少剂量情况下慎用；有胃肠道疾病或肾功能减退者慎用。

【禁忌证】对头孢菌素过敏者及有青霉素过敏性休克或即刻反应史者禁用本品。

【不良反应】皮疹和药物热、静脉炎、腹泻、恶心、呕吐、食欲减退、碱性磷酸酶或 AST 及 ALT 轻度升高、暂时性血尿素氮和肌酐升高、白细胞减少、酸性粒细胞增多或血小板减少，偶见头痛、麻木、呼吸困难和面色潮红。

头孢曲松

【适应证】敏感致病菌引起的：①脓毒血症，脑膜炎，播散性莱姆病，腹部感染（腹膜炎、胆道及胃肠道感染）。②骨、关节、软组织、皮肤及伤口感染。③免疫机制低下患者之感染。④肾及泌尿道感染。⑤呼吸道感染，尤其是肺炎、耳鼻喉感染。⑥生殖系统感染，包括淋病。⑦术前预防感染。

【注意事项】

（1）与其他头孢菌素或头霉素有交叉过敏反应。

（2）有青霉素过敏性休克者，不宜再选用头孢菌素类。

（3）有胃肠道疾病史者，特别是溃疡性结肠炎、局限性肠炎或抗生素相关性结肠炎（头孢菌素类很少产生抗生素相关性肠炎）者应慎用。

（4）不能加入含钙的溶液中使用。

【禁忌证】

（1）有青霉素过敏性休克史的患者避免应用本品。

（2）头孢曲松不得用于高胆红素血症的新生儿和早产儿的治疗。

（3）在新生儿中，不得与补钙治疗同时进行，否则可能导致头孢曲松的钙盐沉降的危险。

【不良反应】

（1）全身性不良反应：胃肠道不适、血液学改变、皮肤反应、头痛和眩晕、少尿、血肌酐增加、生殖道霉菌病、发热、寒战以及过敏性或过敏样反应。

（2）局部不良反应：静脉炎、注射部位疼痛。

头孢哌酮

【适应证】用于敏感菌所致的各种感染如肺炎及其他下呼吸道感染、尿路感染、胆道感染、皮肤软组织感染、败血症、腹膜炎、盆腔感染等，后两者宜与抗厌氧菌药联合应用。

【注意事项】

（1）对早产儿和新生儿的研究尚缺乏资料。

（2）肝病和/或胆道梗阻患者，半衰期延长，如不能进行血药浓度监测时，每日给药剂量不应超过 2g。

（3）部分患者可引起维生素 K 缺乏和低凝血酶原血症。

（4）长期应用可引起二重感染。

（5）交叉过敏。

（6）乳汁中头孢哌酮的含量少，哺乳期妇女应用本品时宜暂停哺乳。

【禁忌证】对头孢菌素类过敏及有青霉素过敏休克和即刻反应史者禁用。

【不良反应】

（1）皮疹较为多见。

（2）可见腹泻、腹痛、嗜酸性粒细胞增多，轻度中性粒细胞减少。

（3）暂时性 AST 及 ALT、ALP、尿素氮或血肌酐升高。

（4）血小板减少、凝血酶原时间延长等可见于个别病例。偶有出血者，可用维生素 K 预防或控制。

（5）菌群失调可在少数患者出现。

（6）应用本品期间饮酒或接受含酒精药物或饮料者可出现双硫仑样反应。

头孢哌酮 - 舒巴坦

【适应证】用于治疗敏感菌所引起的下列感染：①上、下呼吸道感染；②上、下泌尿道感染；③腹膜炎、胆囊炎、胆管炎和其他腹腔内感染；④败血症；⑤脑膜炎；⑥皮肤和软组织感染；⑦骨骼及关节感染、盆腔炎；⑧子宫内膜炎、淋病及其他生殖系统感染。

【注意事项】

（1）肝功能障碍患者的用药：头孢哌酮主要经胆汁排泄，严重胆道梗阻、严重肝脏疾病或同时合并肾功能障碍时，需要调整用药剂量。

（2）少数患者使用后出现维生素 K 缺乏。

（3）长期使用本品可引起不敏感细菌过度生长。

（4）配伍禁忌：与乳酸钠林格注射液、氨基糖苷类抗生素及 2% 盐酸利多卡因注射液混合后有配伍禁忌。

【禁忌证】已知对青霉素类，舒巴坦、头孢哌酮及其他头孢菌素类抗生素过敏者禁用。

【不良反应】胃肠道反应、皮肤反应、血液系统反应，其他头痛、发热、注射部位疼痛和寒战、过敏反应（包括休克）、低血压、抗生素相关性肠炎、淋巴细胞减少症、皮肤瘙痒、史 - 约综合征、血尿、血管炎等。

头孢他啶

【适应证】全身性的严重感染；呼吸道感染；耳鼻喉感染；尿路感染；皮肤及软组织感染；胃肠道、胆道及腹部感染；骨骼及关节感染；与血液透析和腹膜透析及持续腹膜透析（CAPD）有关的感染；脑膜炎等。

【注意事项】

（1）在应用前应仔细询问药物过敏反应史。

（2）肾功能不全的患者使用时，剂量需根据肾功能的降低程度而相应地减少。

（3）长期使用头孢他啶可能会引起非敏感菌过度生长（如念珠菌属、肠球菌）。

（4）在使用治疗的过程中，一些原本对本品敏感的菌属如大肠埃希菌属和沙雷菌属可能会产生耐药，使用本品对上述菌属感染治疗的过程中，应定期进行敏感性测试。

（5）妊娠初期和妊娠前 3 个月妇女及哺乳期妇女应慎用。

【禁忌证】禁用于对本品及其他头孢菌素过敏的患者。

【不良反应】

（1）感染和侵袭性疾病：如念珠菌病。

（2）血液和淋巴系统紊乱：常见嗜酸性粒细胞增多和血小板增多。

（3）免疫系统功能紊乱：非常罕见过敏反应。

（4）神经系统功能紊乱：如头痛、眩晕。

（5）血管系统功能紊乱：静脉炎或血栓性静脉炎。

（6）胃肠道紊乱：常见腹泻；偶见恶心、呕吐、腹痛和结肠炎。

（7）肝胆系统功能紊乱：一项或多项肝酶短暂升高。

（8）皮肤及皮下组织功能紊乱：常见斑丘疹或荨麻疹。

头孢克肟

【适应证】用于敏感菌引起的下列感染：①慢性支气管炎急性发作、急性支气管炎合并细菌感染、支气管扩张合并感染、肺炎。②肾盂肾炎、膀胱炎、淋球菌性尿道炎。③急性胆道系统细菌性感染（胆囊炎、胆管炎）。④猩红热。⑤中耳炎、鼻窦炎。

【注意事项】

（1）由于有可能出现休克，给药前应充分询问病史。

（2）为防止耐药菌株的出现，在使用前原则上应确认敏感性，将剂量控制在控制疾病所需最小剂量。

（3）对于严重肾功能障碍患者，由于药物在血液中可维持浓度，因此应根据肾功能状况适当减量，给药间隔应适当延长。

（4）下列患者慎重给药：①对青霉素类药物有过敏史的患者。②本人或父母、兄弟中，具有易引起支气管哮喘、皮疹、荨麻疹等过敏症状体质的患者。③严重的肾功能障碍患者。④经口给药困难或非经口营养患者，全身恶病质状态患者（因时有出现维生素 K 缺乏症状，应注意观察）。

【禁忌证】对头孢克肟及其成分或其他头孢菌素类药物过敏者禁用。

【不良反应】腹泻等消化道反应、皮疹等皮肤症状、临床检查值异常，包括肝功能升高、嗜酸性粒细胞增多等。可能发生的严重不良反应有：①休克；②过敏样症状（包括呼吸困难、全身潮红、血管性水肿、荨麻疹等）；③皮肤病变：（史 - 约综合征；中毒性表皮坏死症；④血液障碍：粒细胞缺乏症、溶血性贫血、血小板减少；⑤急性肾功能不全；⑥抗生素相关性肠炎；⑦间质性肺炎。

头孢唑肟

【适应证】敏感菌所致的下呼吸道感染、尿路感染、腹腔感染、盆腔感染、败血症、皮肤软组织感染、骨和关节感染、肺炎链球菌或流感嗜血杆菌所致脑膜炎和单纯性淋病。

【注意事项】

（1）须详细询问患者药物的过敏史。

（2）可引起假膜性肠炎。

（3）有胃肠道疾病病史者，特别是结肠炎患者应慎用。

（4）易发生支气管哮喘、皮疹、荨麻疹等过敏性体质者慎用。不能很好进食或非经口摄取营养者、高龄者、恶病质等患者应慎用。

（5）接受大剂量治疗的重症患者应注意监测肾功能。

（6）一旦发生二重感染，需采取相应措施。

【禁忌证】对本品及其他头孢菌素过敏者禁用。

【不良反应】

（1）皮疹、瘙痒和药物热等过敏反应、腹泻、恶心、呕吐、食欲缺乏等。

（2）碱性磷酸酶、血清氨基转移酶轻度升高、暂时性血胆红素、血尿素氮和肌酐升高等。

（3）贫血（包括溶血性贫血）、白细胞减少、嗜酸性粒细胞增多或血小板减少少见。

（4）偶见头痛、麻木、眩晕、维生素 K 和维生素 B 缺乏症、过敏性休克。

（5）极少数患者可发生黏膜念珠菌病。

（6）注射部位烧灼感、蜂窝织炎、静脉炎（静脉注射者）、疼痛、硬化和感觉异常等。

头孢地嗪

【适应证】主要用于对本品敏感的金黄色葡萄球菌（不包括甲氧西林耐药菌属）、链球菌属（不包括肠球菌）、肺炎球菌、淋球菌（包括产 β- 内酰胺酶的菌株）、脑膜炎奈瑟菌、布兰汉氏球菌属、大肠埃希菌、志贺菌属、沙雷菌属、柠檬酸细菌属、克雷伯菌属、变形杆菌属、普罗威登斯菌属、摩根氏菌属、流感嗜血杆菌、棒状杆菌属所致感染。

【注意事项】

（1）原则上本品不能用于对本品及其他头孢菌素有过敏史的患者，但若无法避免，应谨慎用药。

（2）下列患者慎用：①对青霉素类有过敏史的患者。②有家庭聚集性过敏反应（支气管哮喘、皮疹、荨麻疹等）的患者。③严重肾衰竭的患者（根据血清浓度可延长给药间隔时间）。④口服用药有困难的患者、非经口营养者、老年患者以及体弱者（因为可能出现维生素 K 缺乏症，需小心观察）。

（3）孕妇及哺乳期妇女使用本品的安全性尚未确定，孕妇只在有明确指征时应用。

【禁忌证】对本品及其他头孢菌素过敏者。

【不良反应】偶见腹泻、皮疹、荨麻疹、瘙痒或发热、恶心和呕吐、腹痛或厌食的症状。偶有发热、咳嗽、呼吸困难、贫血、粒细胞减少、血小板减少、嗜酸性粒细胞增多。极罕见过敏性休克。

头孢地尼

【适应证】本品适用于治疗由敏感菌引起的轻度至中度感染：社区获得性肺炎、慢性支气管炎急性发作、急性上颌鼻窦炎、咽炎或扁桃腺炎、非复杂性皮肤和皮肤组织感染。

【不良反应】休克；过敏样症状；皮肤损害；各种血细胞减少、无粒状白细胞：（发热、咽喉痛、头疼、疲倦感等）、血小板减少；其余：大肠炎、间质性肺炎、肾损伤、肝损伤等不良反应。

【注意事项】

（1）长期使用可能会发生意外和耐药菌的增加。

（2）含镁或铝的抗酸药物、铁剂包括含铁的复合维生素影响本品吸收。

（3）要详细询问患者以前是否对头孢菌素、青霉素类药物过敏。

【禁忌证】对头孢菌素药物过敏者禁用。

（三）氨基糖苷类

链 霉 素

【适应证】

（1）与其他抗结核药联合用于结核分枝杆菌所致各种结核病的初治病例或其他敏感分枝杆菌感染。

（2）单用于治疗土拉菌病，或与其他抗菌药物联合用于鼠疫、腹股沟肉芽肿、布鲁氏菌病、鼠咬热等的治疗。

（3）与青霉素或氨苄西林联合治疗草绿色链球菌或肠球菌所致的心内膜炎。

【注意事项】

（1）与其他氨基糖苷类有交叉过敏反应。

（2）应注意定期进行下列检查。①尿常规和肾功能测定，以防止出现严重肾毒性反应。②听力检查或高频听力测定，尤其是老年患者。

（3）本品可使 ALT 及 AST、血清胆红素浓度及乳酸脱氢酶浓度的测定值增高；

血钙、镁、钾、钠浓度的测定值可能降低。

（4）链霉素可穿过胎盘进入胎儿组织，可能引起胎儿听力损害。哺乳期妇女用药期间宜暂停哺乳。

（5）在儿科中应慎用，因药物的半衰期延长，药物易在体内积蓄而产生毒性反应。

（6）老年患者应采用较小治疗量。应尽可能在疗程中监测血药浓度。

【禁忌证】对链霉素或其他氨基糖苷类过敏的患者禁用。

【不良反应】

（1）血尿、排尿次数减少或尿量减少、食欲减退、口渴等肾毒性症状，少数患者血液中尿素氮及肌酐值增高。

（2）影响前庭功能时可有步履不稳、眩晕等症状；影响听神经出现听力减退、耳鸣、耳部饱满感。

（3）可出现面部或四肢麻木、针刺感等周围神经炎症状。

（4）偶可发生视力减退（视神经炎），嗜睡、软弱无力、呼吸困难等神经肌肉阻滞症状。

（5）偶可出现皮疹、瘙痒、红肿。停药后仍可发生听力减退、耳鸣、耳部饱满感等耳毒性症状，应引起注意。

庆大霉素

【适应证】

（1）敏感革兰氏阴性杆菌及葡萄球菌甲氧西林敏感株所致的严重感染，如败血症、下呼吸道感染、肠道感染、盆腔感染、腹腔感染、皮肤软组织感染、复杂性尿路感染等。

（2）敏感细菌所致中枢神经系统感染，如脑膜炎、脑室炎时，可同时用本品鞘内注射作为辅助治疗。

【注意事项】

（1）长期应用可能导致耐药菌过度生长。

（2）不宜用于皮下注射。

（3）本品有抑制呼吸作用，不得静脉注射。其余参见链霉素。

【禁忌证】对本品或其他氨基糖苷类过敏者禁用。

【不良反应】听力减退、耳鸣或耳部饱满感等耳毒性反应，影响前庭功能时可发生步履不稳、眩晕。也可能发生血尿、排尿次数显著减少或尿量减少、食欲减退、极度口渴等肾毒性反应。因神经肌肉阻滞或肾毒性引起的呼吸困难、嗜睡、软弱无力等。偶有皮疹、恶心、呕吐、肝功能减退、白细胞减少、粒细胞减少、贫血、低血压等。

妥布霉素

【适应证】铜绿假单胞菌、变形杆菌属、大肠埃希菌、克雷伯菌属、肠杆菌属、沙雷菌属所致的新生儿脓毒症、败血症、中枢神经系统感染（包括脑膜炎）、泌尿生殖系统感染、肺部感染、胆道感染、腹腔感染及腹膜炎、骨骼感染、烧伤、皮肤软组织感染、急性与慢性中耳炎、鼻窦炎等。与其他抗菌药物联合用于葡萄球菌感染（耐甲氧西林菌株无效）。

【注意事项】

（1）肾功能不全、肝功能异常、前庭功能或听力减退者、失水、重症肌无力或帕金森病及老年患者慎用。

（2）本品1个疗程不超过7～14d。

（3）与其他氨基糖苷类抗生素有交叉过敏反应。

（4）本品不能静脉注射，不宜皮下注射。

（5）哺乳期妇女慎用或用药期间暂停哺乳。

（6）老年患者应采用较小剂量或延长给药间隔。

【禁忌证】

（1）对本品或其他氨基糖苷类过敏者、本人或家族中有人因使用链霉素引起耳聋或其他耳聋者禁用。

（2）肾衰竭者禁用。

（3）孕妇禁用。

【不良反应】听力减退、耳鸣或耳部饱满感（耳毒性）、血尿、排尿次数显著减少或尿量减少、食欲减退、极度口渴（肾毒性）、步履不稳、眩晕（耳毒性、影响前庭、肾毒性）、呼吸困难、嗜睡、极度软弱无力（神经肌肉阻滞或肾毒性）。

阿米卡星

【适应证】用于铜绿假单胞菌及部分其他假单胞菌、大肠埃希菌、变形杆菌属、克雷伯菌属、肠杆菌属、沙雷菌属、不动杆菌属等敏感革兰氏阴性杆菌与葡萄球菌属（甲氧西林敏感株）所致严重感染，如菌血症或败血症、细菌性心内膜炎、下呼吸道感染、骨关节感染、胆道感染、腹腔感染、复杂性尿路感染、皮肤软组织感染等。

【禁忌证】对阿米卡星或其他氨基糖苷类过敏的患者禁用。

【注意事项】参见链霉素。

【不良反应】参见链霉素。

异帕米星

【适应证】用于耐庆大霉素而对硫酸异帕米星敏感菌引起的下述感染症：败血症；外伤、烧伤、手术创伤等的浅表性继发感染；慢性支气管炎、支气管扩张症（感染时）、肺炎；肾盂肾炎；膀胱炎；腹膜炎。

【不良反应】

（1）严重不良反应：可见休克、急性肾衰竭、有时出现耳鸣、听力减退等第Ⅷ对脑神经损害。

（2）其他不良反应如过敏症、皮疹等；肾功能损害，如水肿、血尿、钾等电解质异常。四肢等麻木无力。维生素 K 缺乏症状（低凝血酶原症、出血倾向等）、B 族维生素缺乏症状（舌炎、口内炎、食欲缺乏、神经炎等）。

【注意事项】

（1）对肾损害患者应减量或延长给药间隔。肝损害患者、重症肌无力患者应慎重用药。

（2）老年患者易引起出血倾向。

（3）经口摄食不足患者或非经口维持营养患者、全身状态不良患者易出现维生素 K 缺乏症状，故应注意观察。

（4）与 β 内酰胺类、维生素 C 应分不同途径给药。

（5）静脉滴注时不得急速给药。

（6）大量输入经枸橼酸抗凝处理血液的患者，可出现神经肌肉阻滞症状及呼吸麻痹。

【禁忌证】对本剂成分及其他氨基糖苷类抗生素和杆菌肽有过敏既往史的患者禁用。

依替米星

【适应证】适用于对其敏感的大肠埃希杆菌、克雷伯肺炎杆菌、沙雷杆菌属、枸橼酸杆菌、肠杆菌属、不动杆菌属、变形杆菌属、流感嗜血杆菌、铜绿假单胞菌和葡萄球菌等引起的各种感染。

【不良反应】耳、肾的不良反应，可见尿素氮（BUN）、肌酐（SCr）或谷丙转氨酶（ALT）、门冬氨酸氨基转移酶（AST）、碱性磷酸酶（ALP）等肝肾功能指标轻度升高，但停药后即恢复正常。其他罕见的反应有恶心、皮疹、静脉炎、心悸、胸闷及皮肤瘙痒等。

（四）四环素类

多西环素

【适应证】

（1）立克次体病，如流行性斑疹伤寒、地方性斑疹伤寒、落基山热、恙虫病。

（2）支原体属感染。

（3）衣原体属感染，包括鹦鹉热、性病、淋巴肉芽肿、非特异性尿道炎、输卵管炎、宫颈炎及沙眼。

（4）回归热。

（5）布鲁氏菌病。

（6）霍乱。

（7）兔热病。

（8）鼠疫。

（9）软下疳。治疗布鲁氏菌病和鼠疫时需与氨基糖苷类联合应用。

（10）对青霉素类过敏患者的破伤风、气性坏疽、梅毒、淋病和钩端螺旋体病以及放线菌属、李斯特菌感染。

【注意事项】

（1）应用本品时可能发生耐药菌的过度繁殖。

（2）治疗性病时，如怀疑同时合并梅毒螺旋体感染，用药前须行暗视野显微镜检查及血清学检查。

（3）长期用药时应定期随访检查血常规及肝功能。

（4）肾功能减退患者不必调整剂量。

（5）可与食品、牛奶或含碳酸盐饮料同服。

（6）孕妇不宜应用，哺乳期妇女应用时应暂停哺乳。

【禁忌证】有四环素类药物过敏史者禁用；8岁以下儿童禁用。

【不良反应】

（1）恶心、呕吐、腹痛、腹泻等。

（2）偶可发生胰腺炎，也可与肝毒性同时发生。

（3）斑丘疹和红斑，少数患者可有荨麻疹、血管神经性水肿、过敏性紫癜、心包炎以及系统性红斑狼疮皮损加重，表皮剥脱性皮炎并不常见。偶有过敏性休克和哮喘发生。某些用多西环素的患者日晒可有光敏现象。

（4）偶可引起溶血性贫血、血小板减少、中性粒细胞减少和嗜酸性粒细胞减少。

（5）偶可致良性颅内压增高。

（6）二重感染。

（7）人体内正常菌群减少，并致维生素缺乏、真菌繁殖，出现口干、咽炎、口角炎和舌炎等。

（五）大环内酯类

红 霉 素

【适应证】

（1）作为青霉素过敏患者治疗下列感染的替代用药：溶血性链球菌、肺炎链球菌等所致的急性扁桃体炎、急性咽炎、鼻窦炎；溶血性链球菌所致的猩红热、蜂窝织炎；白喉及白喉带菌者；气性坏疽、炭疽、破伤风；放线菌病；梅毒；李斯特菌病等。

（2）军团菌病。

（3）肺炎支原体肺炎。

（4）肺炎衣原体肺炎。

（5）其他衣原体属、支原体属所致泌尿生殖系感染。

（6）沙眼衣原体结膜炎。

（7）淋球菌感染。

（8）厌氧菌所致口腔感染。

（9）空肠弯曲菌肠炎。

（10）百日咳。

【注意事项】

（1）溶血性链球菌感染应用本品治疗时，至少需持续10d，以防止急性风湿热的发生。

（2）肾功能减退患者一般无须减少用量。

（3）用药期间定期随访肝功能。

（4）患者对一种红霉素制剂过敏或不能耐受时，对其他红霉素制剂也可能过敏或不能耐受。

（5）因不同细菌对红霉素的敏感性存在一定差异，故应做药物敏感试验测定。

（6）可通过胎盘屏障进入胎儿循环。

（7）哺乳期妇女应用时应暂停哺乳。

【禁忌证】对红霉素类药物过敏者禁用。

【不良反应】

（1）胃肠道反应多见，有腹泻、恶心、呕吐、中上腹痛、口舌疼痛、胃纳减退等。

（2）肝毒性少见，肝功能异常，偶见黄疸等。

（3）大剂量（≥4g/d）应用时，尤其是肝、肾疾病患者或老年患者，可能引起听力减退，主要与血药浓度过高（>12mg/L）有关，停药后大多可恢复。

（4）过敏反应表现为药物热、皮疹、嗜酸性粒细胞增多等。

（5）其他：偶有心律失常、口腔或阴道念珠菌感染。

交沙霉素

【适应证】本品适用于化脓性链球菌引起的咽炎及扁桃体炎，敏感菌所致的鼻窦炎、中耳炎、急性支气管炎及口腔脓肿，肺炎支原体所致的肺炎，敏感细菌引起的皮肤软组织感染，也可用于对青霉素、红霉素耐药的葡萄球菌的感染。

【不良反应】

（1）本品的胃肠道反应发生率明显低于红霉素。

（2）乏力、恶心、呕吐、腹痛、发热及肝功能异常等肝毒性症状少见，偶见黄疸等。

（3）大剂量服用本品，可能引起听力减退，停药后大多可恢复。

（4）偶见过敏反应。

（5）偶有心律失常、口腔或阴道念珠菌感染。

【禁忌证】对本品、红霉素或其他大环内酯类抗生素过敏者禁用。

罗红霉素

【适应证】本品适用于化脓性链球菌引起的咽炎及扁桃体炎，敏感菌所致的鼻窦炎、中耳炎、急性支气管炎、慢性支气管炎急性发作，肺炎支原体或肺炎衣原体所致的肺炎；沙眼衣原体引起的尿道炎和宫颈炎；敏感细菌引起的皮肤软组织感染。

【不良反应】基本同红霉素，主要为胃肠道反应，尚有头痛、头晕、瘙痒等。

【注意事项】肝功能不全者，孕妇及哺乳期妇女慎用。

阿奇霉素

【适应证】

（1）化脓性链球菌引起的急性咽炎、急性扁桃体炎。

（2）敏感细菌引起的鼻窦炎、中耳炎、急性支气管炎、慢性支气管炎急性发作。

（3）肺炎链球菌、流感嗜血杆菌以及肺炎支原体所致的肺炎。

（4）沙眼衣原体及非多种耐药淋病奈瑟菌所致的尿道炎和宫颈炎。

（5）敏感细菌引起的皮肤软组织感染。

【注意事项】

（1）轻度肾功能不全患者（肌酐清除率＞40ml/min）无需做剂量调整，但阿奇霉素对较严重肾功能不全患者中的使用尚无资料，给这些患者使用阿奇霉素时应慎重。

（2）肝功能不全者慎用，严重肝病患者不应使用。用药期间定期随访肝功能。

（3）用药期间如果发生过敏反应（如血管神经性水肿、皮肤反应、史-约综合征及毒性表皮坏死等），应立即停药，并采取适当措施。

（4）治疗期间，可能出现抗生素相关性肠炎。

（5）一次静脉滴注时间不得少于60min，滴注液浓度不得高于2.0mg/ml。

（6）孕妇和哺乳期妇女慎用。

【禁忌证】对阿奇霉素、红霉素或其他任何一种大环内酯类药物过敏者禁用。

【不良反应】

（1）胃肠道反应：腹泻、腹痛、稀便、恶心、呕吐等。

（2）局部反应：注射部位疼痛、局部炎症等。

（3）皮肤反应：皮疹、瘙痒。

（4）其他反应：如畏食、头晕或呼吸困难等。

克拉霉素

【适应证】用于敏感菌所引起的感染：①鼻咽感染，如扁桃体炎、咽炎、鼻窦炎。②下呼吸道感染，如急性支气管炎、慢性支气管炎急性发作和肺炎。③皮肤软组织感染，如脓疱病、丹毒、毛囊炎、疖和伤口感染。④急性中耳炎、肺炎支原体肺炎、沙眼衣原体引起的尿道炎及宫颈炎等。⑤与其他药物联合用于鸟分枝杆菌感染、幽门螺杆菌感染的治疗。

【注意事项】

（1）肝功能损害、中度至严重肾功能损害者慎用。

（2）肾功能严重损害（肌酐清除率＜30ml/min）者，须做剂量调整：一次 0.25g，每日 1 次；重症感染者首剂 0.5g，以后一次 0.25g，每日 2 次。

（3）与红霉素及其他大环内酯类药物之间有交叉过敏和交叉耐药性。

（4）可能出现真菌或耐药细菌导致的严重感染。

【禁忌证】

（1）对克拉霉素或大环内酯类药物过敏者禁用。

（2）孕妇、哺乳期妇女禁用。

（3）严重肝功能损害者、水电解质紊乱患者、服用特非那丁者禁用。

（4）某些心脏病（包括心律失常、心动过缓、Q-T 间期延长、缺血性心脏病、充血性心力衰竭等）患者禁用。

【不良反应】口腔异味，腹痛、腹泻、恶心、呕吐等胃肠道反应，头痛，AST 及 ALT 短暂升高，药疹、荨麻疹，偶见肝毒性、艰难梭菌引起的抗生素相关性肠炎，可能发生短暂性中枢神经系统不良反应，包括焦虑、头昏、失眠、幻觉、噩梦或意识模糊。

（六）酰胺醇类

氯 霉 素

【适应证】

（1）伤寒和副伤寒。严重沙门菌属感染合并败血症。

（2）耐氨苄西林的 b 型流感嗜血杆菌脑膜炎或对青霉素过敏患者的肺炎链球菌、脑膜炎奈瑟菌脑膜炎、敏感的革兰阴性杆菌脑膜炎。

（3）需氧菌和厌氧菌混合感染的脑脓肿（尤其耳源性）。

（4）严重厌氧菌（如脆弱拟杆菌）所致感染，累及中枢神经系统者，与氨基糖苷类抗生素合用治疗腹腔感染和盆腔感染，以控制同时存在的需氧和厌氧菌感染。

（5）无其他低毒性抗菌药可替代的敏感细菌（如由流感嗜血杆菌、沙门菌属及其他革兰阴性杆菌）所致的败血症及肺部感染，常与氨基糖苷类合用。

（6）立克次体感染：Q 热、落基山斑点热、地方性斑疹伤寒等。

【注意事项】

（1）可能发生不可逆性骨髓抑制，应避免重复疗程使用。

（2）肝、肾功能损害患者宜避免使用，如必须使用时须减量应用，有条件时进行血药浓度监测，使其峰浓度在 25mg/L 以下，谷浓度在 5mg/L 以下。

（3）治疗过程中应定期检查周围血象，长程治疗者尚须查网织细胞计数，必要时做骨髓检查，以便及时发现与剂量有关的可逆性骨髓抑制，但全血象检查不能预测通常在治疗完成后发生的再生障碍性贫血。

（4）对诊断的干扰：采用硫酸铜法测定尿糖时，应用氯霉素患者可产生假阳性反应。

（5）新生儿不宜应用，有指征必须应用时，如有条件应在监测血药浓度条件下使用。

（6）老年患者慎用。

【禁忌证】对本品过敏者禁用。孕妇和哺乳期禁用。

【不良反应】

（1）与剂量有关的可逆性骨髓抑制，长程治疗可诱发出血倾向，可能与骨髓抑制、肠道菌群减少致维生素 K 合成受阻、凝血酶原时间延长等有关。

（2）灰婴综合征，发生在出生后 48h 内即投予高剂量的氯霉素，治疗持续 3～4d 后。

（3）周围神经炎和视神经炎，也有发生视神经萎缩而致盲者。

（4）过敏反应。

（5）二重感染。

（6）可有腹泻、恶心及呕吐等。

（七）林可霉素类

克林霉素

【适应证】用于革兰阳性菌、厌氧菌引起的感染。

【注意事项】

（1）对林可霉素过敏时有可能对克林霉素类也过敏。

（2）肠道疾病或有既往史者（特别如溃疡性结肠炎、局限性肠炎或抗生素相关肠炎）、肝功能减退和肾功能严重减退者慎用、既往有哮喘或其他过敏史者慎用，用药期间需密切注意抗生素相关性肠炎的可能。

（3）偶可导致二重感染。

（4）疗程长者，需定期检测肝、肾功能和血常规。

（5）孕妇应用时需充分权衡利弊。哺乳期妇女应慎用，如必须采用时应暂停哺乳。

（6）患有严重基础疾病的老年人易发生腹泻或抗生素相关性肠炎等不良反应，用药时需密切观察。

（7）严重肾功能减退和／或严重肝功能减退，伴严重代谢异常者，采用大剂量时需进行血药浓度监测。

（8）静脉滴注时，每0.3g需用50～100ml氯化钠注射液或5%葡萄糖溶液稀释成＜6mg/ml浓度的药液，滴注速度不宜过快，通常每分钟不超过20mg。1h内输入的药量不能超过1 200mg。

【禁忌证】本品与林可霉素、克林霉素有交叉耐药性，对克林霉素或林可霉素有过敏史者禁用。

【不良反应】

（1）胃肠道反应：常见恶心、呕吐、腹痛、腹泻等；严重者有腹绞痛、腹部压痛、严重腹泻（水样或脓血样），伴发热、异常口渴和疲乏（抗生素相关性肠炎）。

（2）血液系统：偶可发生白细胞减少、中性粒细胞减少、嗜酸性粒细胞增多和血小板减少等；罕见再生障碍性贫血。

（3）过敏反应：可见皮疹、瘙痒等，偶见荨麻疹、血管性水肿和血清病反应等，罕见剥脱性皮炎、大疱性皮炎、多形性红斑和史 - 约综合征。

（4）肝、肾功能异常，如一过性碱性磷酸酶、AST及ALT升高、黄疸等。

（5）静脉滴注可能引起静脉炎；肌内注射局部可能出现疼痛、硬结和无菌性脓肿。

（6）其他：耳鸣、眩晕、念珠菌感染等。

（八）利福霉素类

利 福 平

【适应证】

（1）与其他抗结核药联合用于各种结核病的初治与复治（包括结核性脑膜炎）。

（2）与其他药物联合用于麻风、非结核分枝杆菌感染。

（3）与万古霉素（静脉）可联合用于甲氧西林耐药葡萄球菌所致的严重感染。利福平与红霉素联合方案用于军团菌属严重感染。

（4）无症状脑膜炎奈瑟菌带菌者，以消除鼻咽部脑膜炎奈瑟菌（但不适用于脑膜炎奈瑟菌感染）。

【注意事项】

（1）酒精中毒、肝功能损害者、5岁以下小儿、怀孕3个月以上孕妇和哺乳期妇女慎用。

（2）服药后便、尿、唾液、汗液、痰液、泪液等排泄物均可显橘红色。有发生间质性肾炎的可能。

（3）单用利福平治疗结核病或其他细菌性感染时病原菌可迅速产生耐药性，故必须与其他药物合用。

（4）可能引起白细胞和血小板减少，并导致齿龈出血和感染、伤口愈合延迟等。用药期间应定期检查周围血象。

（5）应于餐前1h或餐后2h服用，最好清晨空腹一次服用，因进食影响吸收。

（6）肝功能减退的患者常需减少剂量，每日剂量≤8mg/kg。老年患者肝功能有所减退，用药量应酌减。

（7）肾功能减退者不需减量。在肾小球滤过率减低或无尿患者中利福平的血药浓度无显著改变。

【禁忌证】

（1）对利福平或利福霉素类抗菌药过敏者禁用。

（2）肝功能严重不全、胆道阻塞者和3个月以内孕妇禁用。

【不良反应】

（1）多见消化道反应：厌食、恶心、呕吐、上腹部不适、腹泻等。

（2）肝毒性：AST及ALT升高、肝肿大和黄疸。

（3）变态反应：大剂量间歇疗法后偶可出现"流感样症候群"，表现为畏寒、寒战、发热、不适、呼吸困难、头昏、嗜睡及肌肉疼痛等，发生频率与剂量大小及间歇时间有明显关系。偶可发生急性溶血或肾衰竭。

（4）其他：偶见白细胞减少、凝血酶原时间缩短、头痛、眩晕、视力障碍等。

利福昔明

【适应证】对敏感病原菌引起的肠道感染，包括急性和慢性肠道感染、腹泻综合征、夏季腹泻、旅行性腹泻和小肠结肠炎等。

【注意事项】

（1）儿童服用本药不能超过7d。

（2）对6岁以下儿童慎用。

（3）大剂量用药或肠黏膜受损时，可因极少量被吸收，导致尿液呈粉红色。

（4）如果发生耐药，应中断治疗并采取其他适当治疗措施。

（5）妊娠期妇女用药安全性和有效性尚不明确。

（6）哺乳期妇女慎用。

【禁忌证】本药或利福霉素类药有过敏者；肠梗阻者；严重的肠道溃疡性病变者。

【不良反应】

（1）头痛。

（2）肝性脑病患者可出现体重下降，血清钾和血清钠浓度轻微升高。

（3）腹胀、腹痛、恶心和呕吐。

（4）罕见荨麻疹样皮肤反应。

（5）水肿。

（九）糖肽类及多肽类

万古霉素

【适应证】

（1）对甲氧西林耐药的葡萄球菌引起的感染。

（2）对青霉素过敏的患者及不能使用其他抗生素包括青霉素、头孢菌素类，或使用后治疗无效的葡萄球菌、肠球菌和棒状杆菌、类白喉杆菌属等感染（如心内膜炎、骨髓炎、败血症或软组织感染等）。

（3）防治血液透析患者发生的葡萄球菌属所致的动、静脉血分流感染。

（4）长期服用广谱抗生素所致难辨梭状杆菌引起的抗生素相关性肠炎或葡萄球菌性肠炎。

【注意事项】

（1）快速给药可能伴发严重低血压包括休克，罕有心脏停跳现象。应以稀释溶液静脉滴注，滴注时间至少在60min以上。

（2）用药过量的患者，或肾功能不全的患者、或原本有失聪现象或正同时接受其他耳毒性药物的患者，宜连续进行肾功能测定和听力功能试验，以及早发现肾毒性或耳毒性的发生。

（3）有可能引发抗生素相关性肠炎。

（4）与静脉滴注有关的不良反应（包括低血压、脸红、红斑、荨麻疹及瘙痒）发作频率，可因合并用麻醉药而增加，使用麻醉药前60min滴注，可使这些不良反应减至最少。

（5）不宜肌内注射，静脉滴注时尽量避免药液外漏，且应经常更换注射部位，滴速不宜过快。

（6）在治疗过程中应监测血药浓度，尤其是需延长疗程者或有肾功能、听力减退者和耳聋病史者。血药浓度峰值不应超过 20 ～ 40μg/ml，谷浓度不应超过 10μg/ml。血药浓度高于 60μg/ml 为中毒浓度。

（7）并用万古霉素及麻醉药于儿童，可引起红斑及类似组织胺反应的面红（见不良反应）。

【禁忌证】对万古霉素过敏者，严重肝、肾功能不全者，孕妇及哺乳期妇女禁用。

【不良反应】

（1）休克、过敏样症状如呼吸困难、全身潮红、水肿等。

（2）急性肾功能不全，间质性肾炎。

（3）多种血细胞减少、无粒细胞血症、血小板减少。

（4）皮肤黏膜综合征、中毒性表皮坏死症、脱落性皮炎。

（5）第Ⅷ对脑神经损伤。

（6）假膜性大肠炎。

（7）肝功能损害、黄疸。

去甲万古霉素

【适应证】见万古霉素。

【注意事项】见万古霉素。

【禁忌证】对万古霉素类抗生素过敏者禁用。

【不良反应】见万古霉素。

替考拉宁

【适应证】

（1）各种严重的革兰氏阳性细菌感染，包括不能用青霉素类及头孢素类抗生素治疗或上述抗生素治疗失败的严重葡萄球菌感染，或对其他抗生素耐药的葡萄球菌感染。

（2）敏感菌金黄色葡萄球菌、凝固酶阴性葡萄球菌（包括对甲氧西林敏感及耐药菌）、链球菌、肠球菌、单核细胞增多性李斯特菌、棒状杆菌、艰难梭菌、消化链球菌等所致的感染，包括下呼吸道感染、泌尿道感染、败血症、心内膜炎、腹膜炎、骨关节感染、皮肤软组织感染。

（3）作为万古霉素和甲硝唑的替代药。

【注意事项】

（1）替考拉宁与万古霉素可能有交叉过敏反应，故对万古霉素过敏者慎用。但用万古霉素曾发生"红人综合征"者非本品禁忌证。

（2）治疗期间定期做血液、肝、肾功能的检查。

（3）有下列情况者应对肾功能、耳功能进行监测：①肾功能不全者长时间用药。②使用神经毒或肾毒性药物（如氨基糖苷类抗生素、多黏菌素 E、两性霉素 B、环孢素、顺铂、呋塞米（速尿）和依他尼酸），之后或与这两类药物联合应用。④液体待其消泡，再抽出液体。⑤稀释后静脉滴注。配制好的溶液应立即使用，未用完部分应丢弃。如少数情况下配制好后不能立即使用，则将配制好的注射用替考拉宁溶液在 4℃ 条件下保存，但不得超过 24h。

（4）肾功能受损者应调整剂量。

（5）妊娠期间以及哺乳期间一般不应用。

（6）可用于 2 个月以上儿童的革兰阳性菌感染。

（7）除非有肾损害，否则老年患者无须调整剂量。

【禁忌证】有替考拉宁过敏史者禁用。

【不良反应】

（1）局部反应：注射部位疼痛、血栓性静脉炎。

（2）过敏反应：皮疹、瘙痒、支气管痉挛、药物热、过敏反应。

（3）胃肠道反应：恶心、呕吐、腹泻。

（4）神经系统反应：嗜睡、头痛。

（5）血常规异常：嗜酸性粒细胞增多、白细胞减少、中性粒细胞减少、血小板减少、血小板增多。

（6）肝肾功能异常：AST 及 ALT 碱性磷酸酶增高，一过性血肌酐增高。

（7）其他：轻微听力下降、耳鸣及前庭功能紊乱。

（十）硝基咪唑类

甲 硝 唑

【适应证】

（1）肠道和肠外阿米巴病（如阿米巴肝脓肿、胸膜阿米巴病等）。

（2）阴道滴虫病、小袋虫病和皮肤利什曼病、麦地那龙线虫感染等。

（3）厌氧菌感染。

【注意事项】

（1）本品的代谢产物可使尿液呈深红色。

（2）原有肝病患者剂量应减少。出现运动失调或其他中枢神经系统症状时应停药。重复 1 个疗程之前，应检查白细胞计数。厌氧菌感染合并肾衰竭者，给药间隔时间应由 8h 延长至 12h。

（3）用药期间应戒酒，饮酒后可能出现腹痛、呕吐、头痛等症状。

【禁忌证】有活动性中枢神经系统疾病、血液病患者，孕妇及哺乳期妇女禁用。

【不良反应】

（1）消化系统：恶心、呕吐、食欲缺乏、腹部绞痛。

（2）神经系统：头痛、眩晕，偶有感觉异常、肢体麻木、共济失调、多发性神经炎等，大剂量可致抽搐。

（3）少数患者发生荨麻疹、潮红、瘙痒、膀胱炎、排尿困难、口中金属味及白细胞减少等，均属可逆性，停药后可自行恢复。

替 硝 唑

【适应证】

（1）各种厌氧菌感染，如败血症、骨髓炎、腹腔感染、盆腔感染、肺支气管感染、肺炎、鼻窦炎、皮肤蜂窝组织炎、牙周感染及术后伤口感染。

（2）结肠直肠手术、妇产科手术及口腔手术等的术前预防用药。

（3）肠道及肠道外阿米巴病、阴道滴虫病、贾第虫病、加得纳菌阴道炎等的治疗。

（4）也可作为甲硝唑的替代药用于幽门螺杆菌所致的胃窦炎及消化性溃疡的治疗。

【注意事项】

（1）本品具有致癌、致突变作用，但人体中尚缺乏资料。

（2）如疗程中发生中枢神经系统不良反应，应及时停药。

（3）用药期间不应饮用含酒精的饮料，因可引起体内乙醛蓄积，干扰酒精的氧化过程，导致双硫仑样反应，患者可出现腹部痉挛、恶心、呕吐、头痛、面色潮红等。

（4）肝功能减退者本品代谢减慢，药物及其代谢物易在体内蓄积，应予减量，并作血药浓度监测。

（5）替硝唑可自胃液持续清除，某些放置胃管作吸引减压者，可引起血药浓度下降。血液透析时，本品及代谢物迅速被清除，故应用时不需减量。

（6）念珠菌感染者应用本品，其症状会加重，需同时给抗真菌治疗。

（7）替硝唑对阿米巴包囊作用不大，宜加用杀包囊药物。

（8）治疗阴道滴虫病时，其性伴侣需同时治疗。

（9）可透过胎盘屏障，迅速进入胎儿循环。动物实验发现腹腔给药对胎仔具毒性，而口服给药无毒性。本品对胎儿的影响尚无足够和严密的对照观察，因此妊娠3个月内应禁用。3个月以上的孕妇只有具明确指征时才选用。

（10）替硝唑在乳汁中浓度与血中浓度相似。动物实验显示本品对幼鼠具致癌作用，故哺乳期妇女应避免使用。若必须用药，应暂停哺乳，并在停药3d后方可授乳。

（11）老年人由于肝功能减退，应用本品时药代动力学有所改变，需监测血药浓度。

【禁忌证】

（1）对替硝唑或吡咯类药物过敏患者禁用。

（2）有活动性中枢神经疾病和血液病者禁用。

（3）12岁以下患者禁用。

【不良反应】

（1）不良反应少见且轻微，主要为恶心、呕吐、上腹痛、食欲下降及口腔金属味，可有头痛、眩晕、皮肤瘙痒、皮疹、便秘及全身不适。此外，还可有中性粒细胞减少、双硫仑样反应及黑色尿。

（2）大剂量时也可引起癫痫发作和周围神经病变。

（3）偶见滴注部位轻度静脉炎。

奥　硝　唑

【适应证】治疗由厌氧菌感染引起的多种疾病；男女泌尿生殖道毛滴虫、贾第氏鞭毛虫感染引起的疾病（如阴道滴虫病等）；肠、肝阿米巴虫病；肠、肝变形虫感染引起的疾病；用于预防和治疗各科手术后厌氧菌感染。

【注意事项】

（1）奥硝唑能抑制抗凝药华法林的代谢，增强抗凝药的药效。

（2）巴比妥类药、雷尼替丁和西咪替丁等药物可使奥硝唑加速消除而降效，并可影响凝血，应禁忌合用。

【禁忌证】对硝基咪唑类药物过敏者；脑和脊髓发生病变者，癫痫及各种器官硬化症者。

【不良反应】轻度头晕、头痛、嗜睡、胃肠道反应、肌肉乏力。

塞　克　硝　唑

【适应证】用于阴道毛滴虫引起的尿道炎和阴道炎；肠阿米巴病、肝阿米巴病；贾第鞭毛虫病。

【注意事项】中枢神经系统疾病患者和孕妇及哺乳期妇女禁用；肝、肾功能不全患者慎用；服用本品时避免接触酒精；出现运动失调及其他中枢神经系统症状时应停药；3 岁以下儿童慎用。

【禁忌证】对硝基硝唑类药物过敏者。

【不良反应】偶有轻度头痛、胃肠不适、恶心、呕吐、口苦等，停药后症状消失。

硝呋太尔

【适应证】适用于治疗细菌性阴道病、滴虫性阴道炎、念珠菌性阴道炎以及外阴炎；泌尿系统感染；消化道阿米巴病及贾第虫病。

【注意事项】治疗期间请勿饮用酒精饮料，酒精会引起不适或恶心，但这种反应会自行消失。

【禁忌证】对硝呋太尔过敏者禁用。

【不良反应】本品不良反应少见。

（十一）氟喹诺酮类

诺氟沙星

【适应证】用于敏感菌所引起的呼吸道、泌尿道、胃肠道感染，如急性支气管炎、慢性支气管炎急性发作、肺炎、急慢性肾盂肾炎、膀胱炎、伤寒等。

【注意事项】

（1）本品不应与茶碱同时使用。

（2）大肠埃希菌对诺氟沙星耐药者多见，应在给药前留取尿培养标本，参考细菌药物敏感试验结果调整用药。

（3）大剂量应用或尿 pH > 7 时可发生结晶尿。宜多进水，保持 24h 排尿量在 1 200ml 以上。

（4）肾功能减退者，根据肾功能调整剂量。

（5）本类药物可引起中、重度光敏反应。应避免过度暴露于阳光，发生后需停药。

（6）严重肝功能减退或肝、肾功能均减退者，其血药浓度增高，故需权衡利弊后应用，并调整剂量。

（7）原有中枢神经系统疾病患者，例如癫痫及癫痫病史者均应避免应用，有指征时需仔细权衡利弊后应用。

（8）老年患者常有肾功能减退，因本品部分经肾排出，需减量应用。

（9）极个别缺乏葡萄糖 -6- 磷酸脱氢酶（G-6-PD）的患者可能发生溶血反应。

（10）可致重症肌无力症状加重，呼吸肌无力而危及生命，慎用。

【禁忌证】

（1）对诺氟沙星及任何一种其他喹诺酮类药过敏者禁用。

（2）孕妇、哺乳期妇女、18 岁以下儿童禁用。

【不良反应】

（1）胃肠道反应：较为常见，可表现为腹部不适或疼痛、腹泻、恶心或呕吐。

（2）神经系统反应：可有头晕、头痛、嗜睡或失眠。

（3）过敏反应：皮疹、皮肤瘙痒、面色潮红、胸闷等，偶可发生渗出性多形性红斑及血管神经性水肿。少数患者有光敏反应。

（4）偶可发生癫痫发作、精神异常、烦躁不安、意识混乱、幻觉、震颤；血尿、发热、皮疹等间质性肾炎表现；静脉炎；结晶尿，多见于大剂量应用时；关节疼痛。

（5）少数患者可发生 AST 及 ALT 升高、血尿素氮增高及周围血象白细胞降低，多属轻度，并呈一过性。

环丙沙星

【适应证】用于敏感菌感染所引起的：①泌尿生殖系统感染，包括单纯性、复杂性尿路感染、细菌性前列腺炎、淋病奈瑟菌尿道炎或宫颈炎（包括产酶株所致者）。②呼吸道感染，包括敏感革兰阴性杆菌所致支气管感染急性发作及肺部感染。③胃肠道感染，由志贺菌属、沙门菌属、产肠毒素大肠埃希菌、亲水气单胞菌、副溶血弧菌等所致。④伤寒。⑤骨和关节感染。⑥皮肤软组织感染。⑦败血症等全身感染。

【注意事项】见诺氟沙星（2）～（8）。

【禁忌证】对环丙沙星及任何一种氟喹诺酮类药过敏的患者禁用。孕妇、哺乳期妇女及 18 岁以下者禁用。

【不良反应】见诺氟沙星。

左氧氟沙星

【适应证】用于敏感细菌感染所引起的呼吸系统、泌尿系统、生殖系统、皮肤软组织、消化系统等的中、重度感染，及乳腺炎，以及外伤、烧伤及手术后伤口感染、腹腔感染（必要时合用甲硝唑）、胆囊炎、胆管炎、骨与关节和五官科感染；败血症、粒细胞减少及免疫功能低下患者的各种感染。

【注意事项】

（1）静脉滴注时间为每 100ml 至少 60min。

（2）～（8）见诺氟沙星。

（9）肾功能不全者按肌酐清除率应减量或延长给药间隔时间：20 ～ 49ml/min 者，首剂 0.4g，以后每 24h 0.2g；10 ～ 19ml/min 者，首剂 0.4g，以后每 48h 0.2g。

（10）偶见用药后发生跟腱炎或跟腱断裂的报告，故如有上述症状发生时须立即停药并休息，严禁运动，直到症状消失。

【禁忌证】对左氧氟沙星及氟喹诺酮类药过敏者。妊娠及哺乳期妇女、18 岁以下儿童。

【不良反应】见诺氟沙星。

氟罗沙星

【适应证】对本品敏感细菌引起的急性支气管炎，慢性支气管炎急性发作及肺炎等呼吸系统感染；膀胱炎、前列腺炎、附睾炎、淋病奈瑟菌性尿道炎等泌尿生殖系统感染；伤寒沙门菌感染、细菌性痢疾等消化系统感染；皮肤软组织、骨、腹腔及盆腔感染等。

【注意事项】

（1）肾功能减退者慎用。

（2）肝功能不全者慎用。

（3）原有中枢神经系统疾患者慎用。

（4）对任何一种喹诺酮类过敏者不宜使用本品。

（5）易发生结晶尿，故每日饮水量应保持在 1 200 ～ 1 500ml 以上。

（6）可引起光敏反应。

（7）当出现光敏反应时应停止治疗。

（8）静脉滴注速度不宜过快，每 100ml 滴注时间至少为 45 ～ 60min。

（9）忌与氯化钠注射液或葡萄糖氯化钠注射液合用。

【禁忌证】对本品或喹诺酮类药物过敏者禁用；孕妇、哺乳期妇女及 18 岁以下患者禁用。

【不良反应】

（1）常见腹部不适或疼痛、腹泻、恶心、呕吐、食欲缺乏。

（2）可有头昏、头痛、兴奋、嗜睡或失眠。

（3）过敏反应，偶可发生渗出性多形红斑及血管神经性水肿。

（4）少见肝酶、BUN 增高及周围血象白细胞降低，多属轻度，并呈一过性。

（5）偶见间质性肾炎表现，结晶尿多见于大剂量应用时。

妥舒沙星

【适应证】适用于敏感菌所致的上下呼吸道感染、泌尿生殖系统感染、胆道感染、肠道感染、皮肤软组织感染、眼、耳、鼻、口腔感染、乳腺炎、外伤及手术伤口感染。

【注意事项】

（1）肾功能减退者慎用。

（2）肝功能不全者慎用。

（3）脑动脉硬化或癫痫病史者避免应用。

（4）对喹诺酮类过敏者不宜使用。

（5）可引起光敏反应，至少在光照后 12h 才可接受治疗。

（6）出现光敏反应时应停止治疗。

【禁忌证】对喹诺酮类药物过敏者禁用；孕妇、哺乳期妇女及 18 岁以下患者禁用。

【不良反应】

（1）过敏反应。

（2）消化系统反应。

（3）头痛、失眠、疲倦、痉挛、血小板减少。

（4）偶可发生急性肾功能不全、粒细胞缺乏症、假膜性肠炎、低血糖、肝功能异常。

司帕沙星

【适应证】用于敏感菌引起的呼吸系统感染、肠道、胆道感染、泌尿生殖系统感染；沙眼衣原体所致的泌尿生殖道感染；皮肤、软组织感染。

【注意事项】

（1）光敏患者慎用或禁用。

（2）用药期间避免接触日光，若有光敏症状产生立即停药。

（3）肝、肾功能异常者慎用。

（4）癫痫史及其他中枢神经系统疾病者慎用。

（5）可能有 Q-T 间期延长的患者，如心脏病（心律失常、缺血性心脏病等）、低钾血症、低镁血症，服用抗心律失常药物者慎用。

（6）高龄者慎用。

（7）服用本品后分枝结核分枝杆菌检查可能呈假阳性。

【禁忌证】对喹诺酮类药物过敏者。孕妇、哺乳期妇女。18岁以下患者禁用。

【不良反应】

（1）消化系统反应。

（2）过敏反应。

（3）头痛、头昏、烦躁等。

（4）GOT、GPT、ALP、LDH、BUN、γ-CTP、血肌酐及总胆红素升高。也可致嗜酸性粒细胞增多及白细胞、红细胞、血红蛋白和血小板降低等。

洛美沙星

【适应证】用于敏感菌引起的下呼吸道感染、泌尿生殖系统感染、腹腔胆道感染、肠道感染、伤寒等感染、皮肤软组织感染。其他感染：如鼻旁窦炎、中耳炎、眼睑炎。

【注意事项】

（1）肾功能减退者慎用。患者血肌酐清除率 ≤ 40ml/min 或 ≤ 0.67ml/s 时，剂量调整为：第1剂予 0.4g，此后 0.2g，每日1次。

（2）肝功能不全者慎用。

（3）脑动脉硬化或癫痫病史者避免应用。

（4）可空腹亦可与食物同服。

（5）本品清除半衰期长达 7～8h，治疗一般感染时可每日1次，如感染较重或敏感性较低时，则予 0.3g，每日2次。

（6）易发生结晶尿，每日尿量应保持在 1 200～1 500ml 以上。

（7）治疗期间避免日照，出现光敏反应时应停止治疗。

【禁忌证】对喹诺酮类药物过敏者；孕妇及18岁以下患者。

【不良反应】常见头痛、恶心、皮疹、光敏毒性、眩晕、腹泻和腹痛。可发生ALT、BUN升高及周围白细胞降低，呈一过性。偶可发生癫痫、精神异常、间质性肾炎表现、关节疼痛。结晶尿，多见于高剂量应用时。

加替沙星

【适应证】用于敏感菌所致的慢性支气管炎急性发作，急性鼻窦炎、社区获得性肺炎、单纯性和复杂性尿路感染、急性肾盂肾炎、男性淋球菌性尿路炎症或直肠感染和女性淋球菌性宫颈感染。

【注意事项】

（1）脑动脉硬化或癫痫病史者避免应用。

（2）肾功能不全患者使用本品应注意调整剂量。

（3）本品不宜与ⅠA类（如奎尼丁、普鲁卡因胺）及Ⅲ类（如胺碘酮、索他洛尔）和可延长心电图Q-Tc间期的药物合用。

（4）与非甾体消炎镇痛药同时使用，可能增加中枢神经系统刺激症状和抽搐发生。

（5）驾驶员慎用。

【禁忌证】对加替沙星或喹诺酮类药物过敏者。

【不良反应】常见有恶心、阴道炎、腹泻、头痛、眩晕。发生率较低的包括变态反应、心悸、便秘、口腔溃疡、周围性水肿、失眠、震颤、出汗、视觉与味觉异常、排尿困难、血尿。

培氟沙星

【适应证】用于由敏感菌所致的尿路感染、呼吸道感染和耳、鼻、喉感染；妇科、生殖系统感染；腹部和肝、胆系统感染；骨和关节感染；皮肤感染；败血症和心内膜炎；脑膜炎。

【注意事项】

（1）中枢神经系统疾病患者慎用。

（2）严重肝、肾损害者慎用。

（3）避免同时服用茶碱、含镁或氢氧化铝抗酸药。

（4）用药期间避免日光照射。

（5）勿与含氯离子的药物混用。

（6）静脉滴注时间不少于60min。

【禁忌证】对喹诺酮类过敏者禁用；18岁以下者、孕妇及哺乳期妇女和6-磷酸葡萄糖脱氢酶不足者禁用。

【不良反应】胃肠道反应、光敏反应、神经系统反应；皮疹、ALT上升、白细胞减低等。

莫西沙星

【适应证】用于上呼吸道和下呼吸道感染，如急性窦炎、慢性支气管炎急性发作、社区获得性肺炎及皮肤和软组织感染。

【注意事项】

（1）可延长一些患者心电图的 Q-T 间期。其 Q-T 间期延长的程度随着药物浓度的增加而增加。①应避免用于 Q-T 间期延长的患者。患有无法纠正的低钾血症及接受Ⅰa类（如奎宁丁、普鲁卡因）或Ⅲ类（如胺碘酮、索托洛尔）抗心律失常药物者。②慎与可能延长 Q-T 间期的药物（西沙必利、红霉素、抗精神病药和三环类抗抑郁药）合用。③慎用于有致心律失常的因素存在时（如严重的心动过缓或急性心肌缺血）。

（2）使用喹诺酮类可诱发癫痫的发作，慎用于已知或怀疑有能导致癫痫发作或降低癫痫发作阈值的中枢神经系统疾病的患者。

（3）严重肝功能损伤患者慎用。

（4）可能出现肌腱炎和肌腱断裂，特别是在老年患者和使用激素治疗的患者中。

（5）可能出现假膜性肠炎。

（6）建议患者避免在紫外线及日光下过度暴露。

（7）治疗复杂盆腔感染患者（如伴有输卵管 - 卵巢或盆腔脓肿）时，需考虑经静脉给药进行治疗，不推荐口服。

【禁忌证】

（1）对莫西沙星任何成分或其他喹诺酮类或任何辅料过敏者禁用。

（2）妊娠和哺乳期妇女禁用。

（3）18 岁以下儿童禁用。

【不良反应】常见腹痛、头痛、恶心、腹泻、呕吐、消化不良、肝功能化验异常、眩晕等。少见乏力、念珠菌病、不适心动过速、Q-T 间期延长、口干、便秘、胃肠失调、白细胞减少、凝血酶原减少、嗜酸细胞增多、肌肉痛、失眠、感觉异常、皮疹等。偶见过敏反应、外周水肿、胃炎、腹泻（难辨梭状芽孢杆菌）、血小板减少、肝功能异常、肌腱异常、紧张、情绪不稳定、耳鸣、弱视、肾功能异常等。

（十二）其他抗菌药物

磷霉素

【适应证】

（1）敏感菌所致的呼吸道感染、尿路感染、皮肤软组织感染等。

（2）其他抗生素合用于由敏感菌所致重症感染如败血症、腹膜炎、骨髓炎等。

【注意事项】

（1）静脉滴注速度宜缓慢，静脉滴注时间为 1 ～ 2h。

（2）肝、肾功能减退者慎用。应用较大剂量时应监测肝功能。

（3）5岁以上儿童应减量及慎用。

（4）老年人应酌减剂量并慎用。

【禁忌证】对磷霉素过敏者、妊娠及哺乳期妇女、5岁以下儿童禁用。

【不良反应】

（1）主要有恶心、食欲减退、腹部不适、稀便或轻度腹泻。

（2）偶见皮疹，嗜酸性粒细胞增多，红细胞、血小板、白细胞降低，AST及ALT一过性升高，头晕、头痛等反应。

（3）注射部位静脉炎。

（4）极个别患者可能出现休克。

夫西地酸

【适应证】用于敏感细菌，尤其是葡萄球菌引起的各种感染，如骨髓炎、败血症、心内膜炎，反复感染的囊性纤维化、肺炎、皮肤及软组织感染，外科及创伤性感染等。

【注意事项】

（1）肝功能不全和胆道异常的患者长期大剂量用药或联合其他排泄途径相似的药物（如林可霉素或利福平）时，应定期检查肝功能。

（2）早产儿、黄疸、酸中毒及严重病弱的新生儿使用时需留意有无核黄疸症状。

（3）静脉注射时不能与卡那霉素、庆大霉素、万古霉素、头孢噻啶或阿莫西林混合；亦不可与全血、氨基酸溶液或含钙溶液混合。当溶液的pH < 7.4时，会发生沉淀。

【禁忌证】对夫西地酸过敏者禁用。妊娠初始3个月内禁用。

【不良反应】

（1）静脉滴注可能导致血栓性静脉炎和静脉痉挛。

（2）每日1.5～3g时有可逆性转氨酶升高的报道。大剂量可出现可逆性黄疸。若黄疸持续不退，需停止使用，血清胆红素可恢复正常。

利奈唑胺

【适应证】用于敏感菌引起的感染：①耐万古霉素的屎肠球菌引起的感染，包括并发的菌血症。②致病菌为金葡菌（甲氧西林敏感或耐甲氧西林的菌株）或肺炎链球菌（包括多重耐药菌株）引起的院内获得性肺炎。③金葡菌（甲氧西林敏感或耐甲氧西林的菌株）、化脓链球菌或无乳链球菌引起的复杂性皮肤或皮肤软组织感染，包括未并发骨髓炎的糖尿病足部感染。④葡萄球菌（仅为甲氧西林敏感的菌株）或化脓链球菌引起的非复杂性皮肤或皮肤软组织感染。⑤由肺炎链球菌［包括对多药耐药的菌株（MDRSP）］由金葡菌（仅为甲氧西林敏感的菌株）所致的社区获得性肺炎及伴发的菌血症。

【注意事项】

（1）应一周进行全血细胞计数的检查，尤其是用药超过 2 周或以前有过骨髓抑制病史，或合并使用能诱导发生骨髓抑制的其他药物，或患慢性感染既往或目前合并接受其他抗菌药物治疗的患者。

（2）可能发生假膜性结肠炎。

（3）可能发生乳酸性酸中毒。

（4）可能出现视力损害，应及时进行眼科检查。对于所有长期（大于等于 3 个月）使用的患者，应当进行视觉功能监测。多数视神经病变可于停药后缓解，但周围神经病变并非如此。故应进行用药与潜在风险评价，以判断是否继续用药。

（5）用药期间应避免食用大量酪胺含量高的食物和饮料；避免服用含盐酸伪麻黄碱或盐酸苯丙醇胺的药物，5- 羟色胺再摄取抑制剂或其他抗抑郁药，可能呈现苯酮尿，因口服干混悬剂每 5ml 含有 20mg 苯丙氨酸。

（6）哺乳期妇女慎用。尚未在妊娠妇女中进行充分的、有对照的临床研究。只有潜在的益处超过对胎儿的潜在风险时，才建议妊娠妇女使用。

（7）不推荐利奈唑胺经验性用于儿童患者的中枢神经系统感染。

（8）肾功能不全患者慎用。

【禁忌证】对利奈唑胺或其制剂中的成分（枸橼酸钠、枸橼酸、葡萄糖）。

【不良反应】

（1）常见失眠、头晕、头痛、腹泻、恶心、呕吐、便秘、皮疹、瘙痒、发热、口腔念珠菌病、阴道念珠菌病、真菌感染。

（2）用药时间过长（超过 28d）时的不良反应有骨髓抑制（包括贫血、白细胞减少、各类血细胞减少和血小板减少）、周围神经病和视神经病（有的进展至失明）、乳酸性酸中毒。

（3）与 5- 羟色胺类药（包括抗抑郁药，如选择性 5- 羟色胺再摄取抑制药）合用时可能发生 5- 羟色胺综合征。

小 檗 碱

【适应证】用于志贺菌、霍乱狐菌等敏感病原菌感染所致的胃肠炎、细菌性痢疾等肠道感染。

【注意事项】本品静脉注射后可发生严重溶血性贫血和循环障碍，严禁静脉给药。

【禁忌证】本品可引起严重溶血性贫血，对葡糖 -6- 磷酸脱氢酶缺乏儿童禁用。

【不良反应】口服后不良反应较少，偶见呕吐、恶心、皮疹、药物热，停药后可消失。静脉注射或滴注可致静脉炎、血管扩张、血压下降、心脏抑制等，严重时可发生阿斯综合征，甚至死亡。我国已经淘汰本品注射剂。

二、抗结核药

异 烟 肼

【适应证】与其他抗结核药联合，用于各种类型结核病及部分非结核分枝杆菌病。

【注意事项】

（1）精神病、癫痫、肝功能损害及严重肾功能损害者应慎用本品或剂量酌减。

（2）异烟肼与乙硫异烟胺、吡嗪酰胺、烟酸或其他化学结构有关药物存在交叉过敏。

（3）大剂量应用时可引起周围神经系统的多发性病变。因此成人每日同时口服维生素 B_6 50～100mg 有助于防止或减轻周围神经炎和 / 或维生素 B_6 缺乏症状，若重度者或有呕血现象，应立即停药。

（4）肾功能减退但血肌酐值 < 6mg/100ml 者，异烟肼的用量勿需减少。如肾功能减退严重或患者系慢乙酰化者则需减量，以异烟肼服用后 24h 的血药浓度不超过 1mg/L 为宜。在无尿患者，异烟肼的剂量可减半。

（5）肝功能减退者剂量应酌减。

（6）用药前、疗程中应定期检查肝功能，一旦出现肝毒性的症状及体征时应即停药，必须待肝炎的症状、体征完全消失后方可重新用药，此时必须从小剂量开始，逐步增加剂量，如有任何肝毒性表现应即停药。

（7）如疗程中出现视神经炎症状，需立即进行眼部检查，并定期复查。

（8）慢乙酰化患者较易产生不良反应，故宜用较低剂量。

（9）异烟肼可透过胎盘屏障，导致胎儿血药浓度高于母体血药浓度。孕妇应避免应用。

（10）如哺乳期间充分权衡利弊后决定用药，则宜停止哺乳。

（11）新生儿肝乙酰化能力较差，用药时应密切观察不良反应。

（12）50岁以上患者用药引起肝炎的发生率较高，必要时减少剂量或同时酌情使用保护肝功能的制剂。

【禁忌证】对本品过敏的患者禁用。

【不良反应】常用剂量的不良反应发生率较低。剂量加大至6mg/kg时，不良反应发生率显著增加，主要为周围神经炎及肝脏毒性，加用维生素B_6虽可减少毒性反应，但也可影响疗效。①肝脏：可引起轻度一过性肝损害如AST及ALT升高及黄疸等，快乙酰化者乙酰肼在肝脏积聚增多，故易引起肝损害。服药期间饮酒可使肝损害增加。②神经系统：周围神经炎多见于慢乙酰化者，并与剂量有明显关系。③变态反应：包括发热、多形性皮疹、淋巴结病、脉管炎等。一旦发生，应立即停药，如需再用，应从小剂量开始，逐渐增加剂量。④血液系统：可有粒细胞减少、嗜酸性粒细胞增多、血小板减少、高铁血红蛋白血症等。⑤其他：口干、维生素B_6缺乏症、高血糖症、代谢性酸中毒、内分泌功能障碍等偶有报道。

丙硫异烟胺

【适应证】与其他抗结核药联合用于结核病经一线药物治疗无效者。

【注意事项】

（1）与其他异烟肼、吡嗪酰胺、烟酸等化学结构相近的药物存在交叉过敏。

（2）糖尿病、严重肝功能减退者慎用。

（3）用药前和疗程中每2～4周测定谷丙转氨酶、谷草转氨酶。

（4）出现视力减退或视神经炎时立即进行眼部检查。

【禁忌证】12岁以下儿童不宜服用

【不良反应】常见精神忧郁。较少见步态不稳或麻木、针刺感、烧灼感、手足疼痛、精神错乱、黄疸、肝炎、视力减退等。

对氨基水杨酸 - 异烟肼

【适应证】与其他抗结核药联用于各型肺结核、支气管内膜结核及肺外结核；作为结核病相关手术的保护药；可用于预防长期或大剂量皮质激素、免疫抑制治疗的结核感染及复发。

【注意事项】

（1）至少连续服用3个月，中途不宜停药，确诊痊愈后方可停药。

（2）孕妇、哺乳期妇女、肝肾功能不良和精神病史、癫痫病史及脑外伤史者慎用。

（3）定期检查肝功能。

（4）同服 B 族维生素可防治神经系统不良反应。

（5）抗酸药可抑制本品吸收。

（6）可加强香豆素类抗凝药，某些抗癫痫药、降压药、抗胆碱药三环抗抑郁药作用。

【禁忌证】精神病及癫痫患者禁用；严重肝功能障碍者禁用。

【不良反应】偶有头晕、头痛、失眠、发热、皮疹、恶心、乏力、黄疸、周围神经炎、视神经炎及血细胞减少。

乙胺丁醇

【适应证】

（1）联合治疗结核分枝杆菌所致的肺结核。

（2）结核性脑膜炎及非典型分枝杆菌感染的治疗。

【注意事项】

（1）痛风、视神经炎、肾功能减退慎用。

（2）治疗期间应检查：①眼部：视野、视力、红绿鉴别力等，在用药前、疗程中每日检查一次，尤其是疗程长，每日剂量超过 15mg/kg 的患者。②乙胺丁醇可使血清尿酸浓度增高，引起痛风发作。应定期测定。

（3）可与食物同服，每日剂量宜一次顿服。

（4）单用时可迅速产生耐药性，必须与其他抗结核药联合应用。

（5）剂量应根据患者体重计算。

（6）肾功能减退或老年患者应用时需减量。

（7）可透过胎盘屏障，胎儿血药浓度约为母亲血药浓度的 30%。孕妇应慎用。

（8）可在乳汁中分布，哺乳期妇女慎用。

【禁忌证】对本品过敏者、已知视神经炎患者、乙醇中毒者，以及年龄＜13 岁者禁用。

【不良反应】

（1）常见视物模糊、眼痛、红绿色盲或视力减退、视野缩小（视神经炎每日按体重剂量 25mg/kg 以上时易发生）。视力变化可为单侧或双侧。

（2）少见畏寒、关节肿痛（趾、踝、膝关节）、病变关节表面皮肤发热发紧感（急性痛风、高尿酸血症）。

（3）罕见皮疹、发热、关节痛等过敏反应；或麻木，针刺感、烧灼痛或手足软弱无力（周围神经炎）。

吡嗪酰胺

【适应证】联合用于治疗结核病。

【注意事项】

（1）交叉过敏，对乙硫异烟胺、异烟肼、烟酸或其他化学结构相似的药物过敏患者可能对吡嗪酰胺也过敏。

（2）对诊断的干扰：可与硝基氰化钠作用产生红棕色，影响尿酮测定结果；可使 AST 及 ALT、血尿酸浓度测定值增高。

（3）糖尿病、痛风或严重肝功能减退者慎用。

（4）使血尿酸增高，可引起急性痛风发作，须定时测定。

（5）孕妇结核病患者可先用异烟肼、利福平和乙胺丁醇治疗 9 个月，如对上述药物中任一种耐药而对吡嗪酰胺可能敏感者可考虑采用。

【禁忌证】有过敏史者及儿童禁用。

【不良反应】常见肝损害、关节痛；偶见过敏反应。

利福喷丁

【适应证】

（1）不宜用于结核性脑膜炎。

（2）在医务人员直接观察下的短程化学治疗。

（3）非结核性分枝杆菌感染。

（4）联合用于麻风的治疗。

【注意事项】

（1）与其他利福霉素有交叉过敏性。

（2）酒精中毒、肝功能损害者慎用。

（3）服用后引起白细胞和血小板减少时，应避免进行拔牙等手术，剔牙需谨慎。

（4）应经常检查血象和肝功能的变化情况。

（5）如曾间歇服用利福平因产生循环抗体而发生变态反应者，均不宜再用。

（6）应在空腹时（餐前 1h）用水送服；服利福平出现胃肠道刺激症状的患者可改服利福喷丁。

（7）必须与其他抗结核药合用。

（8）患者服用后，大小便、唾液、痰液、泪液等可呈橙红色。

（9）哺乳期妇女暂停哺乳。

（10）老年患者用药量应酌减。

（11）5 岁以下小儿应用的安全性尚未确定。

【禁忌证】对本品或利福霉素类抗菌药过敏者、肝功能严重不全、胆道阻塞者和孕妇禁用。

【不良反应】

（1）少数患者可出现白细胞、血小板减少；AST 及 ALT 升高；皮疹、头昏、失眠等。

（2）少见胃肠道反应。

（3）如果出现流感症候群、免疫性血小板降低，或过敏性休克样反应须及时停药。

三、抗真菌药

两性霉素 B

【适应证】用于敏感真菌所致的深部真菌感染且病情呈进行性发展者，如败血症、心内膜炎、脑膜炎（隐球菌及其他真菌）、腹腔感染（包括与透析相关者）、肺部感染、尿路感染和眼内炎等。

【注意事项】

（1）本品毒性大，不良反应多见，但它又是治疗危重深部真菌感染的唯一有效药物，两性霉毒 B 胆固醇复合体（ABCD）尚适用于粒细胞缺乏患者发热疑为真菌感染的经验治疗。

（2）下列情况应慎用：①肾功能重度减退时，老年人减量慎用。②可致肝毒性，肝病患者避免应用本品。

（3）治疗期间定期严密随访血、尿常规、肝、肾功能、血钾、心电图等，如血尿素氮或血肌酐明显升高时，则需减量或暂停治疗，直至肾功能恢复。

（4）为减少不良反应，给药前可给非甾体抗炎药和抗组胺药，如吲哚美辛和异丙嗪等，同时给予琥珀酸氢化可的松 25 ～ 50mg 或地塞米松 2 ～ 5mg 一同静脉滴注。

（5）中断治疗 7d 以上者，需重新自小剂量（0.25mg/kg）开始逐渐增加至所需量。

（6）本品宜缓慢避光滴注，每剂滴注时间至少 6h。

（7）药液静脉滴注时应避免外漏，因其可致局部刺激。

（8）用于治疗患全身性真菌感染的孕妇，对胎儿无明显影响。但孕妇用药尚缺乏有良好对照的研究。孕妇如确有应用指征时方可慎用。

（9）哺乳期妇女应避免应用或于用药时暂时停止哺乳。

（10）儿童静脉及鞘内给药剂量以体重计算均同成人，应限用最小有效剂量。

【禁忌证】对两性霉素 B 过敏及严重肝病患者禁用。

【不良反应】

（1）静脉滴注过程中或静脉滴注后发生寒战、高热、严重头痛、食欲缺乏、恶心、呕吐，有时可出现血压下降、眩晕等。

（2）几乎所有患者在疗程中均可出现不同程度的肾功能损害，尿中可出现红细胞、白细胞、蛋白和管型、血尿素氮和肌酐增高，肌酐清除率降低，也可引起肾小管性酸中毒。

（3）低钾血症。

（4）血液系统毒性反应有正常红细胞性贫血，偶可有白细胞或血小板减少。

（5）肝毒性，较少见，可致肝细胞坏死，急性肝衰竭亦有发生。

（6）静脉滴注过快时可引起心室颤动或心搏骤停。电解质紊乱亦可导致心律失常。静脉滴注时易发生血栓性静脉炎。

（7）鞘内注射可引起严重头痛、发热、呕吐、颈项强直、下肢疼痛及尿潴留等，严重者可发生下肢截瘫等。

（8）过敏性休克、皮疹等变态反应偶有发生。

氟 康 唑

【适应证】

（1）念珠菌病：口咽部和食管念珠菌感染；播散性念珠菌病，包括腹膜炎、肺炎、尿路感染等；念珠菌外阴阴道炎。骨髓移植患者接受细胞毒类药物或放射治疗时，预防念珠菌感染的发生。

（2）隐球菌病：治疗脑膜炎以外的新型隐球菌病或治疗隐球菌脑膜炎时，作为两性霉素 B 联合氟胞嘧啶初治后的维持治疗药物。

（3）球孢子菌病。

（4）接受化疗、放疗和免疫抑制治疗患者的预防治疗。

（5）可替代伊曲康唑用于芽生菌病和组织胞浆菌病的治疗。

【注意事项】

（1）孕妇及儿童慎用。

（2）患者使用本品若出现皮疹，应严密控制，必要时停药。

（3）连续服用本品两周以上的患者或接受了多倍于常量的氟康唑及其他具有潜在肝毒性或能引起肝坏死的药物的患者，治疗前应先做肝功能检查，治疗期间每2

周进行肝功能复查。

【禁忌证】对氟康唑或其他吡咯类药有过敏史者和孕妇禁用。

【不良反应】患者对本品一般能很好地耐受，常见的不良反应有恶心、腹痛、腹泻、胃肠胀气、皮疹等，亦可产生肝酶升高。

酮康唑

【适应证】全身真菌感染；由皮肤真菌或酵母菌引起的皮肤、毛发和指甲感染；胃肠道酵母菌感染；用于预防治疗因免疫功能降低而易发真菌感染的患者；不宜用于治疗真菌性脑膜炎。

【注意事项】

（1）50岁以上妇女、有肝病史、对药物耐受性差、曾服用灰黄霉素及同时服用肝损害药物患者，每2周复查肝功能1次。

（2）肾功能不全患者及长时间应激状态患者每日服用≥400mg时应监测肾功能。

【禁忌证】急慢性肝病患者或对本品过敏者禁用。

【不良反应】

（1）胃肠道不适、头痛、头晕、畏光、感觉异常、血小板减少症。

（2）偶见药疹、发痒及脱发。

（3）可发生肝损害，停药后可恢复。

（4）治疗剂量超过每日200mg或400mg时，可能出现可逆性男子女性型乳房及精液缺乏。

伊曲康唑

【适应证】

（1）外阴、阴道念珠菌病。

（2）花斑癣、皮肤真菌病、真菌性角膜炎和口腔念珠菌病。

（3）由皮肤癣菌和/或酵母菌引起的甲真菌病。

（4）系统性真菌感染：系统性曲霉病及念珠菌病、隐球菌病（包括隐球菌性脑膜炎）、组织胞浆菌病、孢子丝菌病、巴西副球孢子菌病，芽生菌病和其他各种少见的系统性或热带真菌病。

【注意事项】

（1）有充血性心力衰竭危险因素的患者应谨慎用药。

（2）钙通道阻滞药具有负性肌力作用，从而加强本品的这一作用。

（3）胃酸降低时会影响本品的吸收。

（4）对于肝酶升高、患有活动性肝病或受到过其他药物肝毒性损伤的患者不应使用本品。

（5）肝硬化患者服药后药物的半衰期延长。

（6）对肾功能不全的患者，本品的口服生物利用度可能降低。

【禁忌证】

（1）禁用于对本品过敏者。

（2）孕妇禁用。

【不良反应】

（1）消化不良、恶心、呕吐、腹泻、腹痛和便秘。

（2）头痛、可逆性肝酶升高、肝炎、月经紊乱、头晕和过敏反应、外周神经病变、Stevens-Johnson 综合征、脱发、低血钾、水肿、充血性心衰和肺水肿。

【药物配伍禁忌和相互作用】

（1）利福平、利福布丁、卡马西平、异烟肼和苯妥英可明显降低本品的口服生物利用度。

（2）利托那韦、茚地那韦、甲基红霉素和红霉素可能增加本品的生物利用度。

（3）本品能使特非那丁、阿司咪唑、咪唑斯汀、西沙必利、三唑仑、口服咪达唑仑、多非利特、奎尼丁、匹莫齐特、辛伐他汀和洛伐他汀的药物作用延长（包括不良反应）。

（4）本品可抑制钙通道阻滞药的代谢。

伏立康唑

【适应证】

（1）侵袭性曲霉病。

（2）对氟康唑耐药的念珠菌引起的严重侵袭性感染（包括克柔念珠菌）。

（3）由足放线病菌属和镰刀菌属引起的严重感染。

【注意事项】

（1）连续治疗超过 28d，需监测视觉功能。

（2）在本品治疗前及治疗中均需检查肝功能。

（3）本品应用于孕妇时可导致胎儿损害。

（4）本品不宜用于静脉注射。

【禁忌证】对本品及任何一种赋形剂有过敏史者禁用。

【不良反应】视觉障碍、发热、皮疹、恶心、呕吐、腹泻、头痛、败血症、周围性水肿、腹痛、呼吸功能紊乱等。

【药物配伍禁忌和相互作用】

（1）本品禁止与其他药物在同一静脉通路中滴注。

（2）本品禁止与CYP3A4底物（如麦角生物碱类药物）、特非那定、阿司咪唑、西沙比利、匹莫齐特、奎尼丁合用，本品可使上述药物的血浓度增高。

（3）本品禁止与利福平、卡马西平、苯巴比妥、利托那韦合用，后者可以显著降低本品的血浓度。

（4）本品禁止与西罗莫司合用，后者的血浓度可能显著增高。

（5）本品禁止与利福布丁、依法韦伦同时应用，可使本品血药浓度显著降低，而后者血药浓度显著增高。

卡泊芬净

【适应证】本品适用于治疗对其他治疗无效或不能耐用受的侵袭性曲霉菌病。

【注意事项】

（1）本品能穿过胎盘，除非必要，本品不得在妊娠期间使用。

（2）接受本品治疗的妇女不应哺乳。

（3）不推荐18岁以下的患者使用本品。

【禁忌证】对本品中任何成分过敏的患者禁用。

【不良反应】发热、头痛、腹痛、疼痛、寒战，恶心、腹泻、呕吐、肝酶水平升高、血清肌酐升高、贫血、心动过速、静脉炎、呼吸困难、皮疹、瘙痒症、发汗等。

【药物配伍禁忌和相互作用】

（1）与环孢素同时使用时，本品的曲线下面积约会增加35%。

（2）本品能使他克莫司的12h血浓度下降26%。

（3）利福平既诱导又抑制本品的消除，稳态显示净诱导作用。

（4）本品与药物清除诱导剂依非韦伦、奈韦拉平、苯妥英、地塞米松、卡马西平同时作用时，可能使本品的浓度产生有临床意义的下降。

特比奈芬

【适应证】

（1）毛癣菌（红色毛癣菌、须癣毛癣菌、断发癣菌、紫色毛癣菌和疣状毛癣菌等）、狗小孢子菌和絮状表皮癣菌等引起的皮肤、头发和甲的感染。

（2）各种癣病（体癣、股癣、手足癣和头癣等）以及念珠菌（白念珠菌等）引起的皮肤酵母菌感染。

（3）皮霉菌引起的甲癣（甲真菌感染）。

【注意事项】

（1）肝或肾功能不全（肌酐清除率＜50ml/min，或血清肌酐＞300μmol/L）者，剂量应减少50%。

（2）口服对花斑癣无效。

（3）孕妇使用时需权衡利弊。

（4）口服治疗的母亲不应哺乳。

（5）使用过程中如出现不良反应症状，应停止用药。

（6）软膏、凝胶及擦剂仅供局部皮肤使用皮肤涂敷后，可不必包扎。不宜用于开放性伤口，不能用于眼内，避免接触鼻、口腔及其他黏膜。

（7）软膏、凝胶及擦剂连续用药一个疗程后，如症状未改善，应向医师咨询。

【禁忌证】对特比萘芬或萘替芬及本品制剂中其他成分过敏者禁用。

【不良反应】

（1）最常见：胃肠道症状（胀满感、食欲减退、恶心、轻度腹痛及腹泻）或轻型的皮肤反应（皮疹、荨麻疹等）。

（2）个别严重的有皮肤反应病例（如Stevens-Johnson综合征，中毒性表皮坏死松解症）。

（3）罕见味觉改变，于停药后几周内可恢复。

（4）极个别病例发生肝胆功能不全。

（5）极个别患者发生中性粒细胞减少。

四、抗病毒药

拉米夫定

【适应证】适用于乙型肝炎病毒复制的慢性乙型肝炎的治疗。

【注意事项】

（1）治疗期间应对患者的临床情况及病毒学指标进行定期检查。

（2）少数患者停止使用后，肝炎病情可能加重。因此如果停用，要对患者进行严密观察，若肝炎恶化，应考虑重新使用拉米夫定治疗。

（3）肌酐清除率＜30ml/min者，不建议使用。肝脏损害者不影响拉米夫定的药物代谢过程。

（4）拉米夫定治疗期间不能防止患者感染他人，故仍应采取适当防护措施。

（5）孕妇服用后仍应对新生儿进行常规的乙型肝炎免疫接种。

（6）妊娠3个月以上的患者使用时需权衡利弊。

（7）哺乳期妇女服用时暂停哺乳。

（8）目前尚无16岁以下患者的疗效和安全性资料。

【禁忌证】对拉米夫定或制剂中任何成分过敏者及妊娠3个月内的患者禁用。

【不良反应】常见上呼吸道感染样症状、头痛、恶心、身体不适、腹痛和腹泻，症状一般较轻并可自行缓解。

阿德福韦酯

【适应证】用于乙型肝炎病毒活动复制证据、并伴有ALT或AST持续升高或肝脏组织学活动性病变的肝功能代偿的成年慢性乙型肝炎患者。

【注意事项】

（1）患者停止治疗会发生急性加重，停止治疗的患者应密切监测肝功能，若必要，应重新进行抗乙肝治疗。

（2）在肾功能障碍或潜在肾功能障碍风险的患者，会导致肾毒性，应密切监测肾功能并适当调整给药间隔时间。

（3）使用前，应进行人类免疫缺陷病毒（HIV）抗体检查。使用药物，可能出现HIV耐药。

（4）单用核苷类似物或合用其他抗反转录病毒药物会导致乳酸性酸中毒和严重的伴有脂肪变性的肝肿大，包括致命事件。

（5）建议用阿德福韦酯治疗的育龄妇女要采取有效的避孕措施。

（6）妊娠妇女慎用。

（7）哺乳期妇女使用本品应避免授乳。

（8）在18岁以下儿童不宜应用。在65岁以上老年患者中的疗效和安全性尚未明确。

【禁忌证】对阿德福韦酯过敏者禁用。

【不良反应】常见虚弱、头痛、恶心、腹痛、腹胀、腹泻和消化不良。

恩替卡韦

【适应证】用于病毒复制活跃、血清ALT持续升高或肝脏组织学显示有活动性病变的慢性成人乙型肝炎。

【注意事项】

（1）有慢性乙肝患者停止治疗后出现重度急性肝炎发作的报道。应在医生的指导下改变治疗方法。

（2）核苷类药物在单独或与其他抗反转录病毒药物联合使用时，已经有乳酸性酸中毒和重度的脂肪性肝肿大，包括死亡病例的报道。

（3）使用恩替卡韦治疗并不能降低经性接触或污染血源传播 HBV 的危险性。因此，需要采取适当的防护措施。

（4）对妊娠妇女应用时，应当对胎儿潜在的风险利益作出充分的权衡。

（5）应采取适当的干预措施以防止新生儿感染 HBV。

（6）哺乳期妇女慎用。

（7）16 岁以下儿童患者使用的安全性和有效性数据尚未建立。

（8）恩替卡韦主要由肾脏排泄，在肾功能损伤的患者中，可能发生毒性反应的危险性更高。老年患者多数肾功能有所下降，因此应注意药物剂量的选择，并且监测肾功能。

【禁忌证】对恩替卡韦或制剂中任何成分过敏者。

【不良反应】

（1）常见 ALT 升高、疲乏、眩晕、恶心、腹痛、腹部不适、肝区不适、肌痛、失眠和皮疹。

（2）使用恩替卡韦的患者在治疗过程中发生 ALT 增高至 10 倍的正常值上限和基线值的 2 倍时，通常继续用药一段时间，ALT 可恢复正常；在此之前或同时伴随有病毒载量 2 个对数值的下降。故在用药期间，需定期检测肝功能。

重组人干扰素 α

【适应证】

（1）病毒性感染：如成人慢性乙型或丙型病毒性肝炎、带状疱疹、尖锐湿疣等。

（2）肿瘤：如毛细胞性白血病、慢性髓细胞性白血病、多发性骨髓瘤、非霍奇金淋巴瘤、恶性黑色素瘤、肾细胞癌等。

【注意事项】

（1）过敏体质，特别是对抗生素有过敏者，应慎用。在使用过程中如发生过敏反应应立即停药，并给予相应治疗。

（2）对所有接受治疗的患者定期进行仔细地神经、精神监测。极少数接受治疗的患者可发生自杀行为，应停止治疗。如发生轻到中度肾脏，肝脏或骨髓功能低下时，需要密切监测。

（3）用于治疗已有严重骨髓抑制患者时，应极为谨慎，因为本品有骨髓抑制作用，使白细胞，特别是粒细胞、血小板减少，其次是血红蛋白的降低，从而增加感染及出血的危险性。故在治疗之前及治疗中的适当时期对这些项目进行密切监测，并定期进行全血计数检查。

（4）由于能增强免疫功能，所以接受移植（如肾或骨髓移植等）的患者，其免疫抑制治疗的作用可能会被变弱。

（5）对儿童的安全及疗效尚未定论，故不推荐儿童使用。

（6）使用干扰素的男性与女性患者必须采取有效避孕措施。

（7）在孕妇，只有当其对母体的益处大于对胎儿的潜在危险时方可使用。

（8）在哺乳期妇女，应根据对母体的重要程度决定是否中止哺乳或中止用药。

（9）注射液含有赋形剂苯甲醇，对生产或剖宫产以前给予时可能对早产儿有毒副作用的危险。使用时，可能会影响患者的反应速度，而使诸如驾车，操作机器等能力减退。

（10）在有心脏病或癌症晚期的老年患者，用药前及治疗期间应作心电图检查，根据需要作剂量调整或停止用药。

（11）注射用干扰素为白色疏松体冻干制剂，溶解后为无色透明液体，如遇有浑浊、沉淀等异常现象，则不得使用。

（12）注射用干扰素以注射用水溶解时应沿瓶壁注入，以免产生气泡，溶解后宜于当日用完，不得放置保存。

【禁忌证】对重组人干扰素的各种制剂及其所含的任何成分有过敏史者、患有严重心脏疾病、严重的肝肾或骨髓功能不正常、癫痫或中枢神经系统功能损伤者以及其他严重疾病不能耐受的患者。

【不良反应】

（1）常见发热、疲乏、头痛、肌痛、关节痛等，常出现在用药后第一周，不良反应多在注射 48h 后消失。

（2）少见出现粒细胞减少、血小板减少等，停药后可恢复。

（3）偶见厌食、恶心、腹泻、呕吐、脱发、血压升高或降低、神经系统功能紊乱等。

（4）极少数患者使用后出现高血糖。有症状者应经常检查和随访血糖。

（5）极少数患者使用 α- 干扰素后有严重的肝功能障碍症和肝衰竭。

（6）极少出现自身免疫现象（如脉管炎、关节炎、溶血性贫血、甲状腺功能障碍和系统性红斑狼疮）。

<h1 style="text-align:center">利巴韦林</h1>

【适应证】用于呼吸道合胞病毒引起的病毒性肺炎与支气管炎，肝功能代偿期的慢性丙型肝炎患者。

【注意事项】

（1）长期或大剂量服用对肝功能、血象有不良反应。有严重贫血、肝功能异常者慎用。

（2）对诊断的干扰：口服后引起血胆红素增高者可高达25%。大剂量可引起血红蛋白含量下降。

（3）哺乳期妇女在用药期间需暂停哺乳。

（4）不推荐老年人应用。

【禁忌证】

（1）对利巴韦林过敏者、孕妇禁用。

（2）治疗前6个月内不稳定和未控制的心脏病、血红蛋白异常、重度虚弱患者、重度肝功能异常或失代偿期肝硬化、自身免疫病（包括自身免疫性肝炎），不能控制的严重精神失常及儿童期严重精神病史者。

【不良反应】常见贫血、乏力等，停药后即消失。少见疲倦、头痛、失眠、食欲减退、恶心、呕吐、轻度腹泻、便秘等，并可致红细胞、白细胞及血红蛋白下降。

<h1 style="text-align:center">奥司他韦</h1>

【适应证】

（1）成人以及1岁和1岁以上儿童的甲型和乙型流感治疗。

（2）成人以及13岁和13岁以上青少年的甲型和乙型流感的预防。

【注意事项】

（1）尚无证据显示对甲型流感和乙型流感以外的其他疾病有效。

（2）对1岁以下儿童治疗流感、对13岁以下儿童预防流感、在健康状况差或不稳定必须入院的患者、在免疫抑制的患者以及并有慢性心脏或/和呼吸道疾病的患者治疗流感的安全性和有效性尚不确定。

（3）奥司他韦不能取代流感疫苗；其使用不应影响每年接种流感疫苗；只有在可靠的流行病学资料显示社区出现了流感病毒感染后才考虑用于治疗和预防。

（4）对肌酐清除率在10～30ml/min的患者，用于治疗和预防的推荐剂量应做调整。不推荐用于肌酐清除率＜10ml/min的患者，和严重肾衰竭需定期进行血液透析和持续腹膜透析的患者。

（5）妊娠和哺乳期妇女服只有在对哺乳母亲的预期利益大于对婴儿的潜在危险时才可服用。

（6）应对患者自我伤害和谵妄事件进行密切监测。

【禁忌证】对奥司他韦及制剂中任何成分过敏者。

【不良反应】极少见发红、皮疹、皮炎和大疱疹、肝炎和 AST 及 ALT 升高、胰腺炎、血管性水肿、喉部水肿、支气管痉挛、面部水肿、嗜酸性粒细胞升高、白细胞下降和血尿。

金刚烷胺

【适应证】

（1）帕金森病、帕金森综合征、药物诱发的锥体外系疾病，一氧化碳中毒后帕金森综合征及老年人合并有脑动脉硬化的帕金森综合征。

（2）防治 a 型流感病毒所引起的呼吸道感染。

【注意事项】

（1）下列情况下应在严密监护下使用：有癫痫史、精神错乱、幻觉、充血性心力衰竭、肾功能不全、外周血管性水肿或直立性低血压的患者。

（2）治疗帕金森病时不应突然停药。

（3）用药期间不宜驾驶车辆，操纵机械和高空作业。

（4）每日最后一次服药时间应在下午 4 时前，以避免失眠。

（5）孕妇和老年患者应慎用。

【禁忌证】对金刚烷胺过敏者、新生儿和 1 岁以下婴儿、哺乳期妇女。

【不良反应】常见眩晕、失眠和神经质，恶心、呕吐、厌食、口干、便秘。少见白细胞减少、中性粒细胞减少。偶见抑郁、焦虑、幻觉、精神错乱、共济失调、头痛。罕见惊厥。

阿昔洛韦

【适应证】

（1）单纯疱疹病毒感染：免疫缺陷者初发和复发性黏膜皮肤感染的治疗以及反复发作患者的预防；单纯疱疹性脑炎的治疗。

（2）带状疱疹：治疗免疫缺陷者严重带状疱疹或免疫功能正常者弥散型带状疱疹。

（3）免疫缺陷者水痘。

（4）急性视网膜坏死。

【注意事项】

（1）对更昔洛韦过敏者也可能对阿昔洛韦过敏。

（2）宜缓慢静脉滴注，以避免本品在肾小管内沉积，导致肾功能损害（据报道发生率可达10%）。并应防止药液漏至血管外，以免引起疼痛及静脉炎。

（3）以下情况需考虑用药利弊：脱水患者，剂量应减少。严重肝功能不全者、对阿昔洛韦不能耐受者、精神异常或以往对细胞毒性药物出现精神反应者，应用时易产生精神症状，需慎用。

（4）严重免疫功能缺陷者长期或多次应用治疗后可能引起单纯疱疹病毒和带状疱疹病毒对阿昔洛韦耐药。如单纯疱疹患者应用后皮损不见改善者应测试对阿昔洛韦的敏感性。

（5）随访检查：由于生殖器疱疹患者大多易患子宫颈癌，因此患者至少应一年检查一次，以早期发现。静脉用药可能引起肾毒性，用药前或用药期间应检查肾功能。

（6）静脉滴注后2h，尿药浓度最高，此时应给患者充足的水，防止药物沉积于肾小管内。

（7）一次血液透析可使血药浓度降低60%，故一次血液透析6h应重复初给一次剂量。

（8）肥胖患者的剂量应按标准体重计算。

（9）阿昔洛韦对单纯疱疹病毒的潜伏感染和复发无明显效果，不能根除病毒。

（10）本品呈碱性，与其他药物混合容易引起pH改变，应尽量避免配伍使用。

（11）孕妇用药仍需权衡利弊。哺乳期妇女和儿童应慎用。

（12）新生儿不宜以含苯甲醇的稀释液配制滴注液，否则易引起致命性的综合征，包括酸中毒、中枢抑制、呼吸困难、肾衰竭、低血压、癫痫和颅内出血等。

（13）急性或慢性肾功能不全者不宜用本品静脉滴注，滴速过快时可引起肾衰竭，监测尿糖和肾功能，避免滴速过快。

【禁忌证】对阿昔洛韦过敏者。

【不良反应】

（1）常见注射部位的炎症或静脉炎、皮肤瘙痒或荨麻疹、皮疹、发热、轻度头痛、恶心、呕吐、腹泻、蛋白尿、血液尿素氮和血清肌酐值升高、肝功能异常如AST、ALT、碱性磷酸酶、乳酸脱氢酶、总胆红素轻度升高等。

（2）少见急性肾功能不全、白细胞和红细胞计数下降、血红蛋白减少、胆固醇、甘油三酯升高、血尿、低血压、多汗、心悸、呼吸困难、胸闷等。

（3）罕见昏迷、意识模糊、幻觉、癫痫、下肢抽搐、舌及手足麻木感、震颤、全身倦怠感等中枢神经系统症状。

泛昔洛韦

【适应证】用于带状疱疹和原发性生殖器疱疹。

【注意事项】

（1）病毒胸腺嘧啶脱氧核苷激酶或 DNA 多聚酶的质变可导致对泛昔洛韦耐药突变株的产生；对阿昔洛韦耐药的突变株对泛昔洛韦也耐药。

（2）泛昔洛韦不能治愈生殖器疱疹，是否能够防止疾病传播尚不清楚。

（3）孕妇使用需充分权衡利弊。哺乳期妇女使用本品应停止哺乳。

（4）18 岁以下患者使用本品的安全性和有效性尚未确定。

（5）65 岁以上老人服用后的不良反应的类型和发生率与年轻人相似，但服药前要监测肾功能以及及时调整剂量。

【禁忌证】对泛昔洛韦及喷昔洛韦过敏者。

【不良反应】常见头痛、恶心；此外尚可见：①神经系统：头晕、失眠、嗜睡、感觉异常等。②消化系统：腹泻、腹痛、消化不良、厌食、呕吐、便秘、胀气等。③全身反应：疲劳、疼痛、发热、寒战等。④其他反应：皮疹、皮肤瘙痒、鼻窦炎、咽炎等。

更昔洛韦

【适应证】

（1）免疫缺陷患者（包括艾滋病患者）并发巨细胞病毒视网膜炎的诱导期和维持期治疗。

（2）接受器官移植的患者预防巨细胞病毒感染及用于巨细胞病毒血清试验阳性的艾滋病患者预防发生巨细胞病毒疾病。

【注意事项】更昔洛韦的主要毒性为中性粒细胞减少症、贫血和血小板减少症，必要时需进行剂量调整包括停药。应强调在治疗中密切接受血细胞计数检查的重要性。更昔洛韦与肌酐升高有关。更昔洛韦可能造成胎儿损害，不建议妊娠期使用。

【禁忌证】对本品或阿昔洛韦过敏者禁用。

【不良反应】

（1）常见的为骨髓抑制，用药后约 40% 的患者中性粒细胞数减低至 1.0×10^9/L 以下，约 20% 的患者血小板计数减低至 50×10^9/L 下，此外可有贫血。

（2）可出现中枢神经系统症状，如精神异常、紧张、震颤等。偶有昏迷、抽搐等。

（3）可出现皮疹、瘙痒、药物热、头痛、头昏、呼吸困难、恶心、呕吐、腹痛、食欲减退、肝功能异常、消化道出血、心律失常、血压升高或降低、血尿、血尿素氮增加、脱发、血糖降低、水肿、周身不适、血肌酐增加、嗜酸性细胞增多症、注射局部疼痛、静脉炎等；有巨细胞病毒感染性视网膜炎的艾滋病患者可出现视网膜脱离。

伐昔洛韦

【适应证】用于治疗水痘 - 带状疱疹及Ⅰ型、Ⅱ型单纯疱疹病毒感染，包括初发和复发的生殖器疱疹病毒感染。

【注意事项】

（1）脱水或已有肝功能不全者慎用。肾功能不全者根据 CCr 调整剂量。

（2）生殖器疱疹患者易患子宫颈癌，至少一年检查一次。

（3）服药期间适量饮水，防止阿昔洛韦在肾小管内沉淀。

（4）血液透析后应补一次剂量。

（5）生殖器复发性疱疹的长程疗法不应超过 6 个月。

（6）对单纯疱疹病毒的潜伏感染和复发无明显效果，不能根除病毒。

【禁忌证】对伐昔洛韦、阿昔洛韦或本药中其他任何组分过敏或不能耐受者禁用。

【不良反应】偶有头痛、关节痛、恶心、呕吐、腹泻、口渴、白细胞下降、蛋白尿及尿素氮轻度升高、皮肤瘙痒等，长程给药偶见痤疮、失眠、月经紊乱。

膦甲酸钠

【适应证】艾滋病患者巨细胞病毒性视网膜炎；免疫功能损害患者耐阿昔洛韦单纯疱疹病毒性皮肤黏膜感染。

【注意事项】

（1）根据肾功能调整剂量，为减低肾毒性，使用前和使用期间应水化、静脉输液量 2.5L/d，可使用噻嗪类利尿药。

（2）静脉滴注速度 ≤ 1mg/（kg·min）。

（3）不能与其他药物混合静脉滴注，仅能用 5% 葡萄糖注射液或生理盐水稀释。

（4）若不慎接触皮肤、眼，应立即用清水洗净。

【禁忌证】对膦甲酸钠过敏者禁用。

【不良反应】

（1）肾功能损害，停止用药 1～10 周内血清肌酐能恢复至治疗前水平或正常。

（2）低钙、低镁、低钾、低磷或高磷血症。

（3）惊厥（包括癫痫大发作）。

（4）贫血或血红蛋白降低。

（5）局部刺激。

（6）全身疲乏、寒战、发热。

（7）胃肠道反应、代谢及营养失调、ALT 和 AST 异常等。

吗啉胍

【适应证】用于流感病毒及疱疹病毒感染。

【禁忌证】对本品过敏者禁用。

【不良反应】可引起出汗、食欲缺乏及低血糖等。

阿糖腺苷

【适应证】用于治疗疱疹病毒感染所致的口炎、皮炎、脑炎及巨细胞病毒感染。

【注意事项】

（1）如注射部位疼痛，必要时可加盐酸利多卡因注射液解除疼痛症状。

（2）孕妇慎用。

【不良反应】不良反应程度与给药量和疗程成正相关。①可见注射部位疼痛。②极少情况下，有出现神经肌肉疼痛及关节疼痛，偶有见血小板减少、白细胞减少或骨髓巨细胞增多现象，停药后可自行恢复，为可逆性，必要时可对症治疗。

五、抗原虫药物

氯　喹

【适应证】

（1）用于治疗对氯喹敏感的恶性疟、间日疟及三日疟。

（2）可用于疟疾症状的抑制性预防。

（3）也可用于治疗肠外阿米巴病、结缔组织病、光敏感性疾病（如日晒红斑）等。

【注意事项】

（1）肝肾功能不全、心脏病、重型多型红斑、血卟啉病、银屑病及精神病患者慎用。

（2）氯喹可引起胎儿脑积水、四肢畸形及耳聋。

（3）孕妇禁用，哺乳期妇女慎用。

【禁忌证】孕妇禁用。

【不良反应】头晕、头痛、眼花、食欲减退、恶心、呕吐、腹痛、腹泻、皮肤瘙痒、皮疹、甚至剥脱性皮炎、耳鸣、烦躁，角膜上出现弥漫性白色颗粒，视网膜轻度水肿和色素聚集，损害听力，窦房结的抑制等。

羟 氯 喹

【适应证】用于预防疟疾发作和治疗疟疾急性发作及治疗盘状红斑狼疮及系统性红斑狼疮。

【注意事项】

（1）银屑病患者及卟啉症患者使用后均可使原病症加重。

（2）不可逆视网膜损伤。

（3）服用羟氯喹应进行初次（基线）以及定期（每3个月1次）的眼科检查。

（4）如果视敏度、视野或视网膜黄斑区出现任何异常迹象且不能用调节困难或角膜混浊完全解释时，应当立即停药。

（5）长期治疗的所有患者如发现肌软弱，应当停药。

（6）缺乏 G-6-PD（葡萄糖 -6- 磷酸脱氢酶）的患者慎用。

（7）对长期接受本品治疗的患者应定期检查血细胞计数。

（8）因过量或过敏而出现严重中毒症状时，建议给予氯化铵口服（成人每日 8g，分次服用），一周 3d 或 4d，在停止治疗后使用数月，因为尿液酸化可使 4- 氨基喹啉化合物的肾排泄增加 20% ～ 90%，然而对肾功能损伤的患者及或代谢性酸中毒患者应当谨慎。

【禁忌证】对任何 4- 氨基喹啉化合物治疗可引起的视网膜或视野改变者、已知对 4- 氨基喹啉化合物过敏的患者、孕妇及哺乳期妇女。

【不良反应】4- 氨基喹啉类化合物在长期治疗时可能发生下列反应，但不同化合物的不良反应其及类型和发生率可能有所不同。①兴奋、神经过敏、情绪改变、梦魇、精神病、头痛、头昏、眩晕、耳鸣、眼球震颤、神经性耳聋、惊厥、共济失调。②眼外肌麻痹、骨骼肌软弱、深肌腱反射消失或减退。③眼反应：调节障碍，伴视觉模糊的症状。一过性角膜水肿、点状至线状混浊、角膜敏感度减小。视网膜：黄斑水肿、萎缩、异常色素沉着。其他眼底改变。视野缺损。④皮肤：头发变白、脱发、瘙痒、皮肤及黏膜色素沉着、皮疹（荨麻疹、麻疹样、苔藓样、斑丘疹、紫癜、离心形环形红斑和剥脱性皮炎）。⑤如再生障碍性贫血、粒细胞缺乏、白细胞减少，血小板减少，葡萄糖 -6- 磷酸脱氢酶（G-6-PD）缺乏的个体发生溶血。⑥食欲减退、恶心、呕吐、腹泻及腹部痛性痉挛。⑦其他：体重减轻，倦怠，卟啉症恶化或加速以及非光敏性牛皮癣。⑧局部：罕见心肌病变，其与羟氯喹的关系尚不明确。

左旋咪唑

【适应证】对蛔虫、钩虫、蛲虫和粪类圆线虫病有较好疗效。

【注意事项】

（1）类风湿关节炎患者服用后易诱发粒细胞缺乏症。

（2）干燥综合征患者慎用。

【禁忌证】肝肾功能不全者、肝炎活动期患者、妊娠早期妇女、原有血吸虫病者禁用。

【不良反应】常见恶心、呕吐、腹痛等。

第十节 抗肿瘤药物

一、细胞毒类药

环磷酰胺

【适应证】用于恶性淋巴瘤、急性或慢性淋巴细胞白血病、多发性骨髓瘤、乳腺癌、睾丸肿瘤、卵巢癌、肺癌、头颈部鳞癌、鼻咽癌、神经母细胞癌、横纹肌肉瘤及骨肉瘤。

【注意事项】

（1）应用本品时应鼓励患者多饮水，大剂量应用时应水化、利尿，同时给予尿路保护药美司钠。

（2）由于本品需在肝内活化，因此腔内给药无直接作用。

（3）环磷酰胺水溶液仅能稳定 2～3h，最好现配现用。

【禁忌证】对本品过敏者、妊娠及哺乳期妇女、骨髓抑制、感染、肝肾功能损害者。

【不良反应】常见白细胞减少；食欲减退、恶心、呕吐；大剂量使用，缺乏有效预防措施，可致出血性膀胱炎，表现少尿、血尿、蛋白尿；脱发、口腔炎、中毒性肝炎、皮肤色素沉着、肺纤维化、月经紊乱、无精或少精、不育症。

异环磷酰胺

【适应证】用于治疗肺癌、卵巢癌、睾丸肿瘤、软组织肉瘤、乳腺癌、肾上腺癌、子宫内膜癌及恶性淋巴瘤。

【注意事项】

（1）下列情况慎用：低白蛋白血症、肝肾功能不全、骨髓抑制及育龄期妇女。

（2）本品的代谢物对尿路有刺激性，应用时应鼓励患者多饮水，大剂量应用时应水化、利尿，同时给予美司钠。

（3）本品水溶液不稳定，须现配现用。

【禁忌证】对本品过敏者，肾功能不全及或输尿管阻塞、膀胱炎、妊娠及哺乳期妇女、骨髓抑制、细菌感染者。

【不良反应】骨髓抑制：白细胞减少较血小板减少为常见。胃肠道反应：食欲减退、恶心、呕吐。泌尿道反应：可致出血性膀胱炎，表现为排尿困难、尿频和尿痛；中枢神经系统毒性：通常表现为焦虑不安、神情慌乱、幻觉和乏力等；少见晕厥、癫痫样发作甚至昏迷；可能会影响患者驾车和操作机器能力。少见的有一过性无症状肝肾功能异常；若高剂量用药可因肾毒性产生代谢性酸中毒。罕见心脏和肺毒性。其他反应包括脱发、恶心和呕吐等；注射部位可产生静脉炎；长期用药可产生免疫抑制、垂体功能低下、不育症和继发性肿瘤。

司莫司汀

【适应证】用于脑部原发肿瘤（如成胶质细胞瘤）及继发肿瘤；与氟尿嘧啶合用治疗胃癌及直肠癌；治疗霍奇金病。

【注意事项】

（1）下列情况慎用：骨髓抑制、感染、肝肾功能不全、有白细胞低下史，有溃疡病或食管静脉曲张者。

（2）在用药期间，应注意随访检查血常规及血小板、血尿素氮、血尿酸、肌酐清除率、血胆红素、ALT 及 AST 等。

【禁忌证】严重骨髓抑制者及肝肾功能不全者，妊娠及哺乳期妇女。

【不良反应】恶心、呕吐；血小板减少，白细胞降低；全身性皮疹，有致畸可能，亦可能抑制睾丸或卵巢功能，引起闭经或精子缺乏。

顺　铂

【适应证】适用于治疗小细胞与非小细胞肺癌、睾丸癌、卵巢癌、宫颈癌、子宫内膜癌、前列腺癌、膀胱癌、黑色素瘤、肉瘤、头颈部肿瘤及各种鳞状上皮癌和恶性淋巴瘤。

【注意事项】

（1）下列情况慎用：既往有肾病史、造血系统功能不全、听神经功能障碍，用药前曾接受其他化疗或放射治疗及非顺铂引起的外周神经炎等。

（2）治疗前后，治疗期间和每一疗程之前，应做如下检查：肝、肾功能、全血计数、血钙以及听神经功能、神经系统功能等检查。此外，在治疗期间，每周应检查全血计数。通常需待器官功能恢复正常后，才能重复下一疗程。

【禁忌证】对顺铂和其他铂化合物制剂过敏者、妊娠及哺乳期、骨髓功能减退、严重肾功能损害、失水过多、水痘、带状疱疹、痛风、高尿酸血症、近期感染及因顺铂而引起的外周神经病等患者。

【不良反应】肾毒性：可逆或不可逆的肾功能障碍。消化系统：恶心、呕吐、食欲减低和腹泻等，偶见肝功能障碍、血清氨基转移酶增加。造血系统：白细胞和/或血小板减少。耳毒性：耳鸣和高频听力减低。神经毒性：运动失调、肌痛、上下肢感觉异常、大脑功能障碍，癫痫，球后视神经炎等。过敏反应：心率加快，血压降低、呼吸困难、面部水肿、变态性发热反应等。高尿酸血症。血浆电解质紊乱：低镁血症、低钙血症、肌肉痉挛。心脏毒性：少见心律失常、心电图改变、心动过缓或过速、心功能不全等。免疫系统：会出现免疫抑制反应。牙龈变化：牙龈会有铂金属沉积。

卡　铂

【适应证】适用于治疗卵巢癌、小细胞肺癌、非小细胞肺癌、头颈部鳞癌、食管癌、精原细胞瘤、膀胱癌、间皮瘤等。

【注意事项】

（1）下列情况慎用：水痘、带状疱疹、感染、肾功能减退，老年患者。

（2）本品溶解后，应在8h内用完。

【禁忌证】有明显骨髓抑制和肝肾功能不全者；对顺铂或其他铂化合物过敏者；对甘露醇过敏者；妊娠及哺乳期妇女。

【不良反应】骨髓抑制，过敏反应，指或趾麻木或麻刺感，高频率的听觉丧失，视力模糊，黏膜炎或口腔炎，恶心、呕吐、便秘、腹泻、食欲减退、脱发及头晕，肝功能异常。

奥沙利铂

【适应证】与氟尿嘧啶和亚叶酸联合应用：一线治疗转移性结直肠癌；辅助治疗原发肿瘤已完全切除后的Ⅲ期结肠癌术后的辅助治疗。

【注意事项】

（1）对中度肾功能不全患者，用药前应该权衡利弊。

（2）对于有铂类化合物过敏史的患者，应严密监测过敏症状。

（3）奥沙利铂和氟尿嘧啶联合使用，必须在氟尿嘧啶前使用。

【禁忌证】对铂类衍生物有过敏者，第一疗程开始前有骨髓抑制或有周围感觉神经病变伴功能障碍，有严重肾功能不全者，妊娠及哺乳期妇女。

【不良反应】贫血、粒细胞减少、血小板减少。恶心、呕吐、腹泻。以末梢神经炎为特征的周围性感觉神经病变。有时可伴有口腔周围、上呼吸道和上消化道的痉挛及感觉障碍，喉痉挛。用药后不适发热、便秘和皮疹；轻度肝功能改变，对心肾功能无影响；脱发，耳毒性，本品渗漏在血管外可以引起局部疼痛和炎症；罕见过敏，出现皮肤红斑甚至过敏性休克。肺纤维化、间质性肺病。

奈 达 铂

【适应证】用于头颈部癌，小细胞肺癌，非小细胞肺癌，食管癌等实体瘤。

【注意事项】

（1）听力损害、骨髓、肝、肾功能不良，合并感染和水痘患者及老年人慎用。

（2）应用本品过程中应定期经常检查血液、肝、肾功能并密切注意患者的全身情况，若发现异常应停药并适当处置。

（3）注意出血倾向及感染性疾病的发生或加重。

（4）本品主要由肾脏排泄，应用本品过程中须确保充分的尿量以减少尿中药物对肾小管的毒性损伤。必要时适当输液及使用甘露醇、呋塞米等利尿剂。

（5）本品配制时，不可与其他抗肿瘤药混合滴注，也不宜使用氨基酸输液，pH5以下的酸性输液（如电解质补液，5% 葡萄糖输液或葡萄糖氯化钠输液等）。

（6）本品忌与含铝器皿接触。本品在存放及滴注时应避免直接日光照射。

【禁忌证】有明显骨髓抑制及严重肝、肾功能不全者。对其他铂制剂及右旋糖酐过敏者。孕妇、可能妊娠及有严重并发症的患者。

【不良反应】骨髓抑制、消化道症状、肝肾功能异常、耳神经毒性、脱发、过敏性休克症状、阿-斯综合征发作、间质性肺炎、神经系统痉挛、头痛、手足发冷等末梢神经功能障碍等。

多柔比星

【适应证】急性白血病（淋巴细胞性和粒细胞性）、恶性淋巴瘤、乳腺癌、肺癌（小细胞和非小细胞肺癌）、卵巢癌、骨及软组织肉瘤、肾母细胞瘤、神经母细胞瘤、膀胱癌、甲状腺癌、前列腺癌、头颈部鳞癌、睾丸癌、胃癌、肝癌等。

【注意事项】

（1）少数患者用药后可引起黄疸或其他肝功能损害，肝功能不全者，用量应予酌减。

（2）用药后1～2d内可出现红色尿，一般在2d后消失。肾功能不全者用本品后警惕高尿酸血症的出现；痛风患者，应用多柔比星，别嘌醇用量应相应增加。

（3）2岁以下幼儿，老年患者慎用。

（4）在用药期间，应检查：①用药前后要测定心脏功能、监测心电图、超声心动图、血清酶学和其他心肌功能试验；②随访检查周围血象（每周至少1次）和肝功能试验；③应经常查看有无口腔溃疡、腹泻以及黄疸等情况，应劝患者多饮水以减少高尿酸血症的可能，必要时检查血尿酸或肾功能。

（5）本品可用于浆膜腔内给药和膀胱灌注，但不能用于鞘内注射。

（6）在进行纵隔或胸腔放疗期间禁用本品，以往接受过纵隔放射治疗者，多柔比星的一次用量和总剂量亦应酌减。

（7）外渗后可引起局部组织坏死，需确定静脉通畅后才能给药。

【禁忌证】曾用其他抗肿瘤药物或放射治疗已引起骨髓抑制的患者；心肺功能失代偿患者、严重心脏病患者；妊娠及哺乳期妇女；周围血象中白细胞低于3.5×10^9/L或血小板低于50×10^9/L患者；明显感染或发热、恶病质、失水、电解质或酸碱平衡失调患者；胃肠道梗阻、明显黄疸或肝功能损害患者；水痘或带状疱疹患者。

【不良反应】骨髓抑制、心脏毒性、食欲减退、恶心、呕吐、口腔黏膜红斑、溃疡、食管炎、胃炎、脱发、静脉炎、发热、出血性红斑、肝功能异常与蛋白尿、色素沉着、荨麻疹、过敏反应、结膜炎、流泪等。

215

表柔比星

【适应证】恶性淋巴瘤、乳腺癌、肺癌、软组织肉瘤、食管癌、胃癌、肝癌、胰腺癌、黑色素瘤、结肠直肠癌、卵巢癌、多发性骨髓瘤、白血病。膀胱内给药有助于浅表性膀胱癌、原位癌的治疗和预防其经尿道切除术后的复发。

【注意事项】

（1）肝功能不全者应减量；使用本品因肿瘤细胞的迅速崩解而引起高尿酸血症，应检查血尿酸水平。在用药 1～2d 内可出现尿液红染。

（2）可导致心肌损伤，心力衰竭。

（3）引起白细胞及血小板减少，应定期进行血液学监测。

（4）注射时溢出静脉会造成组织的严重损伤甚至坏死。小静脉注射或反复注射同一血管会造成静脉硬化。建议以中心静脉输注，不可肌内注射和鞘内注射。

【禁忌证】因用化疗或放疗而造成明显骨髓抑制的患者；已用过大剂量蒽环类药物（如多柔比星或柔红霉素）的患者；近期或既往有心脏受损病史的患者；血尿患者膀胱内灌注；妊娠及哺乳期妇女。

【不良反应】心脏毒性、骨髓抑制毒性、脱发、黏膜炎、胃肠功能紊乱、发热、荨麻疹、色素沉着、关节疼痛。注射处如有药液外溢，可致红肿、局部疼痛、蜂窝组织炎或坏死。

吡柔比星

【适应证】恶性淋巴瘤、急性白血病、乳腺癌、头颈部癌、胃癌、泌尿系统恶性肿瘤、卵巢癌、子宫内膜癌、子宫颈癌等。

【注意事项】

（1）合并感染、水痘等症状的患者慎用。

（2）儿童及生长期的患者用药时注意对性腺影响。

（3）严格避免注射时渗漏至血管外，密切监测心脏、血象、肝肾功能及继发感染等情况。

（4）溶解本品只能用 5% 葡萄糖注射液或注射用水。

【禁忌证】对本品过敏者，严重器质性心脏病或心功能异常者，妊娠期、哺乳及育龄期妇女。

【不良反应】骨髓抑制、心脏毒性、消化道反应、口腔黏膜炎、肝肾功能异常、脱发、皮肤色素沉着、皮疹等。

米托蒽醌

【适应证】恶性淋巴瘤、乳腺癌、急性白血病、肺癌、黑色素瘤、软组织肉瘤、多发性骨髓瘤、肝癌、大肠癌、肾癌、前列腺癌、子宫内膜癌、睾丸肿瘤、卵巢癌和头颈部癌。

【注意事项】

（1）一般情况差，有并发病及心、肺功能不全者慎用。

（2）在用药期间，应严格检查血象。

（3）有心脏疾病，用过蒽环类药物或胸部照射的患者，应密切注意心脏毒性的发生。

【禁忌证】对本品过敏者；对肝功能不全或骨髓抑制者；妊娠及哺乳期妇女。

【不良反应】骨髓抑制、心脏毒性、消化道反应、乏力、脱发、皮疹、口腔炎等。

丝裂霉素

【适应证】胃癌、结肠及直肠癌、肺癌、胰腺癌、肝癌、宫颈癌、子宫内膜癌、乳腺癌、头颈部肿瘤、膀胱肿瘤。

【注意事项】

（1）肝损害或肾损害，骨髓功能抑制，合并感染症，水痘患者慎用。

（2）小儿用药尤应注意不良反应的出现，并考虑对性腺的影响。

（3）充分注意感染症、出血倾向的出现或恶化。

（4）本品与其他抗恶性肿瘤药物合用有时会发生急性白血病（有时伴有白血病前相）、骨髓增生异常综合征（MDS）。

（5）用药期间禁止活病毒疫苗接种。

【禁忌证】对本品成分过敏者；水痘或带状疱疹；妊娠及哺乳期妇女。

【不良反应】骨髓抑制、间质性肺炎、肺纤维症、消化道反应、口内炎、膀胱炎、乏力感、脱发等。

博来霉素

【适应证】皮肤恶性肿瘤、头颈部肿瘤、肺癌、食管癌、恶性淋巴瘤、宫颈癌、神经胶质瘤、甲状腺癌。

【注意事项】

（1）儿童及育龄患者，应考虑对性腺的影响。

（2）出现肺炎样症状应立即停药。

【禁忌证】对本类药物有过敏史；严重肺部疾患，严重弥漫性肺纤维化；严重肾功能障碍；严重心脏疾病；胸部及其周围接受放射治疗者；妊娠及哺乳期妇女。

【不良反应】间质性肺炎、肺纤维化、白细胞减少、消化道反应、口内炎、皮疹、发热等。

氨甲蝶呤

【适应证】乳腺癌，妊娠性绒毛膜癌，恶性葡萄胎或葡萄胎，急性白血病，恶性淋巴瘤，非霍奇金淋巴瘤，蕈样肉芽肿，多发性骨髓瘤，卵巢癌，宫颈癌，睾丸癌，头颈部癌，支气管肺癌，软组织肉瘤，骨肉瘤，银屑病。

【注意事项】

（1）影响生殖功能。

（2）全身极度衰竭、恶病质或并发感染及心、肺、肝、肾功能不全时禁用本品。

【禁忌证】对本品高度过敏者，妊娠及哺乳期妇女，肾功能已受损害，营养不良，肝肾功能不全或伴有血液疾病者。

【不良反应】骨髓抑制，消化道反应，肝肾功能损害，口腔炎，皮疹，脱发，眩晕，头痛，视觉模糊，失语症，轻度偏瘫和惊厥，短期精液减少，月经不调，不育等。

氟尿嘧啶

【适应证】消化道肿瘤，绒毛膜上皮癌，乳腺癌，卵巢癌，肺癌，宫颈癌，膀胱癌及皮肤癌。

【注意事项】

（1）肝功能明显异常，白细胞计数低于 3.5×10^9/L、血小板低于 50×10^9/L 者，感染，出血或发热超过 38℃ 者，明显胃肠道梗阻者，脱水或／和酸碱、电解质平衡失调者慎用。

（2）用药期间不宜饮酒或同用阿司匹林类药物。

（3）不能作鞘内注射。

【禁忌证】对本品过敏者，伴水痘或带状疱疹者，衰弱患者，妊娠初期 3 个月内妇女。

【不良反应】消化道反应，骨髓抑制，脱发，口腔炎，神经系统毒性等。

去氧氟脲苷

【适应证】乳腺癌，胃癌，结肠癌，直肠癌，鼻咽癌。

【注意事项】

（1）抗病毒药索立夫定可阻碍本品代谢，故本品忌与其联合应用。

（2）骨髓功能抑制、肝肾功能障碍、并发感染、心脏疾患或既往有心脏病史、消化道溃疡或出血、水痘、儿童及高龄患者慎用。

（3）定期检查血象、肝肾功能，注意感染症状及出血倾向，可能引起严重的肠炎及脱水。

【禁忌证】对本品过敏者，妊娠及哺乳期妇女，正在接受索立夫定治疗者。

【不良反应】消化道反应、口腔炎、骨髓抑制、脱发、皮疹、色素沉着、乏力、头晕、发热等。

卡培他滨

【适应证】结肠癌辅助化疗，结肠直肠癌，乳腺癌。

【注意事项】

（1）注意手足综合征，如果出现2或3度手足综合征应中断用药，发生3度手足综合征后再使用本品剂量应降低。

（2）肾功能不全患者需调整剂量。

（3）与华法林同用应监测抗凝反应。

（4）与苯妥英钠同用应监测苯妥英钠水平。

【禁忌证】对本品或其任何成分过敏者，对氟尿嘧啶有严重、未预期反应患者或已知对氟尿嘧啶过敏者，二氢嘧啶脱氢酶（DPD）缺陷者，与索立夫定或其同型物（如溴夫定）同用，严重肾功能损害者，妊娠及哺乳期妇女。

【不良反应】消化道反应，口腔炎，骨髓抑制，脱发，皮疹，色素沉着，乏力，头晕，发热，手足综合征，脱发，咽部疾病，鼻出血，静脉栓塞，情绪改变等。

巯唑嘌呤

【适应证】绒毛膜上皮癌，恶性葡萄胎，急性淋巴细胞白血病及急性非淋巴细胞白血病，慢性粒细胞白血病的急变期。

【注意事项】

（1）骨髓已有显著的抑制现象，血象表现有白细胞减少或血小板显著降低，并出现相应的严重感染或明显的出血倾向，有肝肾功能损害，胆道疾患者，痛风病史者，尿酸盐肾结石病史者，4～6周内已接受过细胞毒性药物或放射治疗者慎用。

（2）定期检查外周血象及肝肾功能。

【禁忌证】妊娠初期3个月内妇女。

【不良反应】骨髓抑制，肝肾损害，消化道反应，口腔炎，间质性肺炎及肺纤维化等。

羟 基 脲

【适应证】慢性粒细胞白血病（CML），黑色素瘤，肾癌，头颈部癌，联合放疗治疗头颈部及宫颈鳞癌。

【注意事项】

（1）本品可抑制免疫功能，用药期间避免接种病毒疫苗。

（2）定期监测白细胞、血小板、血中尿素氮、尿酸及肌酐浓度。

（3）严重贫血未纠正前、骨髓抑制、肾功能不全、痛风、尿酸盐结石史者慎用。

【禁忌证】水痘、带状疱疹及各种严重感染者，妊娠及哺乳期妇女。

【不良反应】骨髓抑制、胃肠道反应、致睾丸萎缩和致畸胎、中枢神经系统症状、脱发、药物性发热等。

阿糖胞苷

【适应证】急性非淋巴细胞性白血病，急性淋巴细胞性白血病，慢性髓细胞性白血病（急变期），联合用药治疗儿童非霍奇金氏淋巴瘤。

【注意事项】

（1）本品可引起 ALT、血及尿中尿酸量增高。

（2）骨髓抑制、白细胞及血小板显著减低、肝肾功能不全、胆道疾患者、痛风病史、尿酸盐肾结石病史、近期接受过细胞毒性药物或放疗者慎用。

（3）用药期间定期检查：周围血象、血细胞和血小板计数、骨髓涂片、肝肾功能。

【禁忌证】对本品过敏者。

【不良反应】骨髓抑制、高尿酸血症、消化道反应、肝肾损害、发热、皮疹、血栓性静脉炎、口腔或肛周炎症或溃疡等。

吉西他滨

【适应证】局部晚期或已转移的非小细胞肺癌，局部晚期或已转移的胰腺癌。

【注意事项】

（1）有微血管病性溶血性贫血的表现应立即停药。

（2）定期进行血液学、肝肾功能检查。

（3）用药期间禁止驾驶和操作机器。

（4）推荐氯化钠注射液为唯一溶剂，避免与其他药物混合配制，稀释后药物浓度不超过 40mg/ml。

【禁忌证】对本品高度过敏者，联用放疗，严重肾功能不全的患者联用顺铂，妊娠及哺乳期妇女。

【不良反应】骨髓抑制、高尿酸血症、消化道反应、肝肾损害、发热、皮疹、充血性心力衰竭、脱发等。

培美曲塞二钠

【适应证】联合顺铂一线治疗不可切除的恶性胸膜间皮瘤。单药二线治疗非小细胞肺癌。

【注意事项】

（1）地塞米松（或相似药物）预处理可以降低皮肤反应的发生率及严重程度。为了减少毒性反应，培美曲塞治疗必须同时服用低剂量叶酸或其他含有叶酸的复合维生素制剂。患者还需在第一次培美曲塞给药前 7d 内肌内注射维生素 B_{12} 一次，以后每 3 个周期肌内注射一次，以后的维生素 B_{12} 给药可与培美曲塞用药在同一天进行。叶酸给药剂量：350 ～ 1 000μg，常用剂量是 400μg；维生素 B_{12} 剂量 1 000μg。

（2）所有准备接受培美曲塞治疗的患者，用药前需完成包括血小板计数在内的血细胞检查和血生化检查，给药后需监测血细胞最低点及恢复情况。

（3）肝肾功能不全的患者，应调整给药剂量。

（4）本品建议用 0.9% 的氯化钠注射液（不含防腐剂）溶解稀释。不能溶于含有钙的稀释剂，包括林格氏乳酸盐注射液和林格氏注射液。

【禁忌证】禁用于对培美曲塞或药物其他成分有严重过敏史的患者。

【不良反应】骨髓抑制，表现为中性粒细胞减少症、血小板减少症和贫血。另有发热、感染、恶心、呕吐、口腔炎 / 咽炎、皮疹 / 脱皮。

氟达拉滨

【适应证】B 细胞性慢性淋巴细胞白血病（CLL），这些患者接受过至少一个标准的含烷化剂方案的治疗，且在治疗期间或其后病情没有改善或仍持续进展。

【注意事项】

（1）注意本品引起的神经毒性、骨髓抑制、输血相关的移植物抗宿主病、疾病进展及转化、既往的皮肤癌病变加重、肿瘤溶解综合征、自身免疫现象、肾功能减低。

（2）健康状况差的患者，如严重骨髓功能障碍、免疫缺陷或有机会性感染病史的患者慎用。

（3）有生育能力的男性或女性在治疗期间及治疗后6个月须采取避孕措施。

（4）儿童和大于75岁的老年人慎用。

（5）治疗期间或治疗后避免接种活疫苗。

（6）再次使用本品单一疗法很可能对初次使用其治疗有效的患者仍然有效，对本品耐药的患者对苯丁酸氮芥也可表现出耐药。

（7）接受本品治疗的患者需要输血时只能使用被照射过的血液。

【禁忌证】对本品或其所含成分过敏者，肌酐清除率＜30ml/min的肾功能不全者，失代偿性溶血性贫血者，妊娠及哺乳期妇女。

【不良反应】骨髓抑制、消化道反应、肝功能异常、肺炎、咳嗽、发热、疲倦、虚弱、水肿、周围神经病变、意识模糊、视力障碍、口腔炎、皮疹等。

伊立替康

【适应证】晚期大肠癌，可与5-Fu、CF联合用。单独用于5-Fu化疗方案失败者。

【注意事项】

（1）不能静脉推注，静脉滴注时间亦不得少于30min或超过90min。

（2）在使用本品24h后及在下周期化疗前任何时间均有发生迟发性腹泻的危险。

（3）一次用药前应预防性使用止吐药。

（4）若出现急性胆碱能综合征，应使用硫酸阿托品治疗（0.25mg皮下注射）。

（5）在使用本品24h内，可能出现头晕及视力障碍，请勿驾车或操作机器。

【禁忌证】对盐酸伊立替康三水合物或其辅料过敏者；慢性肠炎和/或肠梗阻；胆红素超过正常值上限1.5倍；严重骨髓功能衰竭者；WHO行为状态评分＞2；妊娠及哺乳期妇女。

【不良反应】迟发性腹泻、中性粒细胞减少、假膜性肠炎、黏膜炎、低血压、头晕、视力障碍、发热、呼吸困难、脱发、皮肤反应、过敏反应、肌肉收缩、痉挛、感觉异常、短暂性语言障碍等。

替尼泊苷

【适应证】恶性淋巴瘤、霍奇金病、急性淋巴细胞性白血病、胶质母细胞瘤、空管膜瘤、星形细胞瘤、膀胱癌、神经母细胞瘤和儿童的其他实体瘤。

【注意事项】

（1）肝肾功能异常或肿瘤已侵犯骨髓者慎用。

（2）联合用药、老年及骨髓功能欠佳、多次化疗患者酌情降低剂量。

（3）定期检测白细胞和血小板计数。

（4）保证药液输入静脉。

（5）因有低血压的报道，在输注开始30～60min内监测主要生命体征。

【禁忌证】对本品过敏者，严重白细胞、血小板减少者，妊娠及哺乳期妇女。

【不良反应】骨髓抑制、消化道反应、口腔炎、脱发、低血压、高血压、肝功能异常、肾功能不全、发热、心动过速、支气管痉挛、荨麻疹、神经病变、感染、头痛、神经混乱、肌无力、致癌性、致突变性、生殖毒性等。

长春新碱

【适应证】急性白血病、急性淋巴细胞白血病、慢性淋巴细胞白血病、恶性淋巴瘤、生殖细胞肿瘤、小细胞肺癌、尤因肉瘤、肾母细胞瘤、神经母细胞瘤、乳腺癌、消化道癌、黑色素瘤、多发性骨髓瘤。

【注意事项】

（1）2岁以下儿童的周围神经的髓鞘形成尚不健全，应慎用。

（2）有痛风病史、肝功能损害、感染、白细胞减少、神经肌肉疾病、尿酸盐性肾结石病史、近期接受过放疗或化疗者慎用。

（3）定期检查周围血象、肝肾功能，注意观察心律、肠鸣音及腱反射等。

（4）可使血钾、血及尿的尿酸升高。

【不良反应】四肢麻木，腱反射迟钝或消失，外周神经炎，腹痛，便秘，麻痹性肠梗阻，运动神经、感觉神经、脑神经症状，骨髓抑制，消化道反应，生殖系统毒性，脱发，血压改变，血栓性静脉炎，局部刺激，局部组织坏死。

长春地辛

【适应证】非小细胞肺癌、小细胞肺癌、恶性淋巴瘤、乳腺癌、食管癌、恶性黑色素瘤。

【注意事项】

（1）严重白细胞及血小板低下者应停药。

（2）长春碱或鬼臼素类药物可能增加神经毒性，肝肾功能不全的患者慎用。

【禁忌证】骨髓功能低下者，严重感染者，妊娠期妇女。

【不良反应】骨髓抑制、消化道反应、末梢神经炎、致畸作用、静脉炎等。

长春瑞滨

【适应证】非小细胞肺癌、乳腺癌。

【注意事项】

（1）治疗须在血液学监测下进行。

（2）肝功能不全时应减量。

【禁忌证】妊娠及哺乳期妇女，严重肝功能不全者。

【不良反应】骨髓抑制、消化道反应、末梢神经炎、致畸作用、静脉炎、深腱反射消失、感觉异常、下肢无力、支气管痉挛、心肌缺血、脱发、下颌痛、局部皮肤红肿甚至坏死。

紫杉醇

【适应证】卵巢癌、乳腺癌、非小细胞肺癌、头颈癌、食管癌、精原细胞瘤、复发非霍奇金淋巴瘤、AIDS 相关性卡氏肉瘤。

【注意事项】

（1）治疗前使用地塞米松、苯海拉明和 H_2 受体拮抗剂预防过敏。

（2）肝功能不全的患者慎用。

（3）本品溶液不应接触聚氯乙烯塑料（PVC）装置、导管或器械。

【禁忌证】对本品或聚氧乙基代蓖麻油过敏者，中性粒细胞计数 $< 1\,500/mm^3$ 的实体瘤患者，中性粒细胞计数 $< 0.1 \times 10^9/L$ 的 AIDS 相关性卡氏肉瘤患者，妊娠期妇女。

【不良反应】骨髓抑制、发热、呼吸困难、面色潮红、胸痛、心律失常、皮疹、低血压、高血压、心电图异常、心肌梗死、间质性肺炎、肺纤维化、肺栓塞、运动神经异常、感觉神经异常、自主神经异常、视神经异常、关节痛、肌痛、肝肾功能异常、消化道反应、黏膜炎、注射部位反应、脱发、指甲改变、水肿。

多西他赛

【适应证】局部晚期或转移性乳腺癌、非小细胞肺癌。

【注意事项】

（1）因可能发生较严重的过敏反应，应具备相应的急救设施，注射期间密切监测主要功能指标。

（2）患者在接受本品治疗前需预防用药，包括口服皮质类固醇。

（3）注意本品在血液学、过敏反应、皮肤反应、体液潴留、肝功能损害、神经系统及其他方面的毒性。

【禁忌证】对本品或赋形剂过敏者，基线中性粒细胞计数 $< 0.15 \times 10^9/L$ 者，妊娠及哺乳期妇女，肝功能严重损害者，当与其他药物联用时应遵循其他药物的禁忌。

【不良反应】骨髓抑制、消化道反应、支气管痉挛、脱发、指甲改变、外周水肿、胸膜腔积液、心包积液、腹水及体重增加、口腔炎、感觉神经症状、运动神经事件；少见惊厥或暂时性意识丧失、心律失常、低血压、高血压、心衰、肝功能异常、视觉障碍、伴或不伴有结膜炎的流泪、肺纤维化、色素沉着、皮肤发红或发干、静脉炎；罕见放射回忆现象。

二、激素类药

他莫昔芬

【适应证】复发转移乳腺癌，乳腺癌术后转移的辅助治疗。

【注意事项】

（1）肝肾功能异常者及运动员慎用。

（2）有骨转移患者在治疗初期需定期查血钙。

【禁忌证】妊娠及哺乳期妇女，有眼底疾病者。

【不良反应】食欲减退、恶心、呕吐、腹泻、月经失调、外阴瘙痒、子宫内膜增生、内膜息肉和内膜癌、面色潮红、皮疹、脱发；偶见白细胞和血小板减少、肝功异常；罕见精神错乱、肺栓塞（表现为气短）、血栓形成、无力、嗜睡。

阿那曲唑

【适应证】绝经后妇女的晚期乳腺癌，雌激素受体阴性并对他莫昔芬呈阳性反应的患者，绝经后妇女激素受体阳性的早期乳腺癌的辅助治疗。

【注意事项】

（1）不推荐用于儿童。

（2）运动员慎用。

（3）伴有骨质疏松或潜在骨质疏松风险的妇女应在治疗开始及其后定期检查骨密度。

（4）本品引起乏力和嗜睡症状影响驾驶和机械操作能力。

【禁忌证】绝经前，妊娠及哺乳期妇女，严重肾功能损害，中重度肝功能损害，对本品及辅料过敏者，与其他含雌激素疗法伍用，合并使用他莫昔芬。

【不良反应】潮热、嗜睡、衰弱、阴道干燥、阴道出血、阴道溢液、毛发稀疏、荨麻疹、过敏、肝功能改变、消化道不适、贫血、水肿、体重增加、高胆固醇血症、骨质疏松症、骨痛、关节异常、抑郁、失眠、头晕、头痛、白内障、心绞痛、心肌梗死、子宫内膜癌等。

来 曲 唑

【适应证】自然绝经或人工诱导绝经后、雌激素受体阳性、孕激素受体阳性或受体状况不明的晚期乳腺癌患者。

【注意事项】运动员慎用。

【禁忌证】对本品及其辅料过敏者，儿童，妊娠、哺乳期及绝经前妇女，严重肝功能不全者。

【不良反应】面色潮红、消化道反应、脱发、多汗、银屑病、疼痛、关节炎、虚弱、不适、水肿、尿道感染、抑郁、焦虑、嗜睡、失眠、记忆力损伤、感觉异常等。

依西美坦

【适应证】经他莫昔芬治疗后病情进展的绝经后晚期乳腺癌。

【注意事项】

（1）用药前评估 LH、FSH 和雌二醇水平确认妇女是否处于绝经后状态。

（2）中重度肝肾功能不全者慎用。

【禁忌证】对本品或其辅料过敏者，绝经前，妊娠及哺乳期妇女，儿童。

【不良反应】消化道反应、面色潮红、疲劳、失眠、疼痛、皮疹、抑郁、脱发、水肿、高血压、焦虑、血小板减少、淋巴细胞减少、肝酶和碱性磷酸酶升高等。

氟 他 胺

【适应证】晚期前列腺癌。

【注意事项】

（1）本品可能造成肝功能损害，氨基转移酶高于正常值 2～3 倍的患者不能服用本品。须定期监测肝功能。如患者黄疸加重或氨基转移酶高于正常值 2～3 倍，即使无临床症状，亦应停用本品。

（2）本品可引起液体潴留，故心脏病患者慎用。

（3）与华法林同服时，应调整华法林的剂量。

【禁忌证】对本品成分过敏者、妊娠及哺乳期妇女。

【不良反应】男子乳房发育及／或乳房触痛、消化道反应、肝功能异常、性欲减退等。

戈那瑞林

【适应证】前列腺癌。

【注意事项】鉴于 LHRH 受体拮抗剂用药初期可刺激促性腺激素及性激素的分泌，于治疗的第 1 周内可见肿瘤症状加剧，约有 10% 的病例骨痛加剧以及排尿困难等，严重者甚至造成尿道梗阻。如有脑转移者，问题更为严重，为了防止肿瘤症状加剧，可加用氟他胺或醋酸环丙孕酮。

【不良反应】注射部位瘙痒、疼痛或肿胀及全身性或局部性过敏、腹部或胃部不适；骨质疏松；血栓性静脉炎及性欲减退等。

三、靶向治疗药物

利妥昔单抗

【适应证】复发或耐药的滤泡性中央型淋巴瘤，未经治疗的 CD20 阳性 Ⅲ～Ⅳ 期滤泡性非霍奇金淋巴瘤，CD20 阳性弥漫大 B 细胞性非霍奇金淋巴瘤。

【注意事项】

（1）出现严重细胞因子释放综合征的患者应立即停止滴注，并予对症治疗，严密监护至症状和体征消失。

（2）滴注期间可能出现一过性低血压，滴注前 12h 及滴注期间应考虑停用抗高血压药。有心脏病史的患者在滴注过程中应严密监护。

（3）可导致严重的皮肤黏膜反应。

（4）定期检查全血细胞计数。骨髓功能差的患者慎用。

【禁忌证】对本品的任何组分和鼠蛋白过敏者，妊娠及哺乳期妇女。

【不良反应】疼痛、腹胀、高血压、直立性低血压、心律失常、腹泻、消化不良、淋巴结病、高血糖、水肿、低血钙、肌张力增高、头昏、焦虑、感觉异常、呼吸道疾病、阻塞性细支气管炎、盗汗、单纯疱疹、带状疱疹、泪液分泌疾病、结膜炎、味觉障碍等。

西妥昔单抗

【适应证】本品单用或与伊立替康联用于表皮生长因子受体过度表达的，对以伊立替康为基础的化疗方案耐药的转移性直肠癌的治疗。

【注意事项】

（1）使用本品前应进行过敏试验，静脉注射本品 20mg，并观察 10min 以上，结果呈阳性的患者慎用，但阴性结果并不能完全排除严重过敏反应的发生。

（2）本品常可引起不同程度的皮肤毒性反应，此类患者用药期间应注意避光。

（3）孕妇及未采取避孕措施的育龄妇女、哺乳期妇女慎用。

【禁忌证】已知对西妥昔单抗有严重超敏反应（3级或4级）的患者禁用本品。

【不良反应】疲劳、腹泻、恶心、呕吐、腹痛和便秘、白细胞计数下降、呼吸困难、皮肤毒性反应（痤疮样皮疹、皮肤干燥、裂伤和感染等）、严重过敏反应、输液反应、败血症、肺间质疾病、肾衰竭、肺栓塞和脱水等。

吉非替尼

【适应证】既往接受过铂化合物和多西紫杉醇治疗或不适于化疗的晚期或转移性非小细胞肺癌。

【注意事项】

（1）偶尔可发生急性间质性肺病，可因此死亡。

（2）定期检查肝功能，氨基转移酶轻中度升高者慎用，严重升高者停药。

（3）治疗期间可出现乏力症状，影响驾驶及操纵机器能力。

【禁忌证】对本品或赋形剂有严重过敏反应者，妊娠及哺乳期妇女。

【不良反应】消化道反应、口腔炎、脱水、皮疹、指甲异常、水肿、肝功能异常、脱发、结膜炎、角膜脱落、胰腺炎、呼吸困难、间质性肺病等。

厄洛替尼

【适应证】两个或两个以上化疗方案失败的局部晚期或转移的非小细胞肺癌。

【注意事项】同服华法林或其他双香豆素类抗凝药的患者应定期监测凝血酶原时间或 INR。

【禁忌证】妊娠及哺乳期妇女。

【不良反应】乏力、呼吸困难、咳嗽、恶心、呕吐、腹泻、腹痛、食欲下降、感染、口腔黏膜炎、荨麻疹、皮肤干燥、结膜炎、肝功能异常等。

索拉非尼

【适应证】用于不能手术的晚期肾细胞癌的治疗。

【注意事项】

（1）注意治疗期间血压变化、出血风险、骨髓抑制。

（2）肝病、黄疸或肾病患者慎用。

【禁忌证】对本品或非活性成分严重过敏者，妊娠及哺乳期妇女。

【不良反应】骨髓抑抑制、消化道反应、脱水、皮疹、脱发、血压升高、疲劳、发热、口腔炎、头痛等。

四、其他辅助用药

替莫唑胺

【适应证】多形性胶质母细胞瘤或间变性星形细胞瘤。

【注意事项】可能出现骨髓抑制，给药前患者必须进行绝对中性粒细胞及血小板数检查。肝、肾功能损伤患者慎用本品。

【禁忌证】对本品及辅料过敏者禁用。妊娠或即将妊娠妇女禁服本品。

【不良反应】恶心、呕吐、骨髓抑制、疲惫、便秘和头痛、眩晕、呼吸短促、脱发、贫血、发热、免疫力下降等。

硼替佐米

【适应证】用于多发性骨髓瘤患者的治疗，此患者在使用本品前至少接受过两种治疗，并在最近一次治疗中病情还在进展。

【注意事项】可能出现直立性或直立性低血压，如果已知患者有晕厥的病史、患者服用能导致低血压的药物或者患者脱水，建议患者慎用本品。可以通过调整抗高血压药物、补液或使用盐皮质类激素治疗直立性或直立性低血压。

【禁忌证】对硼替佐米、硼或者甘露醇过敏的患者禁用。

【不良反应】虚弱、恶心、腹泻、食欲下降、便秘、血小板减少、周围神经病、发热、呕吐和贫血等。

重组人血管内皮抑制素

【适应证】联合 NP 化疗方案治疗初治或复治的 Ⅲ / Ⅳ 期非小细胞肺癌。

【注意事项】

（1）过敏体质或对蛋白类生物制品有过敏史者慎用。

（2）有严重心脏病或病史者以及顽固性高血压者慎用，治疗中应定期进行心电监测，出现心脏不良反应者应进行心电监护。

（3）儿童、妊娠及哺乳期妇女应在医师观察下用药。

【禁忌证】心、肾功能不全者慎用。

【不良反应】心脏毒性、腹泻、肝功能异常、氨基转移酶升高、黄疸、全身斑丘疹、瘙痒、发热、乏力等。

伊达比星

【适应证】

（1）用于成人未经治疗的急性髓性白血病的诱导缓解和成人复发和难治性急性髓性白血病的诱导缓解。

（2）用于成人和儿童的急性淋巴细胞性白血病的二线治疗。

【注意事项】

（1）应在有白血病化疗经验的医师指导下进行。

（2）除非在利大于弊的情况下，否则由于先前药物治疗或放疗引起骨髓抑制的患者不可使用本品。

（3）开始治疗前应控制任何全身性感染。

（4）已有心脏疾病以及先前使用高蓄积量蒽环类治疗，或者其他具潜在心脏毒性药物的使用都会增加本品诱发心脏毒性的危险。

（5）治疗过程中应仔细监测血象、心脏功能。

（6）治疗前和治疗中应常规监测肝肾功能（以血清胆红素和血清肌酐作为指标）。

（7）老年人用本药后易出现骨髓抑制，故应予以积极的支持治疗。

（8）由于白血病细胞迅速崩解，可能会引起继发性的高尿酸血症。因此必须监测血中尿酸浓度，如高尿酸血症继续发展，应予以适当的治疗。

（9）外溢于静脉注射部位时可能引起严重的局部组织坏死。注射部位的刺痛和灼伤感意味着少量外渗，此时应停止输注，改用其他静脉。

（10）育龄妇女应被告诫采取避孕。

（11）使用本品1～2d后，尿出现红染，应告知患者无须惊慌。

【禁忌证】妊娠及哺乳期妇女，肝肾功能严重损伤的患者，感染未得到控制的患者，对本品及其他蒽环类抗肿瘤药过敏者。

【不良反应】主要的不良反应为严重的骨髓抑制（表现为白细胞、红细胞、血小板减少）和心脏毒性（表现为致命性充血性心力衰竭、急性心律失常和心肌病）。其他不良反应有：脱发，绝大多数患者为可逆性；恶心、呕吐；黏膜炎，通常主要是口腔黏膜炎，出现于开始治疗后 3 ～ 10d；食管炎和腹泻；发热，寒战，皮疹；肝脏酶类和胆红素增高的发生率为 20% ～ 30%，单独使用本品或与阿糖胞苷合用会产生严重的，有时甚至是致命的感染。

第十一节　免疫调节药物

卡介菌多糖核酸

【适应证】预防和治疗慢性支气管炎、感冒及哮喘。

【注意事项】本品不应有摇不散的凝块及异物。

【禁忌证】患急性传染病、急性眼结膜炎、急性中耳炎及对本品有过敏史者。

【不良反应】偶见红肿、结节，热敷后一周内自然消退。

胸　腺　素

【适应证】

（1）用于慢性乙型肝炎的治疗。

（2）免疫增强药。

【注意事项】

（1）对其他胸腺制剂过敏和应用皮质激素类药物者慎用。

（2）在用药期间，慢性肝炎患者应每月复查肝功能。

【禁忌证】本品禁用于对 Tα1 或注射液内任何成分有过敏历史的患者；作免疫抑制的患者如器官移植受者；正在使用免疫抑制药的患者。

【不良反应】注射部位疼痛、红肿、短暂性肌肉萎缩、多关节痛伴有水肿、皮疹、发热、头昏等。

白细胞介素 -2

【适应证】

（1）用于手术、放疗及化疗后的肿瘤患者的治疗，可增强机体免疫功能。

（2）用于先天或后天免疫缺陷症的治疗。

（3）各种自身免疫病的治疗等。

（4）对某些病毒性、杆菌性疾病、胞内寄生菌感染性疾病有一定的治疗作用。

【注意事项】

（1）妊娠及哺乳期妇女、儿童、有严重心脑肾等合并症的老年人慎用。

（2）药物过量可引起毛细血管渗漏综合征，应立即停用，对症处理。

【禁忌证】对本品成分有过敏史的患者。高热、严重心脏病、低血压者，严重心肾功能不全者，肺功能异常或进行过器官移植者。

【不良反应】发热、寒战，恶心、呕吐、类感冒症状等。

环 孢 素

【适应证】

（1）预防同种异体肾、肝、心、骨髓等器官或组织移植所发生的排斥反应，也适用于预防及治疗骨髓移植时发生的移植物抗宿主反应（GVHD）。

（2）经其他免疫抑制剂治疗无效的狼疮肾炎、难治性肾病综合征等自身免疫性疾病。

【注意事项】

（1）下列情况慎用：孕妇、老年人、肝肾功能不全者、高钾血症、感染、肠道吸收不良和对本品不耐受者等。

（2）用药期间，定期检测肝、肾功能和监测血药浓度，以调整用药剂量。还应定期检查血压、血脂、血钾和镁。

（3）本品经动物实验证明有增加致癌的危险性。

【禁忌证】对环孢素及任何赋形剂过敏者、严重肝肾损害、未控制的高血压、感染及恶性肿瘤者、孕妇和哺乳期妇女。

【不良反应】厌食、恶心、呕吐、齿龈增生伴出血、疼痛、肝肾毒性、高血压、惊厥、高血糖、多毛症、手震颤、高尿酸血症伴血小板减少、溶血性贫血、四肢感觉异常、下肢痛性痉挛等。

吗替麦考酚酯

【适应证】用于预防同种肾移植患者的排斥反应及治疗难治性排斥反应，可与环孢素和糖皮质激素同时应用。

【注意事项】

（1）哺乳妇女、肝、肾、心严重功能不全者慎用。

（2）接受肝同种异体移植的儿童患者安全性及有效性尚未确定。

（3）在用药期间宜定期（1～3月）监测血象、肝功能等。

（4）接受免疫抑制疗法的患者常采用联合用药的方式。

（5）服用本品作为联合应用免疫抑制药物时，有增加淋巴瘤和其他恶性肿瘤（特别是皮肤癌）发生的危险。免疫系统的过度抑制也可能对感染的易感性增加。

（6）本品起效时间较长，一般为3～6个月，因此判断药物的有效性宜在服用规定剂量的3个月以后。

（7）本品不能与硫唑嘌呤同时使用，对这两种药物的同时使用尚未进行试验。

（8）妊娠妇女避免使用本品，除非对胎儿潜在益处大于潜在危险。

【禁忌证】对吗替麦考酚酯和麦考酚酸有超敏反应者。

【不良反应】结肠炎、胰腺炎、严重的威胁生命的感染、肺间质异常、肺纤维化。

西罗莫司

【适应证】适用于接受肾移植的患者，预防器官排斥。

【注意事项】西罗莫司在肾移植患者中的使用，会发生可能需要治疗的血清胆固醇和甘油三酯升高。在进行包括合并使用环孢素和西罗莫司口服溶液的免疫抑制维持治疗期间，应监测肾功能。对血清肌酸酐水平升高的患者应考虑适当调整治疗方案。在使用已知对肾功能有破坏作用的药物（如氨基糖苷类和两性霉素B）时，应格外小心。

【禁忌证】禁用于对西罗莫司、西罗莫司的衍生物、或西罗莫司口服溶液中任何成分过敏的患者。

【不良反应】淋巴囊肿、外周性水肿、腹痛、腹泻、低血钾、乳酸脱氢酶升高、痤疮，尿路感染；贫血、高胆固醇血症、血小板减少症、高甘油三酯血症。

匹多莫德

【适应证】适用于细胞免疫功能低下患者：呼吸道反复感染；耳鼻喉科反复感染；泌尿系统反复感染；妇科反复感染。

【注意事项】高敏体质者慎用；因食物会影响药物吸收，本品应在餐前或餐后2h左右服用。

【禁忌证】对本品过敏者禁用；妊娠3个月内妇女禁用。

【不良反应】头痛、眩晕、恶心、呕吐、腹泻、皮疹等。

脾 氨 肽

【适应证】用于治疗细胞免疫功能低下、免疫缺陷和自身免疫功能紊乱性疾病；用于提高恶性肿瘤患者放、化疗及术后生活质量，降低各种原因引起的感冒、发热或其他感染发生率。

【不良反应】无明显毒副反应。

第十二节 纠正水、电解质、酸碱平衡及血容量扩张药物

葡萄糖酸钙

【适应证】

（1）治疗钙缺乏，急性血钙过低、碱中毒及甲状旁腺功能低下所致的手足搐搦症。

（2）治疗过敏性疾病。

（3）镁、氟中毒时的解救。

（4）中毒的解救。

（5）心脏复苏时应用（如高血钾或低血钙，或钙通道阻滞引起的心功能异常的解救）。

【注意事项】

（1）应用强心苷或洋地黄中毒时禁用本品注射液。

（2）本品刺激性较大，不宜皮下或肌内注射，应缓慢静脉注射或静脉滴注。若使用本品 10% 注射液时，应于等量的 5% ～ 25% 葡萄糖注射液稀释后缓慢注射（不超过每分钟 2ml），以防血钙浓度升高过快。

（3）若注射液漏于血管外即应停用，并局部给予氢化可的松，1% 利多卡因液温敷并抬高肢体。

（4）慢性肾功能不全、呼吸性酸中毒患者慎用。

（5）一般情况下不用于儿童。

【不良反应】

（1）静脉注射时可出现全身发热，静脉注射过快可能出现恶心、呕吐、血压下降、心律失常，甚至心脏停搏。

（2）静脉注射时药液外漏，可导致静脉炎。注射部位皮肤发红、皮疹、疼痛、皮肤坏死。

【禁忌证】

（1）高钙血症及高钙尿症患者禁用。

（2）患有含钙肾结石或肾结石病史者禁用。

（3）结节病患者（可加重高钙血症）禁用。

（4）有肾功能不全的低钙血症患者不宜应用。

碳 酸 钙

【适应证】本品为补钙剂，用于预防和治疗钙缺乏症，如骨质疏松、手足抽搐症、骨发育不全、佝偻病，以及妊娠和哺乳期妇女、绝经期妇女钙的补充。

【注意事项】见葡萄糖酸钙。

【不良反应】见葡萄糖酸钙。

氯 化 钠

【适应证】失水，高渗性非酮症糖尿病昏迷，低氯性代谢性碱中毒。外用可冲洗眼部、伤口等。浓氯化钠主要用于水中毒及严重的低钠血症。

【注意事项】

（1）下列情况慎用：水肿性疾病，如肾病综合征，肝硬化，腹水，充血性心力衰竭，急性左心衰竭，脑水肿及特发性水肿等；急性肾衰竭少尿期，慢性肾衰竭尿量减少而对利尿药反应不佳者；高血压；低钾血症。

（2）根据临床需要，检查血清中钠、钾、氯离子浓度；血液中酸碱浓度平衡指标，肾功能及血压和心肺功能。

（3）儿童用药及老人补液量和速度应严格控制。

（4）浓氯化钠不可直接静脉注射或滴注，应加入液体稀释后应用。

【禁忌证】妊娠高血压者。

【不良反应】输液容量过多和滴速过快，可致水钠潴留，引起水肿、血压升高、心率加快、胸闷、呼吸困难、急性左心力衰竭。不适当给予高渗氯化钠可致高钠血症。过多、过快输注低渗氯化钠，可致溶血及脑水肿。

氯 化 钾

【适应证】低钾血症，治疗洋地黄中毒引起的频发性、多源性期前收缩或快速心律失常。

【注意事项】

（1）严禁直接静脉注射。

（2）下列情况慎用：急性脱水；代谢性酸中毒伴有少尿时；慢性肾功能不全；家族性周期性麻痹（低钾性麻痹应给予补钾，但需鉴别高钾性或正常性周期麻痹）；肾前性少尿；传导阻滞性心律失常，尤其应用洋地黄类药物时；大面积烧伤、肌肉创伤、严重感染、大手术后24h和严重溶血等可引起高血钾症情况；肾上腺性异常综合征伴盐皮质激素分泌不足；接受留钾利尿剂的患者；胃肠道梗阻、慢性胃炎、溃疡病、食管狭窄、憩室、肠张力缺乏，以及溃疡性结肠炎患者。

（3）用药期间需作以下随访检查：血钾、血镁、血钠、血钙、酸碱平衡指标、心电图、肾功能和尿量。

【禁忌证】高钾血症者、急慢性肾功能不全者。

【不良反应】疼痛、高钾血钾、胃肠道刺激症状等。

门冬氨酸钾镁

【适应证】低钾血症，低钾及洋地黄中毒引起的心律失常，心肌炎后遗症，慢性心功能不全，急、慢性肝炎的辅助治疗。

【注意事项】

（1）不宜与保钾利尿药合用。

（2）妊娠及哺乳期妇女及老年人慎用。

【禁忌证】高血钾、高血镁、严重肾功能障碍及三度房室传导阻滞患者禁用，心源性休克（血压低于90mmHg）禁用。

【不良反应】恶心、呕吐、腹泻、面色潮红、胸闷、血压下降，血管刺激性疼痛，心率减慢等。

口服补液盐

【适应证】腹泻、呕吐、经皮肤和呼吸道等液体丢失引起的轻、中度失水，可补充水、钾和钠。

【注意事项】

（1）各种水肿性疾病、忌钠盐性疾病、高钾血症、高血糖症患者慎用。

（2）腹泻停止后即停服。

（3）严重脱水时应用静脉输液法。

（4）应注意随访检查：血压、体重、血电解质（主要为 Na^+ 和 K^+）、失水体征、粪便量。

（5）妊娠期妇女及哺乳期用药资料尚不明确。

（6）儿童用药：一般不用于早产儿；婴幼儿应用本品时需少量多次给予，并在口服补液盐应用间期予以哺乳或日常喂养。

【禁忌证】少尿或无尿；严重失水、有休克征象；严重腹泻，粪便量超过每小时 30ml/kg；葡萄糖吸收障碍；由于严重呕吐等原因不能口服者；肠梗阻、肠麻痹和肠穿孔。

【不良反应】常见恶心、呕吐、咽部不适、胸痛等、高钠血症、水钠潴留。

碳酸氢钠

【适应证】代谢性酸中毒、碱化尿液、胃酸过多等。

【注意事项】

（1）下列情况慎用：少尿或无尿；钠潴留并有水肿时；原发性高血压。

（2）下列情况不作静脉内用药：碱中毒；各种原因导致的大量胃液丢失；低钙血症时。

【禁忌证】禁用于吞食强酸中毒时的洗胃。

【不良反应】大量注射、存在肾功能不全或长期应用时可出现心律失常、肌肉痉挛、疼痛、异常疲倦虚弱、呼吸减慢、口内异味、尿频、尿急、持续性头痛、食欲减退、恶心呕吐等。

琥珀酰明胶

【适应证】本品为胶体性血浆代用品，适用于下述情况：低血容量性休克，手术创伤、烧伤及感染的血容量补充，手术前后及手术间的稳定血液循环，体外循环（血液透析，人工心肺机）血液稀释，脊髓及硬膜外麻醉后的低血压的预防。

【注意事项】以下情况慎用：水分过多、肾衰、有出血倾向、肺水肿、钠或钾缺乏以及对输液成分过敏等患者。

【禁忌证】对本品有过敏反应、有循环超负荷、水潴留、严重肾衰竭、出血倾向、肺水肿的患者。

【不良反应】偶见严重过敏反应。可出现轻微荨麻疹。

羟乙基淀粉

【适应证】本品为血浆容量扩充剂，用于治疗和预防与手术、创伤、感染、烧伤有关的血容量不足或休克；减少手术中对供血的需要，节约用血，如急性等容性血液稀释（ANH）。

【注意事项】

（1）慢性及严重肝病患者慎用。

（2）避免过量使用引起液体负荷过重，特别是心功能不全和严重肾功能不全的患者，液体负荷过重的危险性增加，应调整剂量。

（3）妊娠及哺乳期妇女慎用。

【禁忌证】

（1）液体负荷过重如肺水肿者、液体严重缺失者（脱水）、少尿或无尿的肾衰竭（血肌酐＞2mg/dl）、接受透析治疗者。

（2）严重凝血障碍、严重充血性心力衰竭、颅内出血者。

（3）严重高钠或高氯血症者。

（4）已知对羟乙基淀粉和/或本品中其他成分过敏者。

【不良反应】

（1）极个别患者可能发生类过敏反应。

（2）长期大剂量使用，会出现皮肤瘙痒。

（3）可能发生与剂量相关的凝血功能异常。

（4）血清淀粉酶的浓度会升高，可能干扰胰腺炎的诊断。

右旋糖酐 -40

【适应证】

（1）各种休克：可用于失血、创伤、烧伤及中毒性休克，还可早期预防因休克引起的弥散性血管内凝血。体外循环时，还可代替部分血液予充心肺机。

（2）血栓性疾病如脑血栓形成、心绞痛和心肌梗死、血栓闭塞性脉管炎、视网膜动静脉血栓、皮肤缺血性溃疡等。

（3）肢体再植和血管外科手术，可预防术后血栓形成。

【注意事项】

（1）初次静脉滴注时，应严密观察 5～10min，一旦发现休克症状应立即停注。

（2）用量过大可致出血，每日用量不应超过 1 500ml。

（3）肝、肾疾病患者慎用。

（4）与氨基糖苷类合用，可增加其肾毒性。

【禁忌证】充血性心力衰竭和有出血性疾病者禁用。

【不良反应】

（1）极少发生过敏性休克，多在首次输入本品数滴至数毫升时，立即出现胸闷、面色苍白，以至血压下降而发生休克。

（2）可见皮肤过敏反应、哮喘发作。

（3）偶有发热反应，少数尚可见淋巴结肿大、关节痛。

第十三节　维生素、微量元素补充药物

一、维生素类

维生素 E

【适应证】吸收不良母亲所生新生儿、早产儿、低出生体重儿。进行性肌营养不良，以及心、脑血管疾病、习惯性流产及不孕症的辅助治疗。

【注意事项】大量可致血清胆固醇及血清三酰甘油升高。对维生素 K 缺乏而引起的低凝血酶原血症及缺铁性贫血患者谨慎。

【禁忌证】对本品过敏者禁用。

【不良反应】大量服用可引起：视物模糊、乳腺肿大、腹泻、头晕、流感样综合征、头痛、恶心及胃痉挛、乏力软弱。

维生素 C

【适应证】维生素 C 缺乏病，创伤愈合期，急、慢性传染病，特发性高铁血红蛋白血症，慢性铁中毒，克山病，紫癜及过敏性疾病。

【注意事项】

（1）突然停药可能出现坏血病症状。

（2）下列情况慎用：半胱氨酸尿症、痛风、高草酸盐尿症、尿酸盐性肾结石、糖尿病、葡萄糖 -6- 磷酸脱氢酶缺乏症。

【禁忌证】对本品过敏者禁用。

【不良反应】可见腹泻、皮肤潮红、头痛、尿频、恶心呕吐、胃部不适等反应。大量可能引起尿酸盐、半胱氨酸或草酸盐结石。

维生素 B$_1$

【适应证】用于维生素 B$_1$ 缺乏所致的脚气病、威克尔脑病、周围神经炎、消化不良等的辅助治疗。

【注意事项】大剂量应用时，测定尿酸浓度可呈假性增高，尿胆原可呈假阳性。偶见过敏反应，个别可发生过敏性休克，注射前须皮试，不宜静脉注射。

【禁忌证】对本品过敏者禁用。

【不良反应】过量可出现头痛、疲倦、烦躁、食欲减退、腹泻、水肿，偶见过敏反应。

呋喃硫胺

【适应证】适用于维生素 B$_1$ 缺乏的脚气病、Wernicke 脑病、周围神经炎、消化不良等。

【注意事项】本品在碱性溶液中易分解，与碱性药物如碳酸氢钠、枸橼酸钠配伍易引起变质。

【禁忌证】对本品过敏者禁用。

【不良反应】头昏、乏力、恶心、呕吐、过敏反应。

维生素 B$_2$

【适应证】口角炎、唇干裂、舌炎、阴囊炎、角膜血管化、结膜炎、脂溢性皮炎等。

【注意事项】

（1）饭后口服吸收较完整。

（2）不宜与甲氧氯普胺合用。

【禁忌证】对本品过敏者禁用。

【不良反应】在正常肾功能状态下几乎不产生毒性。

维生素 B$_6$

【适应证】防治异烟肼中毒、脂溢性皮炎、口唇干裂，也可用于妊娠及放化疗抗癌所致的呕吐，新生儿遗传性维生素 B$_6$ 依赖综合征。

【注意事项】本品可使尿胆原试验呈假阳性。

【禁忌证】对本品过敏者禁用。

【不良反应】长期大量可引起严重神经感觉异常，进行性步态不稳至足麻木、手不灵活。

<h2 style="text-align:center">复合维生素 B</h2>

【适应证】用于预防和治疗 B 族维生素缺乏所致的营养不良、厌食、脚气病、糙皮病等。

【禁忌证】对本品过敏者禁用。

【不良反应】大剂量服用可出现烦躁、疲倦、食欲减退等。偶见皮肤潮红、瘙痒。

<h2 style="text-align:center">维生素 AD</h2>

【适应证】用于防治夜盲症、干燥性眼炎、佝偻病、软骨症等。

【注意事项】高钙血症妊娠期妇女可伴有维生素 D 敏感，功能上又能抑制甲状旁腺活动，以致婴儿有特殊面容、智力低下及患遗传性主动脉弓缩窄。老年人长期服用本品，可能因视黄醛清除延迟而致维生素 A 过量。过敏体质者慎用。

【禁忌证】肾衰竭、高钙血症、高磷血症伴肾性佝偻病者禁用

【不良反应】骨关节疼痛、肿胀、皮肤瘙痒、口唇干裂、发热、头痛、呕吐、便秘、腹泻、恶心等。

<h2 style="text-align:center">赖氨肌醇维 B$_{12}$</h2>

【适应证】用于赖氨酸缺乏引起的食欲缺乏及生长发育不良等。

【注意事项】过敏体质者慎用。

【禁忌证】对本品过敏者禁用。

【不良反应】尚不明确。

<h2 style="text-align:center">谷 维 素</h2>

【适应证】用于镇静助眠，如神经官能症、月经前期紧张症、更年期综合征的辅助治疗。

【注意事项】胃及十二指肠溃疡患者慎用。

【禁忌证】尚不明确。

【不良反应】胃部不适、恶心、呕吐、口干、疲乏、皮疹、乳房肿胀、油脂分泌过多、脱发、体重增加等。

多维元素片（21）

【适应证】用于预防和治疗因维生素和矿物质缺乏所引起的各种疾病。

【注意事项】应按推荐剂量服用。服用后尿液色变黄，但不影响使用。过敏体质者慎用。

【禁忌证】对本品过敏者禁用。

【不良反应】推荐剂量服用未见不良反应。

注射用水溶性维生素

【适应证】肠外营养的组成部分，用以满足成人和儿童每日对水溶性维生素的生理需要。

【注意事项】本品加入葡萄糖注射液中进行输注时，应注意避免某些高敏患者可发生过敏反应。

【禁忌证】对本品中任一成分有过敏的患者禁用。

【不良反应】可能发生过敏反应。

脂溶性维生素注射液（Ⅰ）

【适应证】肠外营养的组成部分。满足儿童每日对脂溶性维生素 A、维生素 D_2、维生素 E、维生素 K_1 的生理需要。

【注意事项】必须稀释后静脉滴注，不宜与香豆素类抗凝血药等合用。

【禁忌证】对本品过敏者禁用。

【不良反应】未见明显不良反应报告。

二、微量元素补充药物

甘油磷酸钠注射液

【适应证】成人静脉营养时的磷补充剂、磷缺乏患者、低磷血症。

【注意事项】肾功能障碍患者应慎用；不得直接静脉滴注，加入复方氨基酸注射液或5%或10%葡萄糖注射液500ml中，4～6h内缓慢滴注，滴速每小时1.7～2.5mmol 或360～540mg。

【禁忌证】对本品过敏者禁用，休克、脱水、严重肾功能不全者禁用。

【不良反应】长期用药可引起血磷升高、血钙降低。

多种微量元素注射液

【适应证】肠外营养的多种微量元素的补充剂，10ml能满足成人每日对铬、铁、锰、钼、硒、锌、氟和碘的基本和中等需要。

【注意事项】

（1）微量元素代谢障碍和胆道功能明显减退，以及肾功能障碍者慎用。

（2）经外周静脉输注时，每500ml复方氨基酸注射液或葡萄糖注射液最多可以加入本品10ml。

（3）不可添加其他药物，以避免可能发生的沉淀。

【禁忌证】肾功能严重障碍、不耐果糖患者禁用。

【不良反应】输注速度过快时可能造成患者心肾负担过重，使原有心肾功能障碍的患者病情加重。

复合磷酸氢钾

【适应证】主要用于完全胃肠外营养疗法中作为磷的补充剂，如中等以上手术或其他创伤需禁食5d以上的患者的磷的补充剂。本品亦可用于某些疾病所致低磷血症。

【注意事项】

（1）本品严禁直接注射，必须在稀释200倍以上，方可经静脉滴点输注，并须注意控制滴注速度。

（2）本品仅限于不能进食的患者使用。

（3）对肾衰竭患者不宜应用。

（4）本品与含钙注射液配伍时易析出沉淀，不宜使用。

【不良反应】如过量使用本品可出现高磷血症、低钙血症、肌肉颤搐、痉挛、胃肠道不适等，出现中毒症状，应立即停药。

五维葡钙

【适应证】用于B族维生素缺乏及钙缺乏所致的各种疾病的辅助治疗。

【注意事项】应按推荐的剂量服用，不可过量服用。

【禁忌证】尚不明确。

【不良反应】尚不明确。

第十四节　静脉营养及能量补充药物

一、肠外营养药

脂　肪　乳

脂肪乳注射液（$C_{14\sim24}$）

【适应证】用于肠外营养补充能量及必需脂肪酸。

【注意事项】

（1）本品慎用于脂肪代谢功能减退的患者。

（2）应密切观察血清三酰甘油浓度。

（3）新生儿和未成熟儿伴高胆红素血症或可疑肺动脉高压者应慎用本品。

（4）连续使用本品1周以上者，应做脂肪廓清观察。

【禁忌证】

（1）休克和严重脂质代谢紊乱（如严重高脂血症）患者禁用。

（2）肠外营养的一般禁忌证：低钾血症、水钠潴留、低渗性脱水、不稳定代谢、酸中毒等。

（3）失代偿性糖尿病、急性心肌梗死、脑卒中、栓塞、不明原因的昏迷的患者禁用。

（4）重度肝功能障碍和凝血功能障碍的患者禁用。

（5）伴有酮症的糖尿病患者禁用。

（6）对本品中各成分（如大豆油、卵磷脂等）有过敏反应的患者禁用。

【不良反应】输入速度过快可引起体温升高，偶见发冷、恶心和呕吐等。罕见不良反应：高过敏反应（变态反应、皮疹、荨麻疹），呼吸影响（如呼吸急促等）及循环影响（如高血压/低血压等）。溶血、网织红细胞增多、腹痛、头痛、疲倦、阴茎异常勃起等。

ω-3鱼油脂肪乳注射液

【适应证】用于肠外营养支持时，补充长链 ω-3 脂肪酸。常用于调整患者 ω-3 脂肪酸和 ω-6 脂肪酸的比例到 1∶3 左右。

【注意事项】

（1）孕妇及哺乳期妇女不推荐使用。

（2）使用本品有可能延长出血时间，抑制血小板聚集，接受抗凝治疗的患者慎用本品。

（3）临床应用本品应在 4 周以内，当医疗需要超过 4 周时间，应由主治医师结合临床情况进行分析和评估后继续使用。

（4）其余见脂肪乳注射液（$C_{14\sim24}$）。

【禁忌证】对鱼蛋白过敏者、肝肾功能异常者、早产儿、新生儿、婴幼儿、儿童。

【不良反应】本品有可能造成患者出血时间延长及抑制血小板聚集。极少数患者可能感觉鱼腥味，阴茎异常勃起（极罕见）。余同脂肪乳注射液（$C_{14\sim24}$）。

中 / 长链脂肪乳注射液（$C_{8\sim24}$Ve）

【适应证】本品加入维生素 E，有抗注射液中甘油三酸酯被氧化的作用。余同中 / 长链脂肪乳注射液（$C_{6\sim24}$）（$C_{8\sim24}$）。

【注意事项】同中 / 长链脂肪乳注射液（$C_{6\sim24}$）（$C_{8\sim24}$）。

【禁忌证】同中 / 长链脂肪乳注射液（$C_{6\sim24}$）（$C_{8\sim24}$）。

【不良反应】同中 / 长链脂肪乳注射液（$C_{6\sim24}$）（$C_{8\sim24}$）。

氨 基 酸

复方氨基酸注射液（3AA）

【适应证】用于预防和治疗各种原因引起的肝性脑病，重症肝炎以及肝硬化、慢性活动性肝炎、慢性迁延性肝炎。亦可用于肝胆外科手术前后。

【注意事项】

（1）对重度食管静脉曲张患者应严格控制输注速度和用量。

（2）有大量胸腔积液、腹腔积液时，避免输入过多。

（3）非肝病使用氨基酸时要注意肝功能和精神症状的出现。

（4）妊娠及哺乳期妇女用药尚不明确。

（5）儿童患者可减量使用。

（6）老年患者易发生过敏反应，使用时应慎重。

（7）其他同复方氨基酸注射液（18AA）。

【禁忌证】严重肾功能障碍或非肝功能障碍导致的氨基酸代谢异常患者禁用。

【不良反应】

（1）滴速过快可引起恶心、呕吐、发热及头痛，也可能导致血栓性静脉炎。

（2）长期大量输注可导致胆汁淤积、黄疸。

（3）偶尔引起发疹样过敏反应、肝功能损害等。

复方氨基酸（18AA）

【适应证】

（1）不能进食、进食不足或不愿进食。

（2）营养不良（指营养不足）。

（3）肝肾功能基本正常的低蛋白血症者。

（4）大面积烧伤、创伤、高分解代谢、蛋白丢失负氮平衡者。

（5）改善外科手术前、后患者的营养状态。

【注意事项】

（1）本品须缓慢输入。

（2）本制剂中含有抗氧化剂，偶可引起过敏反应。

【禁忌证】严重氮质血症、严重肝功能不全、肝性脑病昏迷或有向肝性脑病昏迷发展、严重肾衰竭或尿毒症、对氨基酸有代谢障碍等的患者、对本品过敏者。

【不良反应】同复方氨基酸注射液（3AA）。

复方氨基酸注射液（18AA-Ⅲ）

【适应证】同复方氨基酸注射液（3AA）。

【禁忌证】同复方氨基酸注射液（3AA）。

【不良反应】同复方氨基酸注射液（3AA）。

【注意事项】本品含60mEq/L的醋酸根，大量应用或并用电解质输液时应注意电解质与酸碱平衡。同复方氨基酸注射液（3AA）。

复方氨基酸注射液（18AA-Ⅶ）

【适应证】同复方氨基酸注射液（3AA）。

【禁忌证】同复方氨基酸注射液（3AA）。

【不良反应】同复方氨基酸注射液（3AA）。

【注意事项】本品含有80mEq/L醋酸根，大量给药或与电解质液并用时应注意酸碱平衡。同复方氨基酸注射液（3AA）。

复方氨基酸注射液（9AA）

【适应证】用于急性和慢性肾功能不全患者的肠外营养支持；大手术、外伤或脓毒血症引起的严重肾衰竭以及急、慢性肾衰竭。

【注意事项】

（1）输注时严格控制给药速度。

（2）定期监测血生化及电解质，必要时检查血镁和血氨，防止血容量异常。

（3）尿毒症患者宜在补充葡萄糖同时给予适量胰岛素，以防出现高血糖。

（4）尿毒症性心包炎、尿毒症脑病、无尿、高钾血症等应首先采用透析治疗。

（5）注意水平衡，防止血容量不足或过多。

【禁忌证】氨基酸代谢紊乱、严重肝功能损害、心功能不全、中重度水肿、低血钾、低血钠患者。

【不良反应】滴速过快能引起恶心、呕吐、心悸、寒战等反应。余同复方氨基酸注射液（3AA）。

精 氨 酸

【适应证】用于肝性脑病，适用于忌钠的患者，也适用于其他原因引起血氨增高所致的精神症状治疗。

【注意事项】用药期间宜进行血气和酸碱平衡监测，注意患者的酸碱平衡。危重感染患者的肠外营养中添加精氨酸有报告有可能增加风险。

【禁忌证】高氯性酸中毒、肾功能不全及无尿患者禁用。

【不良反应】可引起高氯性酸中毒，以及血中尿素、肌酸、肌酐浓度升高。静脉滴注速度过快会引起呕吐、流涎、皮肤潮红等。

碳水化合物

葡 萄 糖

【适应证】用于补充能量和体液；低血糖症；高钾血症；高渗溶液用作组织脱水剂；配制腹膜透析液。

【注意事项】

（1）分娩时注射过多葡萄糖，可刺激胎儿胰岛素分泌，发生产后婴儿低血糖。

（2）儿童及老年患者，补液过快、过多，可致心悸、心律失常，甚至急性左心衰竭。

（3）水肿及严重心肾功能不全、肝硬化腹水者，易致水潴留，应控制输注量，心功能不全者尤其应该控制滴速。

【禁忌证】糖尿病酮症酸中毒未控制者；高血糖非酮症性高渗状态。

【不良反应】静脉炎；高浓度葡萄糖注射液外渗可致局部肿痛；反应性低血糖；高血糖非酮症昏迷；长期单纯补给葡萄糖时易出现低钾、低钠及低磷血症；原有心功能不全者补液过快可致心悸、心律失常，甚至急性左心衰竭；1型糖尿病患者应用高浓度葡萄糖时偶有发生高钾血症。

转 化 糖

【适应证】药物稀释剂；适用于需非口服途径补充水分或能量的患者的补液治疗。尤其是下列情况：糖尿病患者和手术后、烧伤、菌血症和肝病等胰岛素抵抗的患者；药物中毒；酒精中毒。

【注意事项】

（1）高尿酸血症患者应慎用。

（2）水肿及严重心、肾功能不全、肝硬化腹水者应控制输液量；心功能不全者应严格控制滴速。

（3）本品不得用于甲醇中毒的治疗，因其能加剧甲醇氧化成甲醛。

【禁忌证】遗传性果糖不耐受患者及痛风患者禁用。

【不良反应】面色潮红，风疹，发热等。

果 糖

【适应证】

（1）注射剂的稀释剂。

（2）用于烧创伤、术后及感染等胰岛素抵抗状态下或不适宜使用葡萄糖时需补充水分或能源的患者的补液治疗。

【注意事项】

（1）肾功能不全者、有酸中毒倾向以及高尿酸血症患者慎用。

（2）本品过量使用可引起严重的酸中毒，故不推荐肠外营养中替代葡萄糖。

（3）慎用于预防水过多和电解质紊乱。

（4）过量输注无钾果糖可引起低钾血症。本品不用于纠正高钾血症。

（5）本品能加剧甲醇的氧化成甲醛，故本品不得用于甲醇中毒的治疗。

（6）本品注射速度宜缓慢，以不超过 0.5g/（kg·h）为宜。

【禁忌证】遗传性果糖不耐受症、痛风和高尿酸血症患者禁用。警告：使用时应警惕本品过量使用有可能引起危及生命的乳酸性酸中毒，未诊断的遗传性果糖不耐受症患者使用本品时可能有致命的危险。

【不良反应】

（1）过量输入可引起水肿，包括周围水肿和肺水肿。

（2）滴速过快 [≥ 1g/（kg·h）] 可引起乳酸性酸中毒、高尿酸血症以及脂代谢异常。

（3）稀释性低钾血症。

二、肠内营养药

肠内营养混悬液（TPF）

【适应证】本品适用于有胃肠道功能或部分胃肠道功能，而不能或不愿进食足够数量的常规食物，以满足机体营养需求的应进行肠内营养治疗的患者。本品含膳食纤维，适宜长期营养支持。主要用于：①厌食和其相关的疾病（因代谢应激，如创伤或烧伤而引起的食欲缺乏；神经性疾病或损伤；意识障碍；心肺疾病的恶病质；癌性恶病质和癌肿治疗的后期；艾滋病病毒感染及艾滋病）。②机械性胃肠道功能紊乱（颌面部损伤；头颈部癌肿；吞咽障碍；上消化道阻塞）。③危重疾病（大面积烧伤；创伤；脓毒血症；大手术后的恢复期）。④营养不良患者的手术期前喂养；本品能用于糖尿病患者。

【注意事项】

（1）不宜用于要求低渣膳食的患者。

（2）严禁静脉输注。

（3）在使用过程中，需注意液体平衡，保证足够的液体输入。

（4）严重糖代谢异常、重肝肾功能不全的患者慎用。

【禁忌证】肠道功能衰竭；完全性肠梗阻；严重腹腔内感染；对本品中任一成分过敏；对本品中任一成分有先天性代谢障碍。

【不良反应】可能出现腹泻、腹痛等胃肠道不适反应。

肠内营养混悬液 TPF-FOS

【适应证】本品适用于有胃肠道功能或部分胃肠道功能而不能或不愿吃足够数量的常规的食物以满足机体营养需求的肠内营养治疗的患者。

【注意事项】本品不适用于肠外或静脉内使用。

【禁忌证】肠梗阻或高流量肠瘘，已知对本品任一成分过敏的患者，半乳糖血症患者及对牛奶蛋白过敏患者。

【不良反应】恶心、呕吐、腹部疼挛、腹胀、腹泻等。

肠内营养乳剂（TP）

【适应证】同肠内营养的适应证。本品不含膳食纤维，可用于严重胃肠道狭窄和肠瘘患者。

【注意事项】

（1）对于以本品为唯一营养来源的患者，必须监测其液体平衡。

（2）应根据患者不同的代谢状况决定是否需要另外补钠。

（3）本品提供长期营养时，只适用于禁用膳食纤维的患者。否则应选用含纤维的营养制剂。

（4）使用前摇匀。

（5）处于妊娠期初期3个月的妇女和育龄妇女每日摄入维生素A不应超过10 000U。本品与含维生素A的其他营养制剂一起使用时，应考虑这一因素。

【禁忌证】不可应用于消化道功能严重障碍和对本品所含营养物质有先天性代谢障碍，以及1岁以下婴儿。禁忌静脉内输入。

【不良反应】输注过快或严重超量时，可能出现恶心、呕吐或腹泻等胃肠道反应。

肠内营养乳剂（TPF-D）

【适应证】同肠内营养的适应证，特别适用于患有糖尿病或糖耐量异常的患者，以及有肠道功能而又不能正常进食的患者。本品不含牛奶蛋白，适用于对牛奶蛋白过敏的患者。

【注意事项】

（1）对非胰岛素依赖的糖尿病患者，最好采用持续管饲或将每天用量分成几个小部分的方法给药。

（2）对手术后和创伤后的糖尿病患者应作相应的代谢检查。应保证足够的液体补充，如饮水或输液。

（3）本品含钠较低，可以满足糖尿病患者的需要。但单用本品补充营养时，应适当补充钠。

（4）用前摇匀。

【禁忌证】同肠内营养乳剂（TP）。

【不良反应】同肠内营养乳剂（TP）。

肠内营养粉剂（TP）

【适应证】同肠内营养的适应证。

【注意事项】同肠内营养乳剂（TP）。如不耐受果糖患者及对牛乳或大豆蛋白过敏者慎用。

【不良反应】同肠内营养乳剂（TP）。

【禁忌证】同肠内营养乳剂（TP）。半乳糖血症患者禁止使用。

肠内营养粉（AA）

【适应证】消化道有部分功能的患者，如术后吻合口瘘（咽部瘘、食管瘘、胃瘘、结肠瘘等）、胰腺炎的恢复期、短肠综合征的患者（小肠的长度短于60cm）；炎性肠道疾患（克罗恩病、溃疡性结肠炎）等。

【注意事项】

（1）不宜用于10岁以下儿童。

（2）不得用50℃以上的热水配制营养剂；糖尿病患者应注意控制和监测血糖。

（3）肝肾功能异常者慎用。

【禁忌证】肠梗阻及肠功能紊乱的患者禁用。

【不良反应】少见腹胀、腹痛和腹泻。

第十五节　酶制剂、疫苗及其他生物制品

乙型肝炎疫苗

【接种对象】适用于乙型肝炎易感者，尤其下列人员：①新生儿，特别是母亲为HBsAg、HBeAg阳性者；②从事医疗工作的医护人员及接触血液的实验人员。

【不良反应】个别人可有注射部位疼痛、红肿或中、低度发热，一般不需特殊处理，可自行缓解，必要时可对症治疗。

【禁忌证】

（1）发热、患急性或慢性严重疾病者禁用。

（2）对酵母成分过敏者禁用。

人免疫球蛋白

【适应证】

（1）原发性免疫球蛋白缺乏症，如 X 联锁低免疫球蛋白血症，常见变异性免疫缺陷病，免疫球蛋白 G 亚型缺陷病等。

（2）继发性免疫球蛋白缺陷病，如重症感染，新生儿败血症等。

（3）自身免疫性疾病，如原发性血小板减少性紫癜、川崎病。

【注意事项】

（1）本品专供静脉输注用。

（2）如需要，可以用 5% 葡萄糖溶液稀释本品，但糖尿病患者应慎用。

（3）药液呈现混浊、沉淀、异物或瓶子有裂纹、过期失效，不得使用。

（4）本品开启后，应一次输注完毕，不得分次或给第二人输用。

（5）有严重酸碱代谢紊乱的患者应慎用。

（6）运输及贮存过程中严禁冻结，运输过程中温度最好控制在 $2 \sim 8℃$。

【不良反应】极个别患者在输注时出现一过性头痛、心慌、恶心等不良反应，可能与输注速度过快或个体差异有关。上述反应大多轻微且常发生在输液开始 1h 内，因此建议在输注的全过程定期观察患者的一般情况和生命特征，必要时减慢或暂停输注，一般无须特殊处理即可自行恢复。个别患者可在输注结束后发生上述反应，一般在 24h 内均可自行恢复。

【禁忌证】

（1）对人免疫球蛋白过敏或有其他严重过敏史者禁用。

（2）有抗 IgA 抗体的选择性 IgA 缺乏者禁用。

人乙型肝炎免疫球蛋白

【适应证】用于乙型肝炎的预防。

（1）乙型肝炎表面抗原（HbsAg）阳性的母亲及所生的婴儿。

（2）意外感染的人群。

（3）与乙型肝炎患者和乙型肝炎病毒携带者密切接触者。

【注意事项】久存可能出现微量沉淀，但一经摇动应立即消散，如有摇不散的沉淀或异物不得使用。

【禁忌证】

（1）对人免疫球蛋白过敏或有其他严重过敏史者禁用。

（2）有 IgA 抗体的选择性 IgA 缺乏者。

破伤风抗毒素

【适应证】用于预防和治疗破伤风。

【注意事项】使用抗毒素须特别注意防止过敏反应，门诊患者注射抗毒素后，须观察 30min 始可离开。

【禁忌证】过敏试验为阳性反应者慎用，须采用脱敏注射法。

抗蛇毒血清

【适应证】用于蛇咬伤者的治疗，其中蝮蛇毒血清，对竹叶青蛇和烙铁头蛇咬伤亦有疗效。

【注意事项】

（1）注射前必须先做过敏试验并详细询问既往过敏史。

（2）对蛇咬伤者，应同时注射破伤风抗毒素 1 500 ～ 3 000IU。

（3）门诊患者注射抗血清后，需观察至少 30min 后方可离开。

【禁忌证】过敏试验为阳性反应者慎用。

牛肺表面活性剂

【适应证】用于经临床和胸部放射线检查诊断明确的新生儿呼吸窘迫综合征（简称 RDS，又称肺透明膜病）的治疗。

【注意事项】

（1）本品仅可用于气管内给药，用药前患儿需进行气管插管。

（2）为使本品的混悬液均匀，加水后有时需振荡较长时间（10min 左右），但勿用强力，避免产生过多泡沫。但有少量泡沫属正常现象。注意勿将混悬液中的小颗粒注入气管，可用 4 号细针头吸取药液。

【禁忌证】本品无特殊禁忌，有气胸患儿应先进行处理，然后再给药，以免影响呼吸机的应用。

【不良反应】短暂的血氧下降和心率、血压波动等。

磷酸肌酸钠

【适应证】用于心脏手术时加入心脏停搏液中保护心肌和缺血状态下的心肌代谢异常。

【注意事项】快速静脉注射 1g 以上的磷酸肌酸钠可能会引起血压下降。大剂量（5～10g/d）给药引起大量磷酸盐摄入，可能会影响钙代谢和调节稳态的激素的分泌，影响肾功能和嘌呤代谢。

【禁忌证】对本品组分过敏者禁用。慢性肾功能不全患者禁止大剂量（5～10g/d）使用本品。

【不良反应】尚不明确。

三磷酸腺苷辅酶胰岛素

【适应证】用于肝炎、肾炎、肝硬化、心力衰竭等疾病的症状改善。

【注意事项】

（1）本品含胰岛素，不宜空腹使用，静脉注入时要缓慢，否则会引起心悸、出汗等。

（2）严重的肝、肾疾病患者密切观察血糖的变化。

（3）当药物性状发生改变时禁止使用。

【禁忌证】对胰岛素过敏者禁用。

【不良反应】本品中胰岛素可引起局部红肿、瘙痒、荨麻疹、血管神经性水肿。

人血白蛋白

【适应证】用于治疗因失血、创伤及烧伤等引起的休克、脑水肿及大脑损伤所致的脑压增高，防治低蛋白血症以及肝硬化或肾病引起的水肿和腹水。

【注意事项】

（1）如出现浑浊或已开瓶暴露超过 4h，请勿使用。

（2）用于心脏储备力低的患者时应谨慎。

（3）不能快速输注，因可引起血管超负荷导致肺水肿并应密切监护患者的静脉压增高。

（4）本品的胶体渗透压相当于血浆渗透压的 4 倍，输注时确保蛋白质可充分达到水化作用。

【禁忌证】

（1）对白蛋白有严重过敏者禁用。

（2）高血压患者、急性心脏病患者、正常血容量及高血容量的心力衰竭患者禁用。

（3）严重贫血患者禁用。

（4）肾功能不全者禁用。

【不良反应】红疹、恶心、呕吐、心动过速；快速输注时，可引起血管超负荷导致肺水肿。

<h3 align="center">卡介菌纯蛋白衍生物</h3>

【适应证】供结核病的临床诊断、卡介苗接种对象的选择及卡介苗接种后机体免疫反应监测。

【注意事项】

（1）注射器及针头应当专用，不可作其他注射之用。

（2）安瓿开启后在半小时内使用。

【禁忌证】患急性传染病（如麻疹、百日咳、流行性感冒、肺炎等）、急性眼结膜炎、急性中耳炎、广泛皮肤病者及过敏体质者暂不宜使用。

【不良反应】局部出现水疱、浸润或溃疡，发热。

<h3 align="center">核糖核酸Ⅱ</h3>

【适应证】免疫调节药。适用于胰腺癌、肝癌、胃癌、肺癌、乳腺癌、软组织肉瘤及其他癌症的辅助治疗，对乙型肝炎的辅助治疗有较好的效果。本品亦可用于其他免疫功能低下引起的各种疾病。

【注意事项】过敏性体质患者慎用。

【禁忌证】对本品过敏者禁用。

【不良反应】头晕、恶心、胸闷、心悸、荨麻疹、体温升高等。

<h3 align="center">小牛血去蛋白提取物</h3>

【适应证】

（1）各种引起脑缺氧的疾患病，如脑出血、脑栓塞、脑炎、脑动脉硬化、老年痴呆、促复苏等。

（2）急慢性肝炎、重症肝炎、肝硬化。

（3）改善肿瘤患者生存质量，减轻放射治疗、化学治疗的不良反应。

（4）作为能量合剂，治疗心肌炎、冠心病等。

（5）消化性溃疡，萎缩性胃炎。

【注意事项】有过敏史者慎用。

【禁忌证】严重肾功能障碍者、对同类药物有过敏反应者禁用。

【不良反应】发热、皮疹、低血压等。

第十六节 解毒用药

亚甲蓝

【适应证】本品对化学物亚硝酸盐、硝酸盐、苯胺、硝基苯，三硝基甲苯、苯醌、苯肼等和含有或产生芳香胺的药物（乙酰苯胺、对乙酰氨基酚、非那西丁、苯佐卡因等）引起的高铁血红蛋白血症有效。对先天性还原型二磷酸吡啶核苷高铁血红蛋白还原酶缺乏引起的高铁血红蛋白血症效果较差。对异常血红蛋白 M 伴有高铁血红蛋白血症无效。对急性氰化物中毒，能暂时延迟其毒性。

【不良反应】本品静脉注射过速，可引起头晕、恶心、呕吐、胸闷、腹痛。剂量过大，除上述症状加剧外，还出现头痛、血压降低、心率增快伴心律失常、大汗淋漓和意识障碍。用药后尿呈蓝色，排尿时可有尿道口刺痛。

【注意事项】本品不能皮下、肌内或鞘内注射，前者引起坏死，后者引起瘫痪。6- 磷酸 - 葡萄糖脱氢酶缺乏患者和小儿应用本品剂量过大可引起溶血。对肾功能不全患者应慎用。

碘解磷定

【适应证】用于解救多种有机磷酸酯类农药中毒。轻度中毒，可单独使用。中度、重度中毒时，则必须合并应用阿托品，对慢性中毒一般无效。本品对有机磷的解毒作用有一定选择性。对 1605、1059、特普、乙硫磷的疗效较好，对敌敌畏、乐果、敌百虫、马拉硫磷、二嗪农、甲氯磷、丙胺氟磷及八甲磷中毒无效。

【不良反应】

（1）应用时可出现碘反应，表现口苦、咽痛，恶心、呕吐，咽喉部有刺激感。

（2）本品的局部刺激作用较强，漏至皮下可引起剧痛及周围发麻。

（3）若剂量过大或注射速度过快，可有视物模糊、复视、头痛、衰弱、动作不协调，全身阵挛性抽搐、心动过缓、甚至呼吸抑制。

【注意事项】

（1）本品在体内消除快，一次用药作用维持时间短，故需反复多次给药。

（2）使用本品越早越好，对中、重度中毒与阿托品合用时，需注意阿托品的有关作用。

（3）本品剂量过大，会加重有机磷酸酯类的中毒程度。

（4）如遇结晶现象，可在热水中加温溶解后使用。

【禁忌证】禁与碱性药物配伍。

<h2 style="text-align:center">氯解磷定</h2>

【适应证】对急性有机磷杀虫剂抑制的胆碱酯酶活力有不同程度的复活作用，用于解救多种有机磷酸酯类杀虫剂的中毒。但对马拉硫磷、敌百虫、敌敌畏、乐果、甲氟磷（dimefox）、丙胺氟磷（mipafox）和八甲磷（schradan）等的中毒效果较差；对氨基甲酸酯杀虫剂所抑制的胆碱酯酶无复活作用。

【不良反应】注射后可引起恶心、呕吐、心率增快、心电图出现暂时性 S-T 段压低和 Q-T 时间延长。注射速度过快引起眩晕、视力模糊、复视、动作不协调。剂量过大可抑制胆碱酯酶、抑制呼吸和引起癫痫样发作。

【注意事项】

（1）有机磷杀虫药中毒患者越早应用本品越好。皮肤吸收引起中毒的患者，应用本品的同时要脱去被污染的衣服，并用肥皂清洗头发和皮肤。眼部用 2.5% 碳酸氢钠溶液和生理氯化钠溶液冲洗。口服中毒患者用 2.5% 碳酸氢钠溶液彻底洗胃。由于有机磷杀虫剂可在下消化道吸收，因此口服患者应用本品至少要维持 48～72h，以防引起延迟吸收后加重中毒，甚至致死。昏迷患者要保持呼吸道通畅，呼吸抑制应立即进行人工呼吸。

（2）用药过程中要随时测定血胆碱酯酶作为用药监护指标。要求血胆碱酯酶维持在 50%～60% 以上。急性中毒患者的血胆碱酯酶水平与临床症状有关，因此密切观察临床表现亦可及时重复应用本品。

【药物配伍禁忌和相互作用】

（1）本品系胆碱酯酶复活剂，可间接减少乙酰胆碱的积蓄，对骨骼肌神经肌肉接头处作用明显。而阿托品有直接拮抗积聚乙酰胆碱的作用，对自主神经的作用较强，二药联合应用临床效果显著。本品有增强阿托品的生物效应，故在二药同时应用时要减少阿托品剂量。阿托品首次剂量一般中毒为 2～4mg，每 10min 一次，严重中毒为 4～6mg，每 5～10min 1 次，肌内注射或静脉注射，直到出现阿托品化。阿托品化要维持 48h，以后逐渐减少阿托品剂量或延长注射时间。

（2）本品在碱性溶液中易分解，禁与碱性药物配伍。

<h2 style="text-align:center">硫代硫酸钠</h2>

【适应证】主要用于氰化物中毒，也可用于砷、汞、铅、铋、碘等中毒。

【不良反应】本品静脉注射后除有暂时性渗透压改变外，尚无见其他不良反应。

【注意事项】静脉一次量容积较大，应注射一般的静脉注射反应。本品与亚硝酸钠从不同解毒机制治疗氰化物中毒，应先后作静脉注射，不能混合后同时静脉注射。本品继亚硝酸钠静脉注射后，立即由原针头注射本品，口服中毒者，须用5%溶液洗胃，并保留适量于胃中。

【药物配伍禁忌和相互作用】尚不明确。

【禁忌证】对本品过敏者慎用。

依地酸钙钠

【适应证】主要用于治疗铅中毒，亦可治疗镉、锰、铬、镍、钴和铜中毒，以及作诊断用的铅移动试验。

【不良反应】

（1）头昏、前额痛、食欲缺乏、恶心、畏寒、发热，组胺样反应有鼻黏膜充血、喷嚏、流涕和流泪。

（2）少数患者有尿频、尿急、蛋白尿、低血压和心电图T波倒置。

（3）过大剂量可引起肾小管上皮细胞损害，导致急性肾衰竭。肾脏病变主要在近曲小管，亦可累及远曲小管和肾小球。

（4）有患者应用本品出现高血钙症，应予以注意。

（5）不良反应和肾损害一般在停药后恢复。

【注意事项】

（1）本品与乙二胺有交叉过敏反应。

（2）动物实验证明本品有增加小鼠胚胎畸变率，但可通过增加饮食中的锌含量而预防。组织培养中加入本品可影响早期鸡胚上皮细胞的发育。

（3）各种肾病患者应慎用。

（4）每一疗程治疗前后应检查尿常规，多疗程治疗过程中要检查血尿素氮、肌酐、钙和磷。

（5）本品可络合体内锌、铁、铜等微量金属，但无实际临床意义。

【禁忌证】少尿、无尿和肾功能不全的患者禁用。

青 霉 胺

【适应证】适用于重金属中毒、肝豆状核变性、胱氨酸尿及结石，亦可治疗其他药物治疗无效的严重活动性类风湿关节炎。

【不良反应】常见的有厌食、恶心、呕吐、溃疡病活动、口腔炎和溃疡。20% 服药者有味觉异常。过敏反应有皮肤瘙痒、荨麻疹、发热、关节疼痛和淋巴结肿大。其他皮肤反应包括狼疮样红斑和大疱样皮损。本品抑制原胶原交叉连接，使皮肤变脆和出血，并影响创口愈合。少数服药者发生白细胞减少，其他造血系统损害有粒细胞缺乏症、再生障碍性贫血、嗜酸性粒细胞增多、溶血性贫血和血小板减少性紫癜。6% ～ 20% 服药者出现蛋白尿、有时有血尿和免疫复合物膜型肾小球肾炎所致的肾病综合征。个别出现秃发、胆汁潴留、Goodpasture 综合征、重症肌无力和耳鸣，实验室检查有 lgA 降低。药物不良反应大多在停药后自动缓解和消失。过敏反应用肾上腺皮质激素和抗组胺药物治疗有效。味觉异常，除 Wilson 病患者外，可用 4% 硫酸铜溶液 5 ～ 10 滴，加入果汁中口服，每日 2 次，有助于味觉恢复。

【注意事项】

（1）交叉过敏反应，青霉素过敏患者，对本品可能有过敏反应。

（2）65 岁以上老人服用容易有造血系统毒性反应。

（3）下列情况应禁用：粒细胞缺乏症、再生障碍性贫血和肾功能不全。

（4）白细胞计数和分类、血红蛋白、血小板和尿常规等检查应在服药初 6 个月内每 2 周检查 1 次，以后每月 1 次。肝功能检查应每 6 个月 1 次，以便早期发现中毒性肝病和胆汁潴留。Wilson 病患者初次应用本品时应在服药当天留 24h 尿测尿酮，以后每 3 个月如法测定 1 次。

【药物配伍禁忌和相互作用】本品可加重抗疟药、金制剂、免疫抑制药、保泰松对造血系统和肾脏的不良反应。口服铁剂患者，本品宜在服铁剂前 2h 口服，以免减弱本品疗效。

二巯丙磺钠

【适应证】本品常用于治疗汞中毒、砷中毒，为首选解毒药物。对有机汞有一定疗效。对铬、铋、铅、铜及锑化合物（包括酒石酸锑钾）均有疗效。实验治疗观察对锌、镉、钴、镍、钋等中毒，也有解毒作用。

【不良反应】本品比二巯丙醇毒性低。但静脉注射速度过快时有恶心、心动过速、头晕及口唇发麻等，一般 10 ～ 15min 即可消失。偶有过敏反应，如皮疹、寒战、发热、甚至过敏性休克，剥脱性皮炎等。一旦发生应立即停药，并对症治疗。轻症者可用抗组胺药，反应严重者应用肾上腺素或肾上腺皮质激素。

【注意事项】高敏体质者或对巯基化合物有过敏史的患者应慎用或禁用，必要时脱敏治疗后密切观察下小剂量使用。

去 铁 胺

【适应证】治疗慢性铁负荷过载；特发性（原发性）血色病患者因伴随疾病妨碍了静脉切开放血术；迟发性皮肤型卟啉病引起的铁负荷过载，不能进行静脉切开；治疗急性铁中毒；治疗晚期肾衰竭（维持透析）患者的慢性铝负荷过载，伴有下列情况：铝相关性骨病，和/或透析性脑病，和/或铝相关性贫血；用于诊断铁或铝负荷过载。

【注意事项】高剂量，尤其对血清铁蛋白水平低的患者可引起视力与听力障碍。妊娠期、哺乳期慎用。

【禁忌证】对本品活性物质过敏者禁用。

【不良反应】关节痛、肌痛、头痛，荨麻疹、发热，恶心；骨改变和发育迟缓。

乙 酰 胺

【适应证】为氟乙酰胺（有机氟农药）、氟乙酸钠（杀鼠剂）、甘氟（鼠甘伏）中毒的特效解毒剂。

【注意事项】

（1）加普鲁卡因 20～40mg，可减少局部疼痛。

（2）如因用药而发生血尿，可停药，视中毒病情，可用糖皮质激素以减轻血尿。

【不良反应】局部疼痛、血尿。

第十七节　诊断用药物

碘普罗胺

【适应证】计算机体层（CT）增强；数字减影血管造影（DSA）；静脉尿路造影；四肢静脉造影；静脉造影；动脉造影；体腔造影（如关节造影，子宫输卵管造影、瘘管造影），但不能用于蛛网膜下腔造影，脑室造影或脑池造影。

【不良反应】恶心、呕吐、红斑、疼痛和温热感是最常见的反应。温热感或恶心感可以通过减慢注射速率或暂停注射来改善。其他可能发生的症状是：寒战，发热，出汗，头痛，晕眩，面色苍白，虚弱，窒息感，喘气，血压升高或降低，荨麻疹，各类皮疹，水肿，痉挛，发抖，喷嚏和流泪。严重反应需要急救的情况可能有：循环紊乱伴有外周血管舒张，血压下降反射性心跳过速，呼吸困难，激动，精神错乱，发绀以至于意识丧失，血管外注射造影剂很少导致严重的组织反应。

【注意事项】有严重的肝肾功能损害，心脏和循环功能不全，肺气肿，体质状况极差，重度脑动脉硬化，长期糖尿病，脑痉挛状态，潜在性甲状腺功能亢进、良性结节性甲状腺肿，多发性骨髓瘤等患者，需特别仔细地权衡检查的利弊。

【禁忌证】对碘造影剂过敏者及严重的甲状腺功能亢进患者禁用，妊娠及急性盆腔炎患者禁用子宫输卵管造影。

碘 海 醇

【适应证】碘海醇注射液适用于成人及儿童的血管及体腔内注射，在临床中进行血管造影（脑血管造影、冠状动脉造影、周围及内脏动脉造影、心室造影）、头部及体部 CT 增强造影、静脉尿路造影（IVP），亦可进行关节腔造影、内镜逆行胰胆管造影（ERCP）、经皮经肝胆管造影（PTC）、疝或瘘道造影、胃肠道造影、T 形管造影等。

【不良反应】碘海醇注射液可引起心悸、寒战等不良反应，发生率为 3.1%。另据文献报道碘海醇注射液所引起的不良反应可分轻、中、重度反应，轻度反应有头痛、恶心、轻度呕吐、轻度心悸、局部荨麻疹等。中度反应有严重呕吐、全身荨麻疹、轻度支气管痉挛、轻度喉头水肿、腹痛等。重度反应有休克、惊厥、昏迷、重度喉头水肿或支气管痉挛、肾衰竭、死亡。有的患者在造影后数小时至数日内可出现迟发性不良反应。

【注意事项】

（1）有明显过敏史、哮喘病史或对碘造影剂有不良反应史者，应予特别注意。必要时考虑预先给予这些患者皮质类固醇或组织胺拮抗剂。

（2）对碘剂可能引起的过敏或类似过敏反应，应事先准备好应急措施及药物、器材等。

（3）确保患者在接受造影剂前后有良好的水、电解质平衡。

（4）对高危患者（如严重心脏病、肝、肾功能障碍、肺动脉高血压、白血病、甲状腺疾病等），给予特别监护。对那些易导致急性肾衰竭的疾病如肾功能不全、糖尿病、骨髓瘤和异型蛋白血症等，必要时术后进行透析治疗。

【药物配伍禁忌和相互作用】可能与碘海醇有相互作用的药物如下：①抗抑郁药，三环类：刺激 CNS 的药物；单胺氧化酶（MAO）抑制剂；吩噻嗪；异丁嗪等药物；虽与碘海醇合用未见特殊报道，但有报道其他非离子造影剂与吩噻嗪同时使用时由于降低了精神病的发作阈值而引起患者大发作。②β- 肾上腺受体阻断药与碘海醇同时使用有可能增加中、重度过敏反应，加重低血压等。③引起低血压的药物，当与碘海醇同时使用时，可能出现严重低血压。④口服胆囊造影剂可能增加碘海醇的肾毒性。⑤白介素-2会引起造影剂的过敏性迟发反应，如超过敏性，发热、皮疹等。⑥有肾毒性的药物，当与碘海醇同时使用时，会增加发生肾中毒的可能性。

【禁忌证】

（1）有明显的甲状腺病症患者禁用。

（2）对碘海醇注射液有严重反应既往史者禁用。

（3）鉴于妊娠期间应尽量避免接触放射线，故无论使用或不使用造影剂，需权衡X线检查的利弊关系。除非医生认为必要，否则孕妇应禁用碘海醇注射液。

碘 佛 醇

【适应证】用于各种血管放射学造影检查，包括：脑血管造影、周围动脉造影、内脏动脉、肾动脉和主动脉造影，心血管造影包括冠状动脉造影、动脉及静脉性数字减影血管造影等。静脉性尿路造影以及CT增强检查（包括头部和体部CT）等。

【注意事项】

（1）造影前使患者体内保持足够水分。

（2）患者检查结束后宜观察1h，因偶有延迟反应。

（3）非离子造影剂包括碘佛醇，抑制血凝的作用均较离子型弱，故在做血管造影时，对操作步骤、时间长短、注射次数、导管及注射器材料应予注意，尽量缩短血液与注射器、导管接触时间，以防止可能发生的凝血现象。

（4）如果用皮质类固醇作预防用药，造影剂和皮质类固醇为化学配伍禁忌，不能混合在同一注射器内使用。

【禁忌证】有明显的甲状腺疾病患者；对本品有严重反应的既往史者；孕妇。

【不良反应】头痛、恶心、呕吐、荨麻疹、胸闷、热感、疼痛、支气管痉挛、过敏样休克。

钆喷酸葡胺

【适应证】颅脑及脊柱的磁共振成像特别是用于肿瘤的显示及鉴别：协助诊断可疑的脑（脊）膜瘤，（听）神经鞘瘤，侵入性肿瘤（如神经胶质瘤）及转移瘤；显示较小和/或等信号肿瘤及手术或放疗后复发；鉴别诊断少见肿瘤，如成血管细胞瘤，室管膜瘤和垂体微小腺瘤；进一步确定非脑原性肿瘤的扩散情况。在脊柱的磁共振成像区分脊髓内和脊髓外肿瘤；在已知的空腔性病变中显示出肿瘤实质的部位；确定脊髓内肿瘤扩散情况。

【不良反应】注射后偶有恶心、呕吐及皮肤或黏膜的过敏性反应。有过敏倾向的患者较他人更易发生过敏反应。在极少情况下，过敏以至休克反应均可能发生。穿刺静脉或注射造影剂时，极少数患者在注射部位有短暂的轻度温热感或疼痛。极罕见的情况下，在注射后曾观察到惊厥。偶尔发生一过性头痛，血管扩张，头晕，寒战及晕厥。但是否与使用此药有关仍未被证实。快速团注可能出现一过性味觉异常。高渗注射液可能会引起注射血管周围组织疼痛，20min 左右消失。未发现其他组织的不良反应。

【注意事项】患者在检查前 2h 必须禁食。对有过敏倾向的患者，使用本品需特别慎重。因为产生过敏反应的机会较其他患者为高。对有严重肾功能障碍的患者，决定使用本品前需特别慎重权衡利弊，因为造影剂的排出会受到延迟。除此之外，迄今所知，本品对肾功能不会影响。即使如此，对极严重肾功能障碍的患者，建议用血透方式来排除体内的药物。

部分患者，血清铁和胆红素略有升高，但无症状，可在 24h 内很快恢复原值。在强化扫描 24h 内采用络合定量法测定血清铁，其结果可能很低，这是由于造影剂溶液中含有二亚乙撑三胺五乙酸的缘故。

【禁忌证】目前所知尚无禁忌证。

复方泛影葡胺

【适应证】用于泌尿系统、心血管、脑血管及周围血管等造影检查。

【不良反应】主要为过敏反应，有时轻度恶心、呕吐等症状，可以是严重反应的先兆，因此应严密观察各种与过敏有关的不良反应。

【注意事项】

（1）肝、肾功能不全者慎用。

（2）注射前应做皮肤过敏试验，无阳性反应者，方可使用。

（3）本品遇冷析出结晶时，可在热水中温热溶解后，放冷至体温再用。

【禁忌证】对碘过敏者禁用。

碘 化 油

【适应证】X 线诊断用阳性造影剂。用于支气管造影，子宫输卵管造影，鼻窦、腮腺管以及其他腔道和瘘管造影，也用于预防和治疗地方性甲状腺肿、地方性克汀病及肝恶性肿瘤的栓塞治疗。

【不良反应】

（1）偶见碘过敏反应，在给药后即刻或数小时发生，主要表现为血管神经性水肿、呼吸道黏膜刺激、肿胀和分泌物增多等症状。

（2）碘化油对上皮组织刺激轻微，一般不引起局部症状，但进入支气管可刺激黏膜引起咳嗽，析出游离碘后刺激性增大，且易发生碘中毒。

（3）碘剂可促使结核病灶恶化。

（4）本品进入肺泡、腹腔等组织内可引起异物反应，生成肉芽肿。

（5）子宫输卵管碘油造影有可能引起碘化油进入血管，发生肺动脉栓塞和盆腔粘连、结核性盆腔脓肿恶化等。

【注意事项】

（1）少数患者对碘发生过敏反应。用本品作支气管造影、子宫输卵管造影和肌内注射者，应先做口服碘过敏试验。瘘管、窦道造影等，碘化油不在体内贮留，可免做过敏试验。

（2）下列情况慎用本品：①活动性肺结核；②有对其他药物、食物过敏史或过敏性疾病者；③下列情况慎作子宫输卵管造影，如子宫癌（有导致扩散可能）、子宫结核（易引起碘化油反流入血管产生肺动脉碘油栓塞）；④本品不宜用做羊膜囊造影，因可能引起胎儿甲状腺增生。

【药物配伍禁忌和相互作用】 尚不明确。

【禁忌证】

（1）对碘过敏者禁用。

（2）甲状腺功能亢进，老年结节性甲状腺肿、甲状腺肿瘤、有严重心、肝、肺疾患、急性支气管炎症和发热患者禁用。

（3）下列情况禁作支气管造影：近期大咯血、急性呼吸道感染或肺炎、高热、肺功能严重低下或体质极度衰弱；下列情况禁作子宫输卵管造影：月经期或其他子宫出血的情况、妊娠（可致流产）。

硫酸钡（Ⅰ型）

【适应证】 硫酸钡干混悬剂适用于食管、胃、十二指肠、小肠、结肠的单、双对比造影检查，也可用于消化道双对比检查。

【不良反应】 口服钡剂可引起恶心、便秘、腹泻等症状；使用不当也可发生肠穿孔，继而发生腹膜炎、粘连、肉芽肿，严重者也可致死。钡剂大量进入肺后，可造成机械刺激和炎症反应，早期引起异物巨细胞、上皮样细胞和单核细胞浸润，以后在沉积的钡炎周围发生纤维化，形成钡结节。

【注意事项】

（1）硫酸钡必须严格按药典规定检查，不得含有可溶性钡盐。

（2）下列情况禁用本品作口服胃肠道检查：①急性胃肠穿孔；②食管气管瘘和疑先天性食管闭锁；③近期内食管静脉破裂大出血；④结肠梗阻；⑤咽麻痹。

（3）下列情况慎用本品作口服胃肠道检查：①急性胃、十二指肠出血；②小肠梗阻；③习惯性便秘。

（4）下列情况慎用本品做结肠灌肠检查：①结肠梗阻；②习惯性便秘；③巨结肠；④重症溃疡性结肠炎；⑤结肠套叠。

（5）做过结肠活体病理检查后1～2周方可进行钡剂灌肠，以免发生结肠穿孔。

【药物配伍禁忌和相互作用】检查前3d禁用高原子量药如铋剂、钙剂；检查前1d禁用对胃肠道有影响药，如阿托品、抗酸药及泻药。

【禁忌证】下列情况禁用本品作口服胃肠道检查：急性胃肠穿孔；食管气管瘘和可疑先天性食管闭锁；近期内食管静脉破裂大出血；结肠梗阻；咽麻痹。

硫酸钡（Ⅱ型）

【适应证】适用于食管、胃、十二指肠、小肠、结肠的单、双对比造影检查。

【注意事项】

（1）硫酸钡必须严格按药典规定检查，不得含有可溶性钡盐。

（2）下列情况慎用本品作口服胃肠道检查：急性胃、十二指肠出血，小肠梗阻，习惯性便秘。

（3）下列情况慎用本品作结肠灌肠检查：结肠梗阻、习惯性便秘、巨结肠、重症溃疡性结肠炎、结肠套叠。

【禁忌证】下列情况禁用本品作口服胃肠道检查：急性胃肠穿孔；食管气管瘘和疑先天性食管闭锁；近期内食管静脉破裂大出血；结肠梗阻；咽麻痹。

【不良反应】恶心、便秘、腹泻等症状；使用不当也可发生肠穿孔，继而发生腹膜炎、粘连、肉芽肿，严重者也可致死。钡剂大量进入肺后，可造成机械刺激和炎症反应，早期引起异物巨细胞、上皮样细胞和单核细胞浸润，以后在沉积的钡炎周围发生纤维化，形成钡结节。

西甲硅油

【适应证】用于治疗由胃肠道中聚集了过多气体而引起的不适症状：如腹胀等，

术后也可使用。作为腹部影像学检查的辅助用药（例如 X 线，超声胃镜）以及作为双重对比显示的造影剂悬液的添加剂。

【注意事项】使用前应摇匀。本品不含糖，适用糖尿病患者和营养障碍者。

【禁忌证】禁用于对西甲硅油或山梨酸及其盐类过敏的患者。

【不良反应】尚不明确。

第十八节　麻醉科用药

一、全身麻醉用药

（一）静脉麻醉用药

依托咪酯

【适应证】适用于全身麻醉诱导，也可用于短时手术麻醉。

【注意事项】

（1）妊娠期妇女慎用本品。

（2）6 个月以内新生儿和婴幼儿不宜使用。

（3）本品不宜稀释使用，也不能与其他注射液混合注射。

【禁忌证】对本品或脂肪乳过敏者、重症糖尿病、高钾血症患者。

【不良反应】常见恶心、呕吐及注药后不自主的肌肉活动。有时会出现咳嗽，呃逆和寒战。

氯　胺　酮

【适应证】用于各种表浅、短小手术麻醉、不合作小儿的诊断性检查麻醉及全身复合麻醉。

【注意事项】

（1）孕妇慎用。

（2）颅内压增高、脑出血、青光眼患者不宜单独使用。

（3）静脉注射速度切忌过快，否则易致一过性呼吸暂停。

（4）苏醒期间可出现噩梦、幻觉，预先应用镇静药可减少此反应。

（5）24h 内不得驾车和操作精密性工作。

（6）失代偿的休克患者或心功能不全者可引起血压剧降，甚至心搏骤停。

【禁忌证】顽固、难治性高血压、严重的心血管疾病及甲亢患者。

【不良反应】

（1）麻醉恢复期可出现幻觉、躁动不安、噩梦及谵语等，一般青壮年多且严重。

（2）术中常有泪液、唾液分泌增多，血压、颅压及眼压升高。不能自控的肌肉收缩偶见。

（3）偶有呼吸抑制或暂停、喉痉挛及气管痉挛，多半是在用量较大、分泌物增多时发生。

丙 泊 酚

【适应证】全身麻醉诱导和维持。重症监护患者辅助通气治疗时的镇静。

【注意事项】

（1）本品含大豆油，极少数患者可能出现严重的过敏反应。

（2）哺乳期妇女应在使用本品后 24h 内停止哺乳。

（3）脂肪代谢紊乱，心脏、呼吸系统、肝肾疾病患者，癫痫及癫痫发作者慎用。

【禁忌证】对丙泊酚及其赋形剂过敏者、妊娠期妇女及产科患者（流产者除外）。不用于 1 个月以下小儿的全身麻醉及 16 岁以下重症监护儿童的镇静。

【不良反应】多见诱导期局部疼痛；常见低血压、面色潮红、心动过缓、诱导期一过性呼吸暂停；少见血栓形成及静脉炎；偶见诱导过程中肌阵挛；罕见惊厥和角弓反张的癫痫样运动；极罕见横纹肌溶解、胰腺炎、术后发热、延长给药后尿液变色、血管水肿及支气管痉挛等过敏症状、性欲亢进、肺水肿、术后意识不清。

（二）吸入麻醉用药

异 氟 烷

【适应证】各年龄患者吸入性全身麻醉诱导及维持。

【注意事项】

（1）颅内压增高者慎用。

（2）不建议对儿童用本品诱导麻醉，但可用于麻醉维持。

（3）老年人维持浓度应酌减。

（4）有刺激性气味，单纯吸入时可使患者咳嗽或屏气。

（5）冠心病患者避免使用高浓度。在使用时须注意"冠状动脉窃血"现象，特别是心内膜下心肌缺血的患者，使用本品后降低血压作用更为敏感。

【禁忌证】已知对异氟烷或其他卤素麻醉药过敏者、恶性高热易感者、全身麻醉的有关禁忌证。

【不良反应】

（1）高浓度可使心率增快，引起"心肌窃血"。

（2）深麻醉下可出现低血压和呼吸抑制。

（3）术后可出现寒战、恶心和呕吐、分泌物增加等，还可出现房性心律失常和室性心律失常。

（4）高浓度时能使子宫肌松弛，并使宫缩药减效，产妇分娩时应慎用。

（5）偶见恶性高热。

（6）罕见脑电图改变和伴发惊厥。极少引起肝功能损害。

七 氟 烷

【适应证】用于成人和儿科患者的院内手术及门诊手术的全身麻醉的诱导和维持。

【注意事项】

（1）肝胆疾病及肾功能低下者慎用。

（2）妊娠期、哺乳期妇女、产科麻醉时慎用。

（3）对于有颅压升高危险的患者应慎用。

【禁忌证】已知对七氟烷过敏的患者、已知或怀疑有恶性高热遗传史的患者。

【不良反应】恶心和呕吐，低血压和心动过缓，儿童激动不安和咳嗽加重等。

恩 氟 烷

【适应证】用于全身麻醉的诱导和维持。也用于剖宫产。

【注意事项】不宜用于有痉挛性疾患的患者。使用者可完全丧失驾驶车辆和操作仪器的能力。

【禁忌证】禁用于对氟烷类麻醉药高敏、或在使用氟烷类麻醉药或化学结构类似的物质后产生不明原因的发热症状者、孕妇、哺乳期妇女和有惊厥史患者。

【不良反应】可引起强直性肌痉挛。有报道低血压、呼吸抑制、呃逆和呕吐、一过性心律失常、血糖轻度增高等。

二、麻醉辅助用药

（一）肌肉松弛药

阿曲库铵

【适应证】适用于各种外科手术中全身麻醉期间的骨骼肌松弛，也适用于气管插管时所需的肌肉松弛。

【注意事项】

（1）妊娠妇女应慎用或酌情减量。

（2）神经肌肉接头疾病如重症肌无力及电解质紊乱者慎用。

（3）一次剂量不宜过大，因可致肌张力增高。

【禁忌证】对本品过敏者。

【不良反应】偶见引起低血压、心动过速、支气管痉挛、一过性皮肤潮红等。

顺阿曲库铵

【适应证】本品主要用于手术和其他操作以及重症监护治疗。作为全麻的辅助用药或在重症监护病房（ICU）用于镇静，它可以松弛骨骼肌，使气管插管和机械通气易于进行。

【注意事项】

（1）对于其他神经肌肉阻滞药过敏的患者在使用本品时应引起高度重视，有报道存在神经肌肉阻滞药的交叉反应。

（2）重症肌无力及其他形式的神经肌肉疾病患者使用本品的推荐起始剂量为 $\leqslant 0.02mg/kg$。

（3）严重的酸碱失调和 / 或血浆电解质紊乱可增加或降低对神经肌肉阻滞剂的敏感性。

（4）本品不可与丙泊酚注射乳剂或碱性溶液（如硫喷妥钠）在同一注射器中混合或用同一针头同时注射。

【禁忌证】对阿曲库铵及顺阿曲库铵过敏者、妊娠期妇女禁用。

【不良反应】可见皮肤潮红或皮疹、心动过缓、低血压和支气管痉挛。极少数情况下，有严重过敏反应的报道。

维库溴铵

【适应证】本品主要用于辅助全身麻醉，易化气管插管及手术中松弛肌肉。

【注意事项】

（1）下列情况慎用：肝硬化、胆汁淤积或严重肾功能不全者，妊娠期妇女、患有神经肌肉疾病或曾经患有儿童麻痹症的患者。

（2）剖宫产手术的剂量不应超过 0.1mg/kg。

【禁忌证】对本品或溴离子有过敏史者禁用。

【不良反应】罕见过敏反应。

琥珀胆碱

【适应证】去极化型骨骼肌松弛药。可用于全身麻醉时气管插管和术中维持肌松。

【注意事项】

（1）妊娠期妇女、严重肝功能不全、营养不良、晚期癌症、严重贫血、年老体弱、严重电解质紊乱等患者、使用抗胆碱酯酶药者慎用。

（2）出现长时间呼吸停止不可用新斯的明解救。

【禁忌证】恶性高热、脑出血、青光眼、视网膜脱离、白内障摘除术、低血浆胆碱酯酶、严重创伤大面积烧伤、上运动神经元损伤的患者及高钾血症患者禁用。

【不良反应】

（1）高血钾症：可产生严重室性心律失常甚至心搏停止。

（2）心脏作用：可引起心动过缓、结性心律失常和心搏骤停。

（3）眼内压升高。

（4）胃内压升高：可引起饱胃患者胃内容反流误吸。

（5）恶性高热：多见于本品与氟烷合用的患者，也多发生于儿童。

（6）术后肌痛。

（7）可能导致肌张力增强。

（二）中枢和呼吸抑制拮抗药

氟马西尼

【适应证】

（1）终止用苯二氮䓬类药物诱导及维持的全身麻醉。

（2）作为苯二氮䓬类药物过量时中枢作用的特效逆转药。

（3）用于鉴别诊断苯二氮䓬类、其他药物或脑损伤所致的不明原因昏迷。

【注意事项】

（1）妊娠初期3个月内不得使用本品。

（2）哺乳期妇女慎用本品。

（3）不推荐用于长期接受苯二氮䓬类药物治疗的癫痫患者。

【禁忌证】对此药及苯二氮䓬类过敏者、有严重抗抑郁药中毒症状者禁用。

【不良反应】少数患者在麻醉时用药会出现恶心、呕吐和面色潮红，快速输注本品后偶尔会有焦虑、心悸、恐惧等不适感。

纳　洛　酮

【适应证】

（1）用于阿片类药物复合麻醉术后，促使患者苏醒。

（2）用于阿片类药物过量，完全或部分逆转阿片类药物引起的呼吸抑制。

（3）解救急性酒精中毒。

（4）用于急性阿片类药物过量的诊断。

【注意事项】

（1）伴有肝脏疾病、肾功能不全患者应慎用本品。

（2）妊娠妇女只有在必要时才考虑使用本品，轻至中度高血压患者在临产时使用纳洛酮应密切监护，以免发生严重高血压。

（3）哺乳期应慎用本品。

（4）已知或可疑的阿片类药物躯体依赖患者，包括其母亲为阿片类药物依赖者的新生儿，突然或完全逆转阿片作用可能会引起急性戒断综合征。

（5）老年人应从小剂量开始。

（6）由于某些阿片类药物的作用时间长于纳洛酮，因此应该对使用本品效果很好的患者进行持续监护，必要时应重复给药。

（7）本品对非阿片类药物引起的呼吸抑制和左丙氧芬引起的急性毒性的控制无效。只能部分逆转部分性激动剂或混合激动剂/拮抗剂（如丁丙诺啡和喷他佐辛）引起的呼吸抑制，需要加大纳洛酮的用量。如果不能完全响应，在临床上需要用机械辅助治疗呼吸抑制。

（8）在术后突然逆转阿片类抑制可能引起恶心、呕吐、出汗、发抖、心悸、血压升高、癫痫发作、室性心动过速和纤颤、肺水肿以及心脏停搏，严重的可导致死亡。术后患者使用本品过量可能逆转痛觉缺失并引起患者激动。

（9）有心血管疾病史，或接受其他有严重的心血管不良反应（低血压、室性心动过速或心室颤动、肺水肿）的药物治疗的患者应慎用本品。

（10）应用纳洛酮拮抗大剂量麻醉镇痛药后，由于痛觉恢复，可产生高度兴奋。表现为血压升高，心率增快，心律失常，甚至肺水肿和心室颤动。

（11）由于此药作用持续时间短，用药起作用后，一旦其作用消失，可使患者再度陷入昏睡和呼吸抑制。故需注意维持药效。

（12）阿片类中毒患儿对本品的反应很强，因此需要对其进行至少24h的密切监护，直到本品完全代谢。

（13）本品不应给予有明显戒断症状和体征的患者，或者尿中含有阿片的患者。

（14）有些患者特别是阿片耐受患者对低剂量的本品即可发生反应，静脉注射0.1mg 的本品就可以起诊断作用。

【禁忌证】对本品过敏者。

【不良反应】

（1）术后患者使用本品时偶见：低血压、高血压、室性心动过速和纤颤、呼吸困难、肺水肿和心脏停搏。

（2）类阿片依赖：对阿片类药物产生躯体依赖的患者突然逆转其阿片作用可能会引起急性戒断综合征，包括但不局限于躯体疼痛、发热、出汗、流鼻涕、喷嚏、竖毛、打哈欠、无力、寒战或发抖、神经过敏、不安或易激惹、痢疾、恶心或呕吐、腹部痛性痉挛、血压升高、心悸等症状和体征。

（3）对新生儿，阿片戒断症状可能有：惊厥、过度哭泣、反射性活动过多。

（4）术后使用本品和减药时引起的不良反应按器官系统分类如下：①心血管系统，如高血压、低血压、皮肤热潮红或发红、心脏停搏或衰竭、心悸亢进、室性纤颤和室性心动过速。据报道由此引起的后遗症有死亡、昏迷和脑病。②消化系统，如恶心、呕吐；③神经精神系统，如惊厥、感觉异常、癫痫大发作惊厥、激动、幻觉、发抖；④呼吸道、胸和膈：肺水肿、呼吸困难、呼吸抑制、低氧症；非特异性注射点反应、出汗。

纳 美 芬

【适应证】阿片受体拮抗药。完全或部分逆转阿片类物质引起的呼吸抑制。用于已知或疑似阿片类物质过量。

【注意事项】对与阿片样物质无关的镇静及低血压的病例，本品不产生作用。只有根据患者使用阿片样物质过量的历史或呼吸抑制并伴瞳孔收缩的临床特征判断阿片样物质过量的可能性较高情况下，才使用本品。

【不良反应】给予最大剂量的 15 倍，未见严重不良反应。常见恶心呕吐、高血压、心动过速。

（三）镇静剂及其他

咪 达 唑 仑

【适应证】麻醉前给药，全麻醉诱导和维持，椎管内麻醉及局部麻醉时辅助用药，诊断或治疗性操作（如心血管造影、心律转复、支气管镜检查、消化道内镜检查等）患者镇静，ICU 患者镇静。

【注意事项】

（1）慢性肾衰竭、肝功能损害者慎用。

（2）本品不能用于孕妇。

（3）通常不用于哺乳期妇女。

（4）肌内注射或静脉注射咪达唑仑后至少 3h 不能离开医院或诊室，之后应有人伴随才能离开。至少 12h 内不得开车或操作机器等。

（5）急性酒精中毒时，与之合用将抑制生命体征。

（6）老年人危险性的手术和斜视，白内障切除的手术中，可推荐应用咪达唑仑，但可能会有意识朦胧或定向障碍。

【禁忌证】对苯二氮䓬类药过敏者、重症肌无力患者、精神分裂症患者、严重抑郁状态患者禁用。

【不良反应】呼吸抑制、精神运动障碍、低血压、急性谵妄、朦胧、失定向、幻觉、焦虑、神经质或腿不安宁等。此外还有心率加快且不规则、静脉炎、皮肤红肿、皮疹、过度换气、呼吸急促等。

新斯的明

【适应证】用于手术结束时拮抗非去极化骨骼肌松弛药的残留肌松作用，用于重症肌无力，手术后功能性肠胀气及尿潴留等。

【注意事项】

（1）甲状腺功能亢进和帕金森病等患者慎用。

（2）拮抗非去极化骨骼肌松弛药时须与阿托品同时使用。

【禁忌证】过敏体质者，癫痫、心绞痛、室性心动过速、机械性肠梗阻或泌尿道梗阻及哮喘患者禁用，心律失常、窦性心动过缓、血压下降、迷走神经张力升高者禁用。

【不良反应】可致药疹，大剂量时可引起恶心、呕吐、腹泻、流泪、流涎等，严重时可出现共济失调、惊厥、昏迷、语言不清、焦虑不安、恐惧甚至心脏停搏。

东莨菪碱

【适应证】用于麻醉前给药、减少腺体分泌、帕金森病、晕动症、躁狂性精神病、胃肠胆肾平滑肌痉挛、胃酸分泌过多、感染性休克、有机磷中毒。

【注意事项】肠梗阻、重症肌无力、癫痫、前列腺肥大和老年人慎用。

【禁忌证】对本品过敏者，以及青光眼、严重心脏病、器质性幽门狭窄或麻痹性肠梗阻者禁用。

【不良反应】常见口干、眩晕、皮肤潮红、灼热、兴奋、烦躁、谵语、惊厥、心率加快，严重时可见瞳孔扩大。

三、局部麻醉用药

利多卡因

【适应证】

（1）盐酸利多卡因：主要用于浸润麻醉、硬膜外麻醉、表面麻醉及神经传导阻滞。亦可用于室性心律失常。

（2）碳酸利多卡因：低位硬膜外麻醉及臂丛神经阻滞麻醉。

【注意事项】以下情况慎用：肝血流量减低、充血性心力衰竭、严重心肌受损、低血容量、肝肾功能障碍者、妊娠期妇女及休克等患者。

【禁忌证】对局部麻醉药过敏者禁用。阿-斯综合征、预激综合征、严重心传导阻滞患者静脉禁用。

【不良反应】嗜睡、感觉异常、肌肉震颤、惊厥昏迷及呼吸抑制、低血压及心动过缓等。

布比卡因

【适应证】用于局部浸润麻醉、外周神经阻滞和椎管内阻滞。

【注意事项】12岁以下儿童慎用。本品毒性较利多卡因大4倍，心脏毒性尤应注意。

【禁忌证】对本品过敏者、肝肾功能不全者禁用。

【不良反应】头痛、恶心、呕吐、尿潴留及心率减慢等。

左布比卡因

【适应证】主要用于外科硬膜外阻滞麻醉。

【注意事项】肝病患者、妊娠期、哺乳期妇女慎用。

【禁忌证】

（1）肝肾功能严重不全、低蛋白血症、对本品过敏患者或对酰胺类局麻药过敏者禁用。

（2）12 岁以下的儿童禁用。

【不良反应】低血压、恶心、呕吐、贫血、瘙痒、疼痛、震颤、晕厥、心律失常、期外收缩、房颤、心搏停止、肠梗阻、胆红素升高、意识模糊、窒息、支气管痉挛、呼吸困难、多汗、皮肤变色等。

普鲁卡因

【适应证】用于浸润麻醉、神经阻滞麻醉、蛛网膜下腔麻醉、硬膜外麻醉及封闭疗法等。

【注意事项】

（1）给药前必须做皮内敏感试验。

（2）下列情况慎用：房室传导阻滞、休克、已用足量洋地黄者、早产、子痫和虚弱的产妇、老年体弱者。

【禁忌证】心、肾功能不全，重症肌无力、败血症、恶性高热患者及对本品过敏者禁用。

【不良反应】

（1）神经毒性：精神紧张、好语多动、心率增快，呼吸急促、烦躁不安、血压升高等；淡漠、嗜睡、意识消失，较严重时呼吸浅慢、间歇呼吸、脉搏徐缓、血压下降、最终导致心脏停搏。

（2）过敏反应。

（3）高铁血红蛋白症。

氯普鲁卡因

【适应证】用于局部浸润麻醉、周围神经阻滞麻醉、骶管和硬膜外麻醉。

【注意事项】

（1）应进行皮内敏感试验，对普鲁卡因过敏者禁用。

（2）注射给药时采用回抽法，确认无血液回流方可推注药液。

（3）与局部麻醉药合用时应减少用药剂量。

（4）误注入蛛网膜下腔内时可能引起严重的神经并发症。

【禁忌证】对酯类局部麻醉药过敏者禁用。禁用于蛛网膜下腔阻滞麻醉。严重肝、肾疾病患者慎用。

【不良反应】用药过量或意外血管内给药，可产生毒性反应。毒性反应主要影响神经、心血管及呼吸系统。可分兴奋型与抑制型。本品可能有过敏反应。

罗哌卡因

【适应证】

（1）外科手术麻醉：①硬膜外麻醉，包括剖宫产术；②区域阻滞。

（2）急性疼痛控制：①持续硬膜外输注或间歇性单次用药，如术后或分娩疼痛；②区域阻滞。

【注意事项】

（1）由于盐酸罗哌卡因在肝内代谢，所以严重肝病患者应慎用，因药物排泄延迟，重复用药时需减少剂量。

（2）通常情况下肾功能不全患者如用单一剂量或短期治疗无须调整用药剂量，慢性肾功能不全患者伴有酸中毒及低蛋白血症，发生全身性中毒的可能性增大，故慎用。

（3）妊娠期妇女慎用。

（4）本品不用于 12 岁以下的儿童。

（5）对于高龄或伴有其他严重疾患诸如患有心脏传导部分或全部阻滞、严重肝病或严重肾功能不全等疾病而需施用区域麻醉的患者，在实施麻醉前，应尽力改善患者的状况，药物剂量也应随之调整。第Ⅲ类抗心律失常药（如胺碘酮）可能与罗哌卡因存在对心脏的相加作用，故应进行严密监护。

（6）本品用于硬膜外麻醉或外周神经阻滞中，特别是老年患者和伴有心脏病的患者发生局麻药误入血管时，曾有心脏停搏的报道。发生心脏停搏时，为了提高复苏成功率，应该延长复苏时间。

（7）硬膜外麻醉会产生低血压和心动过缓。如预先输注扩容剂或使用血管性增压药物，可减少这一不良反应的发生。

（8）神经系统的疾病以及脊柱功能不良和区域麻醉有关，而和局部麻醉药几乎无关。

【禁忌证】对本品或同类药物过敏者禁用。

【不良反应】低血压、恶心、心动过缓、呕吐、感觉异常、体温升高、头痛、尿潴留、头晕、高血压、寒战、心动过速、焦虑、感觉减退。

丁 卡 因

【适应证】用于硬膜外阻滞、蛛网膜下腔阻滞、神经传导阻滞、黏膜表面麻醉。

【注意事项】

（1）与普鲁卡因可能有交叉过敏反应。

（2）肝功能不全，血浆胆碱酯酶活动减弱时应减量。

（3）5 岁以内儿童慎用。皮肤或黏膜表面损伤、感染严重的部位需慎用。

（4）给予最大用量后应休息 3h 以上方准行动。

（5）本品禁止静脉注射和静脉滴注。

【禁忌证】

（1）对本品过敏者、严重过敏性体质者，心、肾功能不全以及重症肌无力等患者禁用。

（2）禁止用于浸润局麻。

【不良反应】

（1）毒性反应：头昏、目眩、继之寒战、震颤、恐慌、最后可致惊厥和昏迷，并出现呼吸衰竭和血压下降，需及时抢救。

（2）变态反应：皮疹或荨麻疹，颜、口和 / 或舌咽区水肿等。

第十九节　皮肤科及其他外科用药

一、皮肤科用药

莫匹罗星软膏

【适应证】革兰阳性球菌引起的皮肤感染，如：脓疱病、疖肿、毛囊炎等原发性皮肤感染及湿疹合并感染、溃疡合并感染、创伤合并感染等继发性皮肤感染。

【注意事项】基质内含有聚乙二醇，建议肾功能受损者慎用。本药不适用于假单胞菌属感染。妊娠期妇女慎用。仅供皮肤给药，勿用于眼、鼻、口等黏膜部，误入眼内用水冲洗即可。

【禁忌证】对莫匹罗星或其他含聚乙二醇软膏过敏者禁用。

【不良反应】局部刺激反应，包括瘙痒、烧灼感等。

夫西地酸软膏

【适应证】适用于治疗由葡萄球菌、链球菌、痤疮丙酸杆菌极小棒状杆菌及其他对夫西地酸钠敏感细菌引起的皮肤感染，包括：脓疱疮、疖、痈、甲沟炎、创伤感染、须疮、汗腺炎、红癣、毛囊炎、寻常性痤疮，适用于面部和头部等部位的感染。

【注意事项】避免接触眼部。不宜长时间、大面积使用。哺乳期妇女使用时，禁用于乳房部位的皮肤感染。

【禁忌证】对乳膏中的任何一种成分过敏者不能使用本品。

【不良反应】接触性皮炎、红斑、丘疹、瘙痒、皮肤过敏反应等。罕见有黄疸、紫癜、表皮坏死、血管水肿等。

复方磺胺嘧啶锌涂膜

【适应证】局部用于烧烫伤所致的Ⅰ度或Ⅱ度清洁创面。预防及治疗创面继发感染。

【注意事项】如用量过大，用时过长，注意检查肾功能。

【禁忌证】

（1）对磺胺类药物过敏者禁用。

（2）孕妇、哺乳期妇女及2个月以下婴儿禁用。

【不良反应】轻微疼痛，白细胞计数降低。

复方多黏菌素B软膏

【适应证】用于预防皮肤割伤、擦伤、烧烫伤、手术伤口等皮肤创面的细菌感染及临时解除疼痛和不适。

【注意事项】应避免在大面积烧伤面、肉芽组织或表皮脱落的巨大创面使用本品；使用时需注意肾毒性和耳毒性；儿童，妊娠及哺乳期妇女慎用。

【禁忌证】对本品任一组分过敏者禁用。

【不良反应】偶见过敏反应、瘙痒、烧灼感、红肿等。

鱼石脂软膏

【适应证】用于治疗疖肿。

【注意事项】不得用于皮肤溃烂处。避免接触眼睛和其他黏膜如口、鼻等。连续使用一般不超过7d。用药部位如有烧灼感、红肿等情况应停药。对本品过敏者禁用，过敏体质者慎用。

【禁忌证】尚不明确。

【不良反应】偶见皮肤刺激和过敏反应。

硝酸咪康唑乳膏

【适应证】由皮真菌、酵母菌及其他真菌引起的皮肤、指（趾）甲感染。由酵母菌和革兰阳性细菌引起的阴道感染和继发感染。

【注意事项】避免接触眼睛和其他黏膜（如口、鼻等）。过敏体质者慎用。

【禁忌证】孕妇及哺乳期妇女、已知对硝酸咪康唑或本品其他成分过敏者禁用。

【不良反应】偶见过敏、水疱、烧灼感、充血、瘙痒或其他皮肤刺激症状。非常罕见血管神经性水肿、荨麻疹、湿疹、接触性皮炎、红斑、骨盆痛（痉挛）、阴道刺激、阴道分泌物和给药部位不适。

酮康唑乳膏

【适应证】手癣、足癣、体癣、股癣、花斑癣以及皮肤念珠菌病。

【注意事项】不得用于皮肤破溃处。避免接触眼睛和其他黏膜如口、鼻等。用药部位如有烧灼感、红肿等情况应停药，并将局部洗净。儿童、妊娠及哺乳期妇女应在医师指导下使用。对本品过敏者禁用，过敏体质者慎用。为减少复发，对体癣、股癣和花斑癣，疗程至少2～4周。

【禁忌证】对酮康唑、咪唑类药物或亚硫酸盐过敏者禁用，对本品任何组分过敏者禁用。

【不良反应】罕见用药局部皮肤烧灼感、瘙痒、刺激、油腻或干燥，用药局部头发纹理异常，干燥或油腻。偶见过敏反应。用药部位可能出现由刺激或过敏引起的接触性皮炎。

曲咪新乳膏

【适应证】用于湿疹、接触性皮炎、脂溢性皮炎、神经性皮炎、体癣、股癣以及手足癣等症。

【注意事项】避免接触眼睛和其他黏膜（如口、鼻等）。避免在细嫩皮肤及面部过长时间使用，疗程应限制在3～4周内，以防止皮质激素类药物对皮肤的损伤（如萎缩、毛细血管扩张、紫纹）。高血压、心脏病、骨质疏松症、肝功能不全患者慎用。

【禁忌证】对本品过敏者禁用。

【不良反应】皮肤烧灼感、瘙痒、针刺感，局部皮肤萎缩、色素沉着、多毛等。

联苯苄唑乳膏

【适应证】用于手癣、足癣、体癣、股癣、花斑癣及念珠性外阴阴道炎的治疗。

【注意事项】避免接触眼睛和其他黏膜；用药部位如有烧灼感、红肿等情况应停药；过敏体质者禁（慎）用。儿童须在成人监护下使用。

【禁忌证】对本品或咪唑类药物过敏患者禁用。

【不良反应】皮肤局部过敏、红斑、瘙痒感，偶可发生接触性皮炎。

盐酸布替萘芬搽剂

【适应证】用于由絮状癣菌、红色癣菌、须发癣菌及斑秃癣菌等引起的足趾癣、体癣、股癣的局部治疗。

【注意事项】本品不宜用于眼部、黏膜部位、急性炎症部位及破损部位。过敏体质者慎用。

【禁忌证】对本品过敏者禁用。

【不良反应】接触性皮炎、红斑、刺激、干燥、瘙痒、烧灼感及症状加重等。

萘替芬乳膏

【适应证】用于真菌性皮肤病，如手足癣、体股癣、头癣、皮肤念珠菌病等。

【注意事项】本药不能局部用于口腔或阴道内。避免接触眼睛和其他黏膜组织。过敏体质、孕妇及哺乳期妇女慎用。不宜用于急性炎症部位及开放性损伤部位。

【禁忌证】对萘替芬过敏者禁用。

【不良反应】有局部刺激，如红斑、烧灼、干燥、瘙痒等，个别患者可发生接触性皮炎。

利拉萘酯乳膏

【适应证】用于治疗足癣、体癣、股癣。

【注意事项】不能局部用于口腔或阴道内。禁用于角膜、结膜或明显糜烂部位。妊娠及哺乳期妇女、儿童及老人慎用。

【禁忌证】对利拉萘酯及利拉萘酯所含其他化学成分有过敏史者禁用。对其他外用抗真菌药物有过敏史者禁用。临床上与皮肤念珠菌病、汗疱疹、掌跖脓疱病、脓皮病以及其他皮肤炎症难以鉴别的患者禁用。

【不良反应】偶见接触性皮炎，局部瘙痒、发红、灼热感、刺痛等。

复方曲安奈德乳膏

【适应证】用于过敏性皮炎、湿疹、神经性皮炎、脂溢性皮炎、接触性皮炎、中毒性皮炎、壅滞性皮炎、钱币形皮炎及异位性皮炎；也可用于念珠菌感染的皮肤病、肛门及外阴瘙痒。

【注意事项】

（1）本品含有多种抗生素，长期使用会导致不敏感细菌和霉菌等的过量生长，而引起二重感染，对此必须同时使用其他抗生素治疗。

（2）本品含有新霉素能引起肾中毒和耳中毒，对于大面积烧伤、营养性溃疡等患者应慎用。

（3）有明显循环系统疾病的患者慎用。

（4）避免全身大面积使用及长期使用，一般用药不宜超过 4～6 周。

【禁忌证】牛痘、水痘等病毒性皮肤病患者禁用。念珠菌以外的其他真菌性皮肤病患者禁用。对本品所含各成分有过敏史者禁用。眼科及鼓膜穿孔的患者禁用。

【不良反应】局部皮肤萎缩、毛细血管扩张、痤疮样皮炎、毛囊炎、色素沉着及继发感染。

地奈德乳膏

【适应证】用于治疗接触性皮炎、神经性皮炎、脂溢性皮炎、湿疹、银屑病、扁平苔藓、单纯性苔藓、汗疱症等引起的皮肤炎症和皮肤瘙痒的症状。

【注意事项】在部分患者中外用皮质激素的系统吸收可导致下丘脑 - 垂体 - 肾上腺皮质轴（HPA）功能可逆性的抑制，Cushing 综合征、高血糖和糖尿。

【禁忌证】对外用皮质激素或本品中含有的其他成分过敏的患者禁用。

【不良反应】灼热、瘙痒、刺激、皮肤干燥、毛囊炎、多毛症、痤疮样皮疹、色素脱失、口周延、继发感染及皮肤萎缩等。

丁酸氢化可的松软膏

【适应证】适用于各种湿疹、牛皮癣、接触性皮炎、神经性皮炎及尿布疹等。

【注意事项】孕妇和哺乳期妇女慎用。本品不适用于感染性皮肤病，如脓疱病、体癣、股癣等。本品不宜长期适用，且应避免全身大面积使用。不宜用于破损皮肤。

【禁忌证】对本品过敏者、水痘、化脓性皮肤病或其他感染性皮肤病禁用。

【不良反应】局部皮肤萎缩、毛细血管扩张、色素沉着及继发感染。

复方氟米松软膏

【适应证】脂溢性皮炎、接触性皮炎、异位性皮炎、局限性神经性皮炎、寻常型银屑病、扁平苔藓以及掌跖角化过度症。

【注意事项】应尽量避免长期用药或用于面部。当用药部位有严重的细菌或真菌感染时，必须辅以其他的相关治疗。对于严重肾衰竭的患者，应避免反复大面积用药，以防水杨酸在体内积聚。不适用于黏膜及皮肤有渗出液体的部位。妇女、哺乳期妇女及儿童慎用。

【禁忌证】凡对奥深软膏的任何成分有过敏者禁用。此外，禁用于皮肤的病毒感染（如水痘接种疫苗后引发的皮疹、单纯疱疹、带状疱疹）、细菌感染、真菌感染、牛痘、梅毒、皮肤结核、红斑痤疮、口周围皮炎及寻常痤疮。

【不良反应】瘙痒、皮疹、皮肤萎缩、接触性过敏、皮肤色素沉着、掩蔽感染、烧灼感、刺激感、干燥、毛囊炎、多毛（症）及痤疮疹。

重组人干扰素 α-2b 凝胶

【适应证】用于宫颈糜烂、尖锐湿疣、带状疱疹、口唇疱疹及生殖器疱疹。

【注意事项】尖锐湿疣适于初期、数目少、疣体小的损害。对干扰素有过敏史者慎用，妊娠、哺乳期妇女及儿童慎用。

【不良反应】治疗病毒性皮肤病：暂时性的刺痛或烧灼感；治疗宫颈糜烂：轻度瘙痒，下腹部坠胀，分泌物增多。

喷昔洛韦乳膏

【适应证】用于治疗由疱疹病毒引起的病毒性皮肤病。

【注意事项】不推荐用于黏膜，勿用于眼内及眼周。妊娠、哺乳期妇女、儿童和严重免疫功能缺陷患者在医生指导下使用。

【禁忌证】对本品过敏者禁用。

【不良反应】轻度灼热感、疼痛、瘙痒等。

林旦乳膏

【适应证】用于治疗疥疮和阴虱病。

【注意事项】过量使用可产生神经毒性、皮肤损害和营养不良，也会导致其不良反应增强。使用中若出现过敏症状或中枢神经系统产生不良反应，应立即停药。药物不应与碱性物质或铁器接触，以免产生有毒物质。擦药前勿用热水和肥皂洗澡，洗去药物时水温不要过热，以免增加吸收。避免眼和黏膜与药物接触。4 岁以上小儿减量使用，老年患者慎用。

【禁忌证】对本品过敏及有癫痫病史者禁用。孕妇及 4 岁以下婴幼儿禁用。

【不良反应】灼热感、瘙痒、头晕、癫痫发作等。

硫 软 膏

【适应证】用于疥疮、头癣、痤疮、脂溢性皮炎、酒渣鼻、单纯糠疹和慢性湿疹。

【注意事项】不得与其他外用药物并用。避免与口、眼接触。

【禁忌证】不得与含汞制剂共用，否则易变质，且增加刺激性。

【不良反应】皮肤刺激，瘙痒和烧灼感。

复方樟脑乳膏

【适应证】适用于过敏性皮炎，虫咬皮炎，丘疹性荨麻疹，湿疹，皮肤瘙痒症，神经性皮炎等。亦可用于肩胛酸痛，肌肉痛及烫伤后皮肤止痛。

【注意事项】烧烫伤后皮肤破损及溃烂者慎用。

【禁忌证】对本品成分过敏者禁用。2 岁以下儿童禁用。

【不良反应】过敏性接触性皮炎。

龙珠软膏

【适应证】适用于疮疖、红、肿、热、痛及轻度烫伤。

【注意事项】忌食辛辣食物。

【禁忌证】孕妇禁用。

【不良反应】尚不明确。

肝素钠乳膏

【适应证】用于早期冻疮、皲裂、溃疡、湿疹及浅表性静脉炎和软组织损伤。

【注意事项】孕妇、哺乳期妇女慎用。不可长期、大面积使用。

【禁忌证】对本品过敏者、有出血性疾病或烧伤者禁用。

【不良反应】烧灼感、皮疹、瘙痒等。

克痤隐酮凝胶

【适应证】用于黑头、白头粉刺及脓疱痤疮的治疗。

【注意事项】

（1）忌烟酒、辛辣、油腻及腥发食物。

（2）切忌以手挤压患处。

（3）以脓肿、囊肿、硬结为主的痤疮不宜使用。

（4）过敏体质者慎用。

【禁忌证】儿童、孕妇、哺乳期妇女及对本品过敏者禁用。

【不良反应】灼热感、瘙痒、红肿等。

复方肝素钠尿囊素凝胶

【适应证】用于肥厚性瘢痕和瘢痕疙瘩，继发于手术、截肢、烧伤、痤疮及其他意外产生的限制活动并影响美观的瘢痕；由于杜普伊特伦挛缩性导致的挛缩；外伤导致的肌腱挛缩和瘢痕性狭窄。

【注意事项】在治疗瘢痕时应避免一些物理刺激，如过度寒冷，UV 照射或剧烈的按摩。

【禁忌证】对羟基苯甲酯过敏者禁用。

【不良反应】轻微痒感。

重组人表皮生长因子凝胶

【适应证】适用于皮肤烧伤创面（浅Ⅱ度至深Ⅱ度烧烫伤创面）、残余创面、供皮区创面及慢性溃疡创面的治疗。

【注意事项】对感染创面，在进行清创的前提下，可考虑联合使用抗菌药物控制感染。

【禁忌证】对本品过敏者禁用。

【不良反应】尚不明确。

高锰酸钾

【适应证】用于急性皮炎或急性湿疹的湿敷、清洗溃疡或脓疱，以及痔疮坐浴。溃疡、鹅口疮、脓肿、创面等的消毒；阴道冲洗或坐浴，口腔消毒，痔疮，洗胃，皮肤真菌感染。

【注意事项】溶液应新鲜配制，久置或加温可迅速失效。勿用于黏膜部位。结晶不可直接与皮肤接触。

【不良反应】对皮肤及器皿有一定的染色作用。高浓度对皮肤有腐蚀和刺激作用。

【禁忌证】口服可致口腔黏膜腐蚀、水肿、胃肠道出血、肝胃功能损伤，严禁口服。

过氧化氢溶液

【适应证】化脓性外耳道炎和中耳炎，文森口腔炎，齿龈脓漏，扁桃体炎及清洁伤口。

【注意事项】遇光、热易分解变质；不可与还原剂、强氧化剂、碱、碘化物混用。

【不良反应】刺激性、灼伤，偶有舌乳头肥厚、气栓、肠坏疽。

【禁忌证】对本品所含成分过敏者禁用。

硼酸溶液

【适应证】用于急性或亚急性皮炎湿疹有糜烂、渗液处的冷湿敷。皮肤和黏膜损害的清洁剂，慢性真菌性阴道炎。

【注意事项】3岁以下幼儿慎用。避免长期大面积长期应用。

【禁忌证】婴儿禁用。

【不良反应】大量吸收引起的急性毒不良反应有消化道、神经系统、心血管和泌尿系统症状，严重者可致死。慢性中毒者可有乏力、厌食、脱发、月经紊乱及精神错乱等。

聚维酮碘溶液

【适应证】皮肤消毒，外伤皮肤黏膜消毒，慢性咽喉炎，口腔溃疡等。

【注意事项】妊娠、哺乳、皮肤破损和肾功能不全时慎用。

【禁忌证】孕妇及哺乳期妇女禁用；对碘及聚维酮碘过敏者禁用。

【不良反应】偶见过敏；面积较大的伤口和严重烧伤皮肤大面积使用可引起全身副反应，如代谢性酸中毒、高钠血症以及肾功能损伤。

维A酸乳膏

【适应证】寻常痤疮、扁平疣、黏膜白斑、毛发红糠疹、毛囊角质化病及银屑病的辅助治疗。老年性、日光性或药物性皮肤萎缩，鱼鳞病及各种角化异常及色素过度沉着性皮肤病，银屑病。

【注意事项】湿疹、晒伤、急性和亚急性皮炎、酒渣鼻患者不宜使用。不宜用于皮肤皱褶部位。用药期间避免同时使用含磨砂剂、易引起粉刺或有收敛作用的化妆品。避免同时采用局部光疗照射。避免用于大面积严重痤疮，避免接触眼、鼻、口腔黏膜。育龄妇女使用时须避孕。

【禁忌证】妊娠起初3个月内、哺乳期妇女禁用。对本品任何成分过敏者禁用。眼部禁用。急性或亚急性皮炎、湿疹类皮肤病患者禁用。

【不良反应】局部反应包括烧灼感、红斑、刺痛、瘙痒、皮肤干燥或脱屑，对紫外线敏感性增强。可出现一过性皮肤色素沉着。用于眼周可出现局部刺激和水肿、脱屑。

阿 维 A

【适应证】严重的银屑病，包括红皮病型银屑病、脓疱型银屑病等。其他角化性皮肤病。

【注意事项】在开始治疗前、治疗期间和停止治疗后至少2年内，必须使用有效的避孕方法。在阿维A治疗期间或治疗后2个月内，应避免饮用含乙醇的饮料，并忌酒。在服用阿维A前和治疗期间，应定期检查肝功能。对有脂代谢障碍、糖尿病、肥胖症、乙醇中毒的高危患者和长期服用阿维A的患者，必须定期检查血清胆固醇和甘油三酯。对长期服用阿维A的患者，应定期检查有无骨异常。正在服用维A酸类药物治疗及停药后2年内，患者不得献血。治疗期间，不应使用含维生素A的制剂或保健食品，应避免在阳光下过多暴露。

【禁忌证】妊娠及哺乳期妇女及两年内有生育计划的妇女禁用。对阿维A或其他维A酸类药物过敏者禁用。严重肝肾功能不全者、高脂血症者，维生素A过多症或对维生素A及其代谢物过敏者禁用。

【不良反应】本品主要和常见的不良反应为维生素A过多综合征样反应，主要表现为①皮肤：瘙痒、感觉过敏、光过敏、红斑、干燥、脱屑、甲沟炎等。黏膜：唇炎、鼻炎、口干等。②眼：眼干燥、结膜炎等。③肌肉骨骼：肌痛、背痛、关节痛、骨增生等。④神经系统：头痛、步态异常、颅内压升高、耳鸣、耳痛等。⑤其他：疲劳、厌食、食欲改变、恶心、腹痛等。⑥实验室异常：可见谷草转氨酶、谷丙转氨酶、碱性磷酸酶、三酰甘油、胆红素、尿酸、网织红细胞等短暂性轻度升高；也可见高密度脂蛋白、白细胞及磷、钾等电解质减少。

二、其他专科用药

迈之灵片

【成分】马栗提取物 150mg，按无水七叶树皂苷素计算，相当于 30mg 三萜糖苷。

【功能主治】各种原因所致的慢性静脉功能不全，静脉曲张，深静脉血栓形成及血栓性静脉炎后综合征，各种原因所致的软组织肿胀，静脉性水肿，痔静脉曲张引起的内，外痔急性发作症状。

【不良反应】极个别情况下出现轻微胃肠道不适，此时并不需要停止治疗，建议与饭同食。

【注意事项】药片应完整服下，有效期后不应服用，放在儿童不能接触的地方。

复方角菜酸酯栓

【适应证】用于痔疮及其他肛门疾病引起的疼痛、肿胀、出血和瘙痒的对症治疗；亦可用于缓解肛门局部手术后的不适。

【注意事项】

（1）妊娠及哺乳期妇女慎用。

（2）使用本品时，宜先洗净患处，使用期间注意保持良好的饮食习惯。

【禁忌证】对本品过敏者禁用。

【不良反应】用药部位皮肤可能会略感不适。

地奥司明

【适应证】用于急性痔疮发作引起的各种症状，静脉淋巴功能不全相关的各种症状（腿部沉重、疼痛、晨起酸胀不适感）。

【注意事项】应用本品治疗须是短期的，不能替代处理肛门疾病所需的其他特殊治疗。如症状不能迅速消除，应肛肠病专科诊治。治疗期间不推荐母乳喂养。

【禁忌证】对本品过敏者禁用。

【不良反应】有少数轻微胃肠道反应和自主神经障碍的报道，但未必须中断治疗。

第二十节　风湿病、痛风及骨科用药

一、风湿病治疗药物

硫唑嘌呤

【适应证】用于系统性红斑狼疮，皮肌炎，系统性血管炎及其他自身免疫性结缔组织病及难治性特发性血小板减少性紫癜。

【注意事项】

（1）出现出血现象、感染、肝功能损伤时应立即减量或停药。

（2）原有肝肾功能不全患者或老年人降低用药剂量。

（3）准备妊娠的妇女及哺乳期妇女不宜使用。

（4）发生非霍奇金淋巴瘤、皮肤癌、肉瘤和原位子宫颈癌的危险性增加。

【禁忌证】对硫唑嘌呤和巯嘌呤过敏者，妊娠或准备妊娠的妇女及哺乳期妇女禁用。

【不良反应】

（1）生殖系统：对精子、卵子有一定的损伤。

（2）消化系统：厌食、恶心、呕吐等常见。偶可致胰腺炎。肝脏毒性亦较常见。

（3）血液：可出现白细胞计数及血小板减少、巨红细胞血症、贫血。

（4）其他：脱发、黏膜溃疡、视网膜出血、肺水肿等。

来氟米特

【适应证】用于类风湿关节炎，减缓骨质破坏，减轻症状和体征。

【注意事项】

（1）本品有致畸作用。

（2）应用本品期间不宜使用免疫活疫苗。

（3）免疫缺陷、未控制感染、活动性胃肠道疾病、肾功能不全、骨髓发育不良者不宜用本品。

【禁忌证】对本品过敏者、妊娠及哺乳期妇女、拟在近期内生育者、肝肾功能重度不全者。

【不良反应】口腔溃疡、消化不良、恶心、呕吐、腹泻、肝酶升高、血白细胞计数下降、脱发、乏力、血压升高、头晕、皮疹、瘙痒、呼吸道感染。

雷公藤多苷

【适应证】用于类风湿关节炎、银屑病关节炎、系统性红斑狼疮、肾病综合征。

【注重事项】

（1）本品影响生育功能，故服药时应避孕。拟生育者必须停药3个月以上。

（2）老年患者应适当减量，儿童慎用。

（3）在用本品过程中应定期监测血象和肝肾功能，必要时停药。

【禁忌证】孕妇及哺乳妇女、严重心血管病患者、肝肾和造血系统病变和功能障碍者禁用。

【不良反应】女性月经减少，停经，男性精子活力降低，数量减少；恶心、呕吐、腹痛、腹泻；皮肤变薄、色素沉着、皮疹、口腔溃疡、痤疮、指甲变薄；骨髓抑制、失眠、脱发等。

白芍总苷

【适应证】用于类风湿关节炎。

【注意事项】少数患者服药初期出现大便性状改变，可小剂量开始，1周后增加加到常规量。

【禁忌证】对白芍及其相关成分过敏者禁用。

【不良反应】软便、大便次数增多、腹胀、腹痛、食欲减退、恶心和头晕等。

氯喹

【适应证】用于盘状红斑狼疮、系统性红斑狼疮伴皮损和/或关节病变、类风湿关节炎、干燥综合征。

【注意事项】本品引起葡萄糖-6-磷酸脱氢酶（G-6-PD）缺乏者溶血性贫血。

【禁忌证】

（1）对任何4-氨基喹啉化合物治疗而有视网膜或视野改变的患者禁用。

（2）已知对4-氨基喹啉化合物过敏的患者和银屑病患者禁用。

（3）孕妇及哺乳期妇女禁用。

【不良反应】食欲减退、恶心、呕吐、腹痛、腹泻、眼黄斑水肿、萎缩、异常色素沉着、影响听力、心律失常、血细胞减少、皮炎、皮肤色素沉着、脱发、药物性精神异常等。

青 霉 胺

【适应证】用于系统性硬化患者的皮肤肿胀和硬化、类风湿关节炎。

【注意事项】

（1）与青霉素有交叉过敏反应。

（2）本品对肝肾及血液系统均有不良影响，宜密切观察。

（3）65 岁以上的老年人用药后易出现血液系统毒性反应。

（4）孕妇禁用，哺乳妇女服药期间停止哺乳。

【不良反应】

（1）过敏反应：瘙痒、皮疹、发热、关节疼痛和淋巴结肿大等，重者可发生狼疮样红斑和剥脱性皮炎。

（2）消化系统：恶心、呕吐、腹痛、腹泻、口腔溃疡，少数患者出现肝功异常（AST 及 ALT 升高）。

（3）泌尿生殖系统：蛋白尿、肾病综合征。

（4）血液系统：骨髓抑制。

（5）神经系统：可有眼睑下垂、斜视、动眼神经麻痹等。

（6）呼吸系统：可能加重或诱发哮喘发作。

英夫利西单抗

【适应证】用于活动性类风湿关节炎，活动性强直性脊柱炎，银屑病及银屑病关节炎。

【注意事项】

（1）在使用前做结核菌皮肤试验及 X 线胸片的筛查试验。

（2）充血性心力衰竭者不宜使用本品。

（3）治疗类风湿关节炎时需与甲氨蝶呤联合应用。

【禁忌证】已知对鼠源蛋白或本品其他成分过敏的患者，患有中、重度心力衰竭的患者，有严重感染、活动性结核病患者，妊娠期及哺乳妇女禁用。

【不良反应】

（1）输液反应：发热、寒战、瘙痒、荨麻疹、过敏性休克。

（2）感染：增加机会性感染或感染加重的风险，并可促使潜伏性结核病复发或播散。

（3）使乙型或丙型病毒肝炎复活动。

（4）增加淋巴瘤的发生。

（5）加重中、重度心力衰竭者的心功能不全。

利妥昔单抗

【适应证】用于难治性系统性红斑狼疮、经 TNF 拮抗剂治疗无效的类风湿关节炎。

【注意事项】静脉滴注开始 30～60min 前应预先使用镇痛药（如对乙酰氨基酚）、抗组胺药（如苯海拉明）或糖皮质激素。

【禁忌证】已知对本品的任何组分和鼠蛋白过敏的患者。

【不良反应】

（1）输液相关不良反应：流感样反应、发热、寒战，脸部潮红、血管性水肿、皮疹、头痛、咽喉刺激、鼻炎、恶心、呕吐，低血压和支气管痉挛。

（2）血液学不良反应：严重的血小板减少症、中性粒细胞减少症和贫血。

（3）心脏不良反应：心律失常、直立性低血压等。

（4）消化系统：腹泻、消化不良和厌食症。

（5）神经系统：头昏、焦虑、感觉异常、感觉过敏、易激惹、失眠和脱髓鞘病变。

玻璃酸钠

【适应证】用于骨关节炎、膝关节炎、肩周炎、髋及踝关节炎。

【注意事项】

（1）本品勿与其他药物混杂以免产生不良反应。

（2）有关节积液患者在注入前应先将积液抽出，再缓慢注入本品。

【禁忌证】对本品过敏者禁用。

【不良反应】注射部位疼痛、肿胀、发热等症状，罕见有皮疹、荨麻疹、瘙痒等。

氨基葡萄糖

【适应证】用于原发性和继发性各部位的骨性关节炎。

【注意事项】有严重肝、肾功能不全者慎用。妊娠初期 3 个月内妇女应避免使用。

【禁忌证】对本品过敏者禁用。

【不良反应】胃肠道不适，如恶心、便秘、腹泻；轻度嗜睡；罕见皮疹、瘙痒和皮肤红斑。

双醋瑞因

【适应证】用于骨性关节炎。

【注意事项】

（1）严重肾功能不全者应减小剂量。

（2）有腹泻病史者慎用。

（3）孕妇及哺乳期不推荐使用。

（4）15 岁以下儿童避免使用。

【禁忌证】对本品过敏者禁用。

【不良反应】轻度腹泻、上腹疼痛、恶心、呕吐。

鹿瓜多肽

【适应证】用于风湿、类风湿关节炎、强直性脊柱炎、各种类型骨折、创伤修复及腰腿疼痛等。

【注意事项】

（1）静脉滴注给药时，本品宜单独使用，不宜与其他药物同时滴注。

（2）过敏体质者慎用。

（3）使用时发现药物破损或浑浊勿用。

【禁忌证】对本品过敏者禁用。

【不良反应】尚未见不良反应发生，如出现发热或皮疹，请酌情减少用量或停药。

帕 歌 斯

【适应证】用于风湿及类风湿关节炎，强直性脊柱炎、关节退行性病变等风湿性疾病；镇痛（各种急、慢性疼痛，尤其是骨及软组织和各种创伤和损伤引起的疼痛）。

【注意事项】尚不明确。

【禁忌证】尚不明确。

【不良反应】目前尚无明显毒副作用的报道。

重组人Ⅱ型肿瘤坏死因子受体 - 抗体融合蛋白

【适应证】适用于中度及重度活动性类风湿关节炎患者。

【注意事项】

（1）患者有反复发作的感染史或有易导致感染的潜伏疾病时，考虑使用本品时应极为慎重。当发生严重感染如糖尿病继发感染，结核分枝杆菌感染等时，患者应暂停使用本品。

（2）使用本品的过程中，应注意过敏反应的发生，包括血管性水肿、荨麻疹以及其他严重反应。

（3）在使用本品期间不可接种活疫苗。

（4）有可能导致充血性心衰的患者病情恶化，对于有充血性心衰的患者在需要使用本品时应极为慎重。

【禁忌证】败血症，活动性结核病患者、对本品或制剂中其他成分过敏者禁用。孕妇及哺乳期妇女禁用。

【不良反应】红斑、瘙痒、疼痛和肿胀、头痛、眩晕、皮疹，咳嗽，腹痛等。

二、痛风用药

秋水仙碱

【适应证】用于急性期痛风性关节炎、短期预防痛风性关节炎急性发作。

【注意事项】老年人、胃肠道疾病、心功能不全及肝肾功能有潜在损害者应减少剂量或慎用。

【禁忌证】孕妇及哺乳期妇女；对本品过敏者禁用；对骨髓增生低下及肝肾功能中、重度不全者禁用。

【不良反应】恶心、呕吐、腹痛、腹泻、胃肠道出血、皮疹和肝肾损害、周围神经炎、肌病、脱发、精子生成受抑制、休克、血尿、抽搐及意识障碍，长期应用有导致骨髓抑制的可能。

别嘌醇

【适应证】用于具有痛风史的高尿酸血症、预防痛风关节炎的复发。

【注意事项】

（1）确保摄入充足的水分（每日2～3L），并维持尿液显性或微碱性，以减少尿酸石及肾内尿酸沉积的危险。

（2）肝肾功能不全者、老年人应慎用。

（3）用药期间应定期检查血象及肝肾功能。

（4）无症状的高尿酸血症患者不宜应用本品。

【禁忌证】对本品过敏、严重肝肾功能不全和明显血细胞低下者禁用。

【不良反应】

（1）皮肤：皮疹、皮肤瘙痒、剥脱性皮炎、紫癜性病变、多形性红斑、stevens-johnson综合征和中毒性上皮坏死溶解。

（2）胃肠道反应：恶心、呕吐、腹泻、胃痛、胃纳减退、口腔溃疡等。

（3）神经系统：周围神经炎，如手足麻木、刺痛或疼痛等。

（4）血液系统：白细胞计数减少、血小板减少或贫血。

（5）其他：脱发、发热、淋巴结肿大、男性乳腺发育、高血压、肝毒性、间质性肾炎及过敏性血管炎等。

苯溴马隆

【适应证】用于有痛风史的高尿酸血症，慢性痛风性关节炎或痛风石伴有高尿酸血症者。

【注意事项】

（1）同时应用秋水仙碱或非甾体抗炎药（非阿司匹林或水杨酸类药）预防痛风性关节炎急性发作，直到高尿酸血症被纠正至少1个月后。

（2）确保摄入充足的水分（每日2～3L），碱化尿液，维持尿液是中性或微碱性，防止发生肾结石。

（3）用药过程定期检测肾功能以及尿酸的变化和血象。

（4）用药期间出现持续性腹泻，应立即停药。

【禁忌证】痛风性关节炎急性发作期（单独应用）患者禁用；有中、重度肾功能损害或肾结石患者禁用；孕妇及哺乳期妇女禁用；对本品过敏者禁用。

【不良反应】可见恶心、腹部不适、肾结石、肾绞痛、诱发痛风性关节炎急性发作、发热、皮疹、肝肾功能损害等。

依托考昔

【适应证】治疗急性痛风性关节炎。

【注意事项】伴有明显心血管事件危险因素或末梢动脉病的患者慎用本品。对晚期肾脏疾病患者不推荐用本品。当老年人和有肾脏、肝脏或心脏功能障碍的患者使用本品时，应适当监测。进行抗感染治疗的患者应用时应注意本品可能会掩盖感染的发热体征。

【禁忌证】对本品过敏者禁用；充血性心力衰竭患者禁用；缺血性心脏病，外周动脉疾病和/或脑血管疾病患者禁用。

【不良反应】血小板减少，过敏反应，焦虑，嗜睡，心悸，高血压危象，胃肠道异常等。

三、其他骨科用药

沙利度胺

【适应证】用于强直性脊柱炎、皮肤黏膜血管炎。

【注意事项】

（1）本品致畸作用强，用药期间应严格采取有效避孕措施以防止胎儿畸形。

（2）一旦出现手足末端麻木和 / 或感觉异常，应立即停药。

（3）驾驶员和机器操纵者慎用。

【禁忌证】对本品过敏者禁用；孕妇及哺乳期妇女、儿童禁用。

【不良反应】口鼻黏膜干燥、倦怠、恶心、腹痛、便秘、面部水肿、红斑、过敏反应及多发性周围神经炎、深静脉血栓。

氯唑沙宗

【适应证】用于各种急、慢性软组织扭伤，中枢神经病变引起的肌肉痉挛，慢性筋膜炎等。

【注意事项】

（1）妊娠及哺乳期妇女，有肝病史及肝肾功能损害者慎用。

（2）避免进行注意力需高度集中的活动，如驾驶、操作精密仪器等。

【禁忌证】对本品过敏者禁用。

【不良反应】恶心、呕吐、腹泻、便秘、嗜睡、眩晕、肝功能损害、皮疹、血管神经水肿等。

乙哌立松

【适应证】

（1）改善下列疾病的肌紧张状态：颈肩臂综合征、肩周炎、腰痛症。

（2）改善下列疾病引起的痉挛性麻痹：脑血管障碍、痉挛性脊髓麻痹、颈椎症、手术后遗症（包括脑、脊髓肿瘤）、外伤后遗症（脊髓损伤、头部外伤）、肌萎缩性侧索硬化症、小儿脑性瘫痪，小脑变性症、脊髓血管障碍、亚急性视神经脊髓病（SMON）及其他脑脊髓疾病。

【注意事项】

（1）下列患者慎用：肝肾功能不全者、孕妇及哺乳期妇女、儿童。

（2）用药期间不宜从事驾驶车辆等有危险性的机械操作。

【禁忌证】对本品过敏者禁用。

【不良反应】肝肾功能损害、贫血、皮疹、瘙痒、困倦、失眠、头痛、四肢麻木、身体僵硬、呕吐、腹痛、腹泻、便秘、口干、口腔炎、尿滞留、出汗、水肿、休克等。

注射用骨肽

【功效主治】用于促进骨折愈合，也可用于增生性骨关节疾病及风湿、类风湿关节炎等的症状改善。

【不良反应】偶有发热、皮疹、血压降低等过敏反应。

【禁忌证】

（1）对本品过敏者禁用。

（2）严重肾功能不全者禁用。

【注意事项】不可与氨基酸类药物、碱性药物同时使用。

阿仑膦酸钠

【适应证】

（1）适用于治疗绝经后妇女的骨质疏松症，以预防髋部和脊柱骨折。

（2）适用于治疗男性骨质疏松症以预防髋部和脊椎骨折。

【注意事项】

（1）轻、中度肾功能减退者慎用。

（2）有消化不良、吞咽困难、上消化道疾病的患者慎用。

（3）孕妇及哺乳期妇女、儿童均不宜使用。

（4）咖啡、橘子汁可使本品的生物利用度降低约60%，在服药2h内，不宜服用钙剂、牛奶、咖啡、橘子汁等。

（5）服用30min内及当日首次进食前，避免躺卧，以防引起食管不良反应（食管炎、食管溃疡、糜烂、食管狭窄）。

【禁忌证】导致食管排空延迟的食管异常，如食管弛缓不能，食管狭窄者禁用。不能站立或端坐位至少30min者禁用。对本品任何成分过敏者禁用。低钙血症者禁用。

【不良反应】腹痛、腹泻、恶心、便秘、消化不良、食管炎、食管溃疡；无症状性血钙降低、短暂血白细胞升高、尿红细胞和白细胞计数升高。

雷洛昔芬

【适应证】用于预防和治疗绝经后妇女的骨质疏松。

【注意事项】本品可增加静脉血栓栓塞事件的危险性，对任何原因可能造成静脉血栓事件的患者均需考虑危险 - 益处的平衡。

【禁忌证】可能妊娠的妇女禁用。正在或既往患有静脉血栓栓塞性疾病者（VTE）禁用。对本品所含任何成分过敏者禁用。

【不良反应】静脉血栓栓塞，包括深静脉血栓，肺栓塞和视网膜静脉血栓；潮热，小腿痛性痉挛。

第二十一节　妇产科用药

一、流产、先兆早产的用药

利 托 君

【适应证】用于预防妊娠 20 周以后的早产。

【注意事项】

（1）静脉滴注时，应密切监测孕妇的血压、脉搏及胎儿心跳速率。

（2）为预防由腔静脉综合征引起的低血压，静脉滴注时应保持左侧卧位。

（3）滴注药量超过每分钟 0.2mg 时可能会增加不良反应，应加强监护。

【禁忌证】

（1）妊娠不足 20 周的妊娠期妇女禁用。

（2）延长妊娠对孕妇和胎儿构成危险的下列情况禁用：①分娩前任何原因的大出血，特别是前置胎盘及胎盘剥落；②子痫及严重的先兆子痫；③胎死腹中；④绒毛膜羊膜炎；⑤孕妇有心脏病及危及心脏功能的情况；⑥肺性高血压；⑦孕妇甲状腺功能亢进；⑧未控制之糖尿病患者；⑨重度高血压。

【不良反应】常见静脉滴注常出现孕妇和胎儿心跳速率增加，对健康孕妇心跳速率宜避免超过每分钟 140 次。严重不良反应：①肺水肿；②白细胞减少、粒细胞缺乏症；③心律失常；④横纹肌溶解症；⑤新生儿肠闭塞、新生儿心室中隔肥大；⑥因 β_2 受体激动药所致的血清钾低下、休克、黄疸等。其他不良反应如麻木感、头痛、眩晕、呕吐、便秘、皮疹、瘙痒等。

硫酸镁

【适应证】其注射液可作为抗惊厥药，常用于妊娠高血压综合征，降低血压，治疗先兆子痫和子痫，也可用于治疗早产。

【注意事项】

（1）应用硫酸镁注射液之前，须检查肾功能，如肾功能不全应慎用（酌减用量）。

（2）有心肌损害、心脏传导阻滞时，应慎用或不用。

（3）每次用药前或用药过程中，应定时做膝腱反射检查，测定呼吸次数，观察排尿量，抽血查血镁浓度。如出现膝腱反射明显减弱或消失，或呼吸次数每分钟少于14～16次，每小时尿量少于25～30ml，或24h少于600ml，应及时停药。

（4）用药过程中突然出现胸闷、胸痛、呼吸急促，应及时听诊，必要时，胸部X射线拍片，以便及早发现肺水肿。

（5）如出现急性镁中毒现象，可用钙剂静脉注射解救，常用的为10%葡萄糖酸钙注射液10ml缓慢注射。

（6）保胎治疗时，不宜与肾上腺素β受体激动药（如利托君ritodrine）同时使用，否则易引起心血管的不良反应。

（7）与硫酸镁有配伍禁忌的是：硫酸多黏菌素B、硫酸链霉素、葡萄糖酸钙、盐酸多巴酚丁胺、盐酸普鲁卡因、四环素、青霉素G和萘夫西林（乙氧萘青霉素）。

【禁忌证】哺乳期妇女禁用。

【不良反应】

（1）静脉注射硫酸镁常引起潮热、出汗、口干等症状，快速静脉注射时，可引起恶心、呕吐、心慌、头晕，个别出现眼球震颤，减慢注射速度，症状可消失。

（2）肾功能不全及用药剂量大，可发生血镁积聚。血镁浓度达5mmol/L时，可出现肌肉兴奋性受抑制，感觉反应迟钝，膝腱反射消失，呼吸开始受抑制。血镁浓度达6mmol/L时，可发生呼吸停止和心律失常，心脏传导阻滞，浓度进一步升高，可使心脏停搏。

（3）连续使用硫酸镁可引起便秘，部分患者可出现麻痹性肠梗阻，停药后好转。

（4）极少数孕妇出现血钙降低，再现低血钙症。

（5）镁离子可自由透过胎盘，造成新生儿高镁血症，表现为肌张力低、吸吮力差、不活跃、哭声不响亮等，少数有呼吸抑制。

（6）少数孕妇出现肺水肿。

二、引产、产后出血用药

缩 宫 素

【适应证】

（1）引产、催产、产后及流产后因宫缩无力或缩复不良引起的子宫出血。

（2）了解胎盘屏障储备功能（催产素激惹试验）。

【注意事项】

（1）下列情况慎用：心脏病、临界性头盆不称、曾有宫腔内感染史、宫颈曾经手术治疗、宫颈癌、早产、胎头未衔接、孕妇年龄已超过 35 岁者，用药时应注意胎儿异常及子宫破裂的可能。

（2）骶管阻滞时用缩宫素，可发生严重的高血压，甚至脑血管破裂。

【禁忌证】骨盆过窄、产道受阻、明显头盆不称及胎位异常、有剖宫产史、子宫肌瘤剔除术史者及脐带先露或脱垂、前置胎盘、胎儿窘迫、宫缩过强、子宫收缩乏力长期用药无效、产前出血（包括胎盘早剥）、多胎妊娠、子宫过大（包括羊水过多），严重的妊娠高血压综合征患者禁用。

【不良反应】偶见恶心、呕吐、心率加快或心律失常。大剂量应用时可引起高血压或水滞留。

地 诺 前 列 酮

【适应证】用于中期妊娠引产、足月妊娠引产和治疗性流产。

【注意事项】

（1）曾有子宫收缩过强、青光眼和哮喘的患者慎用。

（2）阴道置入栓剂后，子宫的活动和胎儿的情况须定期检测，若有任何母婴并发症和不良作用的征象，应将栓剂从阴道中取出。

（3）在应用本品之前，应停用非甾体抗炎药，包括阿司匹林。

【禁忌证】

（1）已开始临产、已破膜、正在应用缩宫素的患者禁用。

（2）患盆腔炎或有盆腔炎史、多胎妊娠的患者禁用。

（3）对不能有持续强而长的宫缩的患者，如有子宫大手术史，有宫颈手术史，严重头盆不称，胎先露异常，可疑胎儿宫内窘迫，难产或创伤性生产史，3 次以上足月产者禁用。

【不良反应】心脏分娩力描记的改变和非特异性胎儿窘迫，子宫活动增加和子宫收缩过强伴或不伴胎儿窘迫。胃肠道反应如恶心、呕吐和腹泻等，子宫破裂、罕见生殖器水肿。

卡前列甲酯

【适应证】

（1）与米非司酮序贯合并使用，用于终止停经 49d 内的早期妊娠。

（2）用于预防和治疗宫缩弛缓所引起的产后出血。

【注意事项】

（1）终止早期妊娠，本品不宜单独使用，须与米非司酮序贯合并使用。

（2）本品不能用做足月妊娠引产。

（3）糖尿病、高血压及严重心、肝、肾功能不全者慎用。

【禁忌证】

（1）前置胎盘及宫外孕、急性盆腔感染、胃溃疡患者。

（2）哮喘及严重过敏体质、心血管疾病、青光眼等有使用前列腺素禁忌的患者。

【不良反应】腹泻、恶心或呕吐、腹痛、面色潮红。

米索前列醇

【适应证】本品与米非司酮序贯合并使用，用于终止停经 49d 内的早期妊娠。

【注意事项】本品用于终止早孕时，必须与米非司酮配伍，严禁单独使用。

【禁忌证】

（1）心、肝、肾疾病患者及肾上腺皮质功能不全者。

（2）有使用前列腺素类药物禁忌者，如青光眼、哮喘及过敏体质者。

（3）带宫内节育器妊娠和怀疑宫外孕者。

【不良反应】见消化系统疾病用药。

卡前列素氨丁三醇

【适应证】

（1）用于妊娠期为 13 周至 20 周的流产。

（2）用于常规处理方法无效的子宫收缩乏力引起的产后出血现象。

【注意事项】

（1）青光眼或眼压升高史者、气喘病、高血压、低血压、贫血、黄疸、糖尿病、癫痫者慎用。

（2）子宫瘢痕者慎用。

（3）大剂量可引起子宫破裂。

【禁忌证】盆腔炎患者，有活动性心、肺、肾、肝疾病的患者禁用。

【不良反应】常见呕吐、腹泻、恶心，还可出现面色潮红和体温升高等。

三、阴道用药

克霉唑阴道片

【适应证】用于由真菌通常是念珠菌引起的阴道炎症；由酵母菌引起的感染性白带；以及由克霉唑敏感菌引起的二重感染。

【注意事项】妊娠期治疗最好由医生进行或不使用投药器。

【禁忌证】18岁以下患者禁用。

【不良反应】用药部位有烧灼感、刺痛及颜色变红。个别出现不同程度的过敏反应，如皮肤瘙痒、红斑、呼吸短促、血压下降、意识障碍、恶心及腹泻。

甲硝唑栓

【适应证】治疗阴道毛滴虫病。

【注意事项】

（1）使用中若出现过敏症状或中枢神经系统不良反应，应立即停药。

（2）肝、肾功能减退者应慎用。

（3）治疗阴道滴虫病时，需同时治疗其性伴侣。

（4）用药期间不应饮用含酒精的饮料。

（5）念珠菌感染者应用本品，其症状会加重，需同时给予抗真菌治疗。

【禁忌证】孕妇及哺乳期妇女禁用。

【不良反应】

（1）胃肠道反应，如恶心、食欲减退、呕吐、腹泻、腹部不适、味觉改变、口干、口腔金属味等。

（2）可逆性粒细胞减少。

（3）过敏反应、皮疹、荨麻疹、瘙痒等。

（4）中枢神经系统症状，如头痛、眩晕、晕厥、感觉异常、肢体麻木、共济失调和精神错乱等。

（5）其他有血清氨基转移酶升高、发热、膀胱炎、排尿困难、尿液颜色发黑等，均属可逆性，停药后自行恢复。

聚维酮碘栓

【适应证】用于念珠菌性外阴阴道炎、细菌性阴道病、混合感染性阴道炎及老年性阴道炎。也可用于痔疮。

【注意事项】

（1）甲状腺疾病患者慎用。

（2）不得与碱、生物碱、酚、水合氯醛、硫代硫酸钠、淀粉、鞣酸同用。

【禁忌证】对本品过敏者、妊娠头3个月内妇女禁用。

【不良反应】偶见过敏和局部刺激，烧灼感或瘙痒。

氧氟沙星阴道泡腾片

【适应证】适用于由氧氟沙星敏感菌引起的细菌性阴道病。

【禁忌证】对本品及喹诺酮类药物过敏者禁用。

【不良反应】患者偶有灼烧感、瘙痒感。

硝酸咪康唑阴道软胶囊

【适应证】局部治疗念珠菌性外阴阴道病和革兰阳性细菌引起的双重感染。

【注意事项】

（1）孕妇、哺乳期妇女及过敏体质者慎用。

（2）用药部位如有烧灼感、瘙痒、红肿等情况应停药，并将局部药物洗净。

【禁忌证】已知对硝酸咪康唑或本品其他成分过敏者禁用。

【不良反应】偶见过敏反应，多数较轻微。常见的不良反应是局部刺激、瘙痒和灼热感，尤其在治疗开始时。盆腔痉挛、荨麻疹、皮肤丘疹也有发生。罕见的不良反应有血管神经性水肿、湿疹、阴道刺激、阴道分泌物和给药部位不适。

乳酸菌阴道胶囊

【适应证】治疗细菌性阴道炎、霉菌性阴道炎、滴虫性阴道炎、老年性阴道炎等阴道炎症。另外对改善由阴道炎所引起的外阴瘙痒、白带增多、臭味以及尿道刺激症状，尤以减轻尿道刺激症状较为明显。

【注意事项】

（1）治疗期间应避免性生活。

（2）治疗期间不可冲洗阴道及使用其他阴道用药。

（3）治疗期间勿使用抗生素类药物，以免影响疗效。

【禁忌证】尚不明确。

【不良反应】尚不明确。

氯喹那多 - 普罗雌烯

【适应证】除淋球菌感染外，任何原因引起的白带增多。

【注意事项】妊娠期不要应用本药，哺乳期间不建议应用本药。

【禁忌证】建议有雌激素依赖性癌症史的患者不要应用本药。

【不良反应】刺激、瘙痒、过敏反应。

第二十二节 眼、耳鼻喉、口腔科用药

一、眼科用药

（一）眼部感染的用药

左氧氟沙星滴眼液

【适应证】用于治疗细菌性结膜炎、角膜炎、角膜溃疡、泪囊炎等外眼感染。

【注意事项】

（1）不宜长期使用，以免诱发耐药菌或真菌感染。

（2）使用中如出现过敏症状，应立即停止使用。

【禁忌证】对本品或喹诺酮类药物过敏者禁用。

【不良反应】偶尔有轻微似蜇样的刺激症状。

氧氟沙星眼膏

【适应证】用于治疗细菌性结膜炎、角膜炎、角膜溃疡、泪囊炎、术后感染等外眼感染。

【注意事项】

（1）不宜长期使用。

（2）使用中出现过敏症状，应立即停止使用。

【禁忌证】对本品或喹诺酮类药物过敏者禁用。

【不良反应】偶尔有辛辣似蜇样的刺激症状。

加替沙星滴眼液

【适应证】用于敏感菌引起的眼睑炎、睑腺炎、泪囊炎、结膜炎、睑板腺炎、角膜炎、角膜溃疡等症。

【注意事项】不宜长期使用。

【禁忌证】对加替沙星，喹诺酮类药物过敏者禁用。

【不良反应】偶有一过性的刺激症状。

磺胺醋酰钠滴眼液

【适应证】用于敏感菌所致浅表性结膜炎、角膜炎、睑缘炎和沙眼的治疗，也可用于眼外伤、慢性泪囊炎、结膜、角膜及眼内手术的感染预防。

【注意事项】在使用过程中，如发现眼睛发红、疼痛等应立即停药。

【禁忌证】对磺胺类药物过敏者禁用。

【不良反应】局部过敏性反应，如睑、球结膜红肿、眼睑皮肤红肿、痒、皮疹等。

妥布霉素滴眼液

【适应证】用于敏感细菌所致的外眼及附属器的局部感染。

【注意事项】

（1）肾功能不全、肝功能异常、前庭功能或听力减退者、失水、重症肌无力或帕金森病、老年患者及孕妇慎用。

（2）与氨基糖苷类抗生素有交叉过敏反应。

（3）长期应用本品可能导致耐药菌过度生长，或引起真菌感染。

【禁忌证】对本品及其他氨基糖苷类抗生素过敏者禁用。

【不良反应】偶有眼局部刺激，如眼睑发痒与红肿、结膜充血。罕见过敏反应。

氯霉素滴眼液

【适应证】用于由敏感菌所致的结膜炎、角膜炎、眼睑缘炎、沙眼等。

【注意事项】

（1）长期使用（超过 3 个月）可引起视神经炎或视神经乳头炎（特别是小儿）。

（2）孕妇及哺乳期妇女宜慎用。

【禁忌证】新生儿和早产儿禁用。

【不良反应】

（1）偶见眼睛疼痛、视力改变、持续性发红或有刺激感。

（2）口腔苦味。

（3）偶见儿童使用后出现再生不良性障碍性贫血。

金霉素眼膏

【适应证】用于细菌性结膜炎、睑腺炎、细菌性眼睑炎及沙眼。

【注意事项】

（1）本品不宜长期连续使用，使用 5d 症状未缓解，应停药。

（2）若出现充血、眼痒、水肿等症状应停药。

【禁忌证】对本品或四环素类药物过敏者禁用。

【不良反应】

（1）轻微刺激感。

（2）偶见过敏反应，出现充血、眼痒、水肿等症状。

利福平滴眼液

【适应证】主要用于治疗细菌性外眼感染，如沙眼、结核性眼病及某些病毒性眼病。

【注意事项】

（1）酒精中毒，肝功能不全者慎用。

（2）孕妇、哺乳期妇女、5 岁以下小儿及老年人慎用。

【禁忌证】

（1）严重肝功能不全患者禁用。

（2）胆道阻塞患者禁用。

【不良反应】

（1）滴眼后有眼局部刺激症状。

（2）可能引起白细胞和血小板减少，导致牙龈出血和感染、伤口延迟愈合等。

（3）畏寒、呼吸困难、头昏、发热、头痛、泪液呈橘红色或红棕色等。

（4）可引起皮肤发红、皮疹、瘙痒等。

妥布霉素地塞米松滴眼液

【适应证】

（1）用于对肾上腺皮质激素敏感的眼科炎性病变伴有眼部表面的细菌感染，或有感染危险的以下情况：眼睑、球结膜、角膜、眼球前段组织及一些可接受激素潜在危险性的感染性结膜炎等炎性疾病，可以减轻水肿和炎症反应。

（2）用于慢性前葡萄膜炎。

（3）用于化学性、放射性、灼伤性及异物穿透性角膜病变。

【注意事项】

（1）与氨基糖苷类抗生素有交叉过敏反应。

（2）2岁以下儿童、孕妇及哺乳期妇女慎用。

（3）长期滴用可致青光眼、白内障或眼部真菌感染。使用过程中应当监测眼压。

【禁忌证】单纯疱疹病毒性角膜炎，牛痘、水痘及一些因病毒感染引起的角膜和结膜疾患；眼部分枝杆菌感染；眼部真菌感染；对本品或氨基糖苷类药物过敏者；角膜异物未完全去除患者禁用。

【不良反应】

（1）滴眼后可以出现眼睑刺痒、水肿、结膜充血。

（2）眼内压升高并可能导致青光眼、偶尔有视神经的损害、后囊下白内障形成和伤口愈合延迟。

（3）长期使用后极易发生角膜真菌感染，也可能导致继发眼部细菌感染。

利巴韦林滴眼液

【适应证】用于单纯疱疹病毒性角膜炎。

【注意事项】

（1）严重贫血、肝功能不全者慎用。

（2）哺乳期妇女应用时应暂停授乳。

（3）不宜用于其他病毒性眼病。

【禁忌证】孕妇禁用。

【不良反应】偶见眼部轻微的刺激症状。

阿昔洛韦滴眼液

【适应证】用于单纯疱疹性角膜炎。

【注意事项】滴眼液中如有结晶或粉末状物析出，温热溶解后使用。

【禁忌证】对本品过敏者禁用。

【不良反应】偶见眼局部轻微疼痛和烧灼感。

更昔洛韦眼用凝胶

【适应证】用于单纯疱疹病毒性角膜炎。

【注意事项】儿童、孕妇、哺乳期妇女、精神病患者及神经中毒症状者慎用。

【禁忌证】对本品过敏者、严重中性粒细胞减少（少于 0.5×10^9/L）或严重血小板减少（少于 25×10^9/L）者禁用。

【不良反应】滴眼后可以发生短暂的眼痒、灼热感、针刺感和轻微的视物模糊。偶见白细胞下降。

重组人干扰素 α-1b 滴眼液

【适应证】用于治疗眼部病毒性疾病，如眼睑单纯疱疹，单疱性结膜炎，角膜炎，单疱性虹膜睫状体炎，眼睑带状疱疹，带状疱疹性角膜炎、巩膜炎、虹膜睫状体炎，腺病毒性结膜角膜炎、流行性出血性结膜炎。

【注意事项】本品为微黄色液体，如遇有浑浊、异物等异常现象，则不宜使用。

【禁忌证】过敏体质者慎用。

【不良反应】轻度结膜充血，少量分泌物，黏涩感，眼部刺痛，痒感等。

（二）眼用抗炎药

双氯芬酸钠滴眼液

【适应证】

（1）用于治疗葡萄膜炎、角膜炎、巩膜炎、抑制角膜新生血管的形成。

（2）用于治疗眼内手术后、激光滤帘成形术后或各种眼部损伤的炎症反应，抑制白内障手术中缩瞳反应。

（3）用于准分子激光角膜切削术后止痛及消炎。

（4）用于春季过敏性眼病，预防和治疗白内障及人工晶体术后及黄斑囊样水肿，以及青光眼滤过术后促进滤过泡形成等。

【注意事项】

（1）孕妇慎用。

（2）本品可妨碍血小板聚集，有增加眼组织术中或术后出血的倾向。

【禁忌证】戴接触镜者禁用（角膜屈光术后暂时配戴治疗性亲水软镜者除外）。

【不良反应】滴眼后有短暂烧灼、刺痛、流泪等，极少数人可有结膜充血、视物模糊。少数人出现乏力、困倦、恶心等全身反应。

富马酸依美斯汀滴眼液

【适应证】用于治疗过敏性结膜炎。

【注意事项】

（1）孕妇及哺乳期妇女慎用。

（2）使用本品时勿佩戴角膜接触镜。

【禁忌证】对本品所含成分过敏者禁用。

【不良反应】头痛、异梦、乏力、怪味、视物模糊、眼部灼热或刺痛、角膜浸润、角膜着染、皮炎、不适、眼干、异物感、充血、角膜炎、瘙痒、鼻炎、鼻窦炎和流泪。

（三）散瞳药和睫状肌麻痹药

硫酸阿托品眼用凝胶

【适应证】

（1）用于眼底检查及验光前的散瞳，眼科手术术前散瞳，术后防止粘连。

（2）用于治疗角膜炎、虹膜睫状体炎。

【注意事项】

（1）对眼压异常或窄角、浅前房眼患者，应用后可使眼压明显升高而有激发青光眼急性发作的危险。故对这类病例和40岁以上的患者不应用阿托品滴眼。

（2）滴眼后用手指压迫泪囊部1～2min，减少药液的全身吸收。

（3）孕妇、哺乳期妇女慎用。

【禁忌证】对本品过敏者、青光眼及前列腺肥大者、儿童脑外伤者禁用。

【不良反应】

（1）用药后可能产生皮肤、黏膜干燥，发热，面色潮红，心动过速等。

（2）少数人出现眼睑发痒、红肿，结膜充血等过敏表现。

复方消旋山莨菪碱滴眼液

【适应证】用于青少年假性近视。

【注意事项】剂量过大者可能出现阿托品样中毒症状。

【禁忌证】脑出血急性期，前列腺肥大及青光眼患者禁用。

【不良反应】口干，面红。少见心率加快，排尿困难、唾液腺肿胀，偶有过敏反应，甚至过敏性休克。滴眼后有轻微散瞳作用。

托吡卡胺滴眼液

【适应证】用于滴眼散瞳和调节麻痹。

【注意事项】

（1）为避免药物经鼻黏膜吸收，滴眼后应压迫泪囊部 2～3min。

（2）如出现口干、颜面潮红等阿托品样毒性反应应立即停用，必要时给予拟胆碱类药物解毒。

【禁忌证】闭角型青光眼患者、婴幼儿有脑损伤、痉挛性麻痹及先天愚型综合征者反应强烈患者禁用。

【不良反应】

（1）暂时的刺激症状。

（2）散瞳期间视物模糊，可使闭角型青光眼眼压急剧升高，也可能激发未被诊断的闭角型青光眼。

复方托吡卡胺滴眼液

【适应证】用于滴眼散瞳和调节麻痹。

【注意事项】

（1）有眼压升高因素的前房角狭窄、浅前房者慎用，必要时测量眼压或用缩瞳药。

（2）高血压、动脉硬化、冠状动脉供血不足、糖尿病、甲状腺功能亢进者慎用。

（3）滴眼后应压迫泪囊部 2～3min，以防经鼻黏膜吸收过多引发全身不良反应。

（4）由于残余调节力的存在，不太适合于少年儿童散瞳验光。

【禁忌证】未手术的闭角型青光眼患者、婴幼儿有脑损伤、痉挛性麻痹及先天愚型综合征者反应强烈患者禁用。

【不良反应】

（1）偶见眼局部刺激症状。

（2）亦可使开角型青光眼患者眼压暂时轻度升高。

（四）青光眼用药

噻吗洛尔滴眼液

【适应证】原发性开角型青光眼；某些继发性青光眼，高眼压症，部分原发性闭角型青光眼以及其他药物及手术无效的青光眼，加用本品滴眼可进一步增强降眼压效果。

【注意事项】如原用其他药物，在改用本品治疗时，原药物不宜突然停用，应自滴用本品的第二天起逐渐停用。

【禁忌证】

（1）支气管哮喘者或有支气管哮喘史者，严重慢性阻塞性肺疾病患者禁用。

（2）窦性心动过缓，Ⅱ或Ⅲ度房室传导阻滞，明显心力衰竭，心源性休克患者禁用。

（3）对本品过敏者禁用。

【不良反应】眼烧灼感及刺痛、心律失常、头晕、加重重症肌无力的症状、支气管痉挛，呼吸衰竭，呼吸困难，鼻腔充血，咳嗽，上呼吸道感染。

倍他洛尔滴眼液

【适应证】用于慢性开角型青光眼和高眼压症。

【注意事项】糖尿病、甲状腺功能亢进、肌无力、肺功能不全患者慎用。

【禁忌证】窦性心动过缓、Ⅰ度以上房室传导阻滞、有明显心力衰竭患者禁用。

【不良反应】

（1）视物模糊、点状角膜炎、异物感、畏光、流泪、痒、干燥、红斑、发炎、分泌物增多、视力敏锐度降低、过敏反应、水肿、角膜敏感性降低及瞳孔大小不一。

（2）心动过缓、心脏传导阻滞及充血性心力衰竭。

（3）可能会有因呼吸困难、支气管痉挛、气管分泌物浓稠、气喘或呼吸衰竭而产生肺压迫感、失眠、眩晕、头昏、头痛、忧郁、嗜睡、荨麻疹、中毒性表皮坏死、脱毛、舌炎等。

曲伏前列素滴眼液

【适应证】用于降低开角型青光眼或高眼压症患者升高的眼压。

【注意事项】

（1）患者虹膜棕色素可能逐步增加，如果色素沉着发生应停止治疗。

（2）具有眼部感染史（虹膜炎 / 葡萄膜炎）患者、无晶体患者，晶体后囊膜破裂的假晶体患者或有黄斑水肿危险因素的患者慎用。

（3）在佩戴接触性镜片期间禁止使用。

【禁忌证】急性眼部感染的患者禁用。

【不良反应】眼充血，眼部不适，异物感，疼痛，瘙痒，视力异常等。非眼部不良反应如心绞痛、焦虑、关节炎、心动过缓、气管炎、感冒综合征、抑郁、消化不良、胃肠功能紊乱、高胆固醇血症、高血压、低血压、感染、疼痛、前列腺功能紊乱、尿失禁和尿道感染等。

<h3 style="text-align:center">布林佐胺滴眼液</h3>

【适应证】用于开角型青光眼和高眼压症。

【注意事项】肝损伤患者、妊娠者应慎用。

【禁忌证】对本品或磺胺过敏者、严重肾功能不全（肌酐清除率低于 30ml/min）和高氯性酸中毒者、哺乳期妇女禁用。

【不良反应】滴药后可有局部刺激症状、味觉障碍、异物感和眼部充血；少见眼干、眼疼、眼分泌物增多、角膜炎、流泪、眼疲劳、视力异常、角膜糜烂等。

<h3 style="text-align:center">毛果芸香碱滴眼液</h3>

【适应证】急性闭角型青光眼，慢性闭角型青光眼，开角型青光眼，继发性青光眼等。

【注意事项】

（1）瞳孔缩小常引起暗适应困难，需在夜间开车或从事照明不好的危险职业的患者特别小心。

（2）定期检查眼压。

（3）为避免吸收过多引起全身不良反应，滴眼后需用手指压迫泪囊部 1 ~ 2min。

（4）哮喘，急性角膜炎患者、孕妇及哺乳期妇女、儿童慎用。

【禁忌证】任何不应缩瞳的眼病患者，如虹膜睫状体炎和继发性青光眼等患者禁用。

【不良反应】缩瞳药引起的睫状肌痉挛会导致头痛和偏头痛。眼部不良反应如眼部灼烧感、眼痒、刺痛、视力模糊、结膜充血、近视、晶状体变化、玻璃体积血、瞳孔阻滞等。罕见流涎、出汗、胃肠道反应和支气管痉挛等全身性不良反应。

（五）治疗白内障药

苄达赖氨酸滴眼液

【适应证】早期老年性白内障。

【注意事项】部分病例出现一过性刺激感，如灼热感、刺痛等，不影响使用。将本品放入冰箱冷藏后使用以降低刺激。过敏体质者慎用。

【禁忌证】眼外伤及严重感染时暂不使用。对本品过敏者禁用。

【不良反应】一过性灼烧感、流泪等反应，吞咽困难、恶心、呕吐、腹泻、流泪、接触性皮炎等。

吡诺克辛钠滴眼液

【适应证】治疗初期老年性白内障、轻度糖尿病性白内障或并发性白内障等。

【注意事项】使用前须将1片药片投入1瓶溶剂中，待药物完全溶解后，方可使用。片剂溶解入溶剂后，应连续使用，在20d内用完。过敏体质者慎用。

【禁忌证】眼外伤及严重感染时，暂不使用。对本品过敏者禁用。

【不良反应】轻微眼部刺激。

氨碘肽滴眼液

【适应证】用于早期老年性白内障，玻璃体浑浊等眼病的治疗。

【注意事项】应严格遵照本说明书规定的用法和用量，切勿过量使用。甲状腺功能亢进者和低血压或其他内分泌紊乱者慎用。

【禁忌证】对本品特异过敏者、眼部有严重炎症或溃疡者应禁用。与汞制剂无论是内服或眼用均应禁用，因二药配伍使用后可产生对角膜有强烈腐蚀性的二碘化汞。

【不良反应】局部刺激感，结膜囊分泌物增多，结膜、眼睑充血和不适感。

（六）眼用局部麻醉药

丙美卡因滴眼液

【适应证】用于各种眼科手术及眼科检查的表面麻醉。

【注意事项】甲状腺功能亢进或心脏病患者慎用。

【禁忌证】对本品过敏者禁用。

【不良反应】长期频繁使用可能引起角膜损伤、视力减退或伤口愈合延迟。

（七）眼科其他用药

羟丙甲基纤维素滴眼液

【适应证】用于诱增泪液分泌，舒缓由于长期阅读、使用计算机或置身于空调环境中而导致的眼睛过度使用、疲倦和干涩。

【注意事项】

（1）使用后如眼部持续刺激，则停止使用。

（2）佩戴软性隐形眼镜时不宜使用。

【禁忌证】对羟丙甲纤维素及其他辅料如苯扎氯铵等过敏者禁用。

【不良反应】在极少数人中可能会引起眼部不适，如眼睛疼痛，视力模糊，眼球持续发红或出现刺激。

卡波姆滴眼液

【适应证】用于干眼症泪液缺乏的替代治疗。

【注意事项】

（1）驾车或操纵机器时慎用。

（2）戴隐形眼镜时不宜使用。

【禁忌证】对本品任何成分过敏者禁用。

【不良反应】用药后可能引起短暂的视物模糊。

玻璃酸钠滴眼液

【适应证】

（1）用于眼睛疲劳、眼干燥症、眼干燥综合征、斯 - 约综合征等内因性疾病。

（2）用于手术后药物性、外伤、光线对眼造成的刺激及戴隐形眼镜等引起的外因性疾病。

【注意事项】

（1）不要在佩戴角膜接触镜或隐形眼镜时使用。

（2）用后立即密封，2～8℃保存。

【禁忌证】青光眼或眼部有剧痛感者禁用。

【不良反应】可能引起短暂的视物模糊、刺激感、眼痒、结膜充血、睑皮肤炎等。

羟糖甘滴眼液

【适应证】减轻由于泪液分泌不足或暴露在风沙、阳光下、久视屏幕等原因所引起的眼部干涩、刺痛等不适症状，保护眼球免受刺激。

【注意事项】使用本品后如果感到眼部疼痛、视物模糊、持续充血及刺激感加重，或者滴眼后病情加重或持续 72h 以上，应停用本品。使用前请摘掉角膜接触镜。

【禁忌证】对本品中任一成分过敏者禁用。

【不良反应】眼部疼痛、视物模糊、持续充血及刺激感加重。

聚乙烯醇滴眼液

【适应证】用于预防或治疗眼部干涩、异物感等刺激症状，或改善眼干燥症状。

【注意事项】

（1）使用本品后如有眼痛、视物模糊、持续充血及刺激感加重，应当停用本品，及时就医。

（2）不要在佩戴角膜接触镜时使用。

【禁忌证】对本品过敏者禁用。

【不良反应】用药后偶有眼部刺激症状和过敏反应。

重组牛碱性成纤维细胞生长因子滴眼液

【适应证】

（1）用于角膜上皮缺损和点状角膜病变，轻中度干眼症，大泡性角膜病变，角膜擦伤，轻中度化学烧伤，角膜手术及术后愈合不良。

（2）用于地图状（或营养性）单疱性角膜溃疡。

【注意事项】对感染性或急性炎症期角膜病者，须同时局部或全身使用抗生素或抗炎药。

【禁忌证】尚不明确。

【不良反应】个别患者用药时可能出现刺痛感。

乙酰半胱氨酸滴眼液

【适应证】点状角膜炎和单纯疱疹性角膜炎；细菌性（包括病毒）角膜溃疡；其他角膜溃疡包括春季卡他性继发角膜溃疡；角膜烧伤、角膜实质炎、水汽性角膜炎、干燥性角膜炎继发症；碱性化学烧伤、广泛角膜上皮糜烂；眼部疲劳、眼球细胞老化。

【注意事项】制成溶液后，应在 7d 内使用完毕。禁与碘化油、糜蛋白酶、胰蛋白酶配伍。

【禁忌证】对本品过敏者禁用。

【不良反应】尚未见有关不良反应报道。

眼氨肽滴眼液

【适应证】用于角膜炎、沙眼、视力疲劳及青少年假性近视等眼疾。

【注意事项】本品易被细菌污染，开瓶后宜在 10d 内用完，发现浑浊即不能使用。

【禁忌证】对本品过敏者禁用。

【不良反应】尚不明确。

小牛血去蛋白提取物眼用凝胶

【适应证】用于各种病因引起的角膜溃疡，角膜损伤，酸或碱引起的角膜灼伤，大泡性角膜病变，神经麻痹性角膜炎，角膜和结膜变性。

【注意事项】开启一周后不可再用。本品使用后会出现短暂视力模糊，因此用药后至少 20min 内，不可驾驶车辆或操作机械。用药治疗期间，切勿配戴隐形眼镜。

【禁忌证】对本品所含成分或同类药物过敏者禁用。

【不良反应】局部刺疼或灼热感，短暂视力模糊等。

夏天无滴眼液

【适应证】用于防治青少年假性近视眼。

【注意事项】平时有头痛、眼胀、虹视等症状患者和过敏体质者慎用。

【禁忌证】对本品过敏者禁用。

【不良反应】尚不明确。

七叶洋地黄双苷滴眼液

【适应证】黄斑变性，视网膜黄斑区有关病变（糖尿病性视网膜病变，中浆，中渗，高血压性视网膜病变，白内障术后黄斑水肿，动脉硬化性视网膜病变等）。

【注意事项】佩戴隐形镜片时，滴药前摘除，滴后至少 15min 后戴回。

【不良反应】尚不明确。

盐酸萘甲唑林滴眼液

【适应证】用于过敏性结膜炎。

【注意事项】本品不推荐婴儿和儿童使用。高血压、甲状腺功能亢进者、孕妇及哺乳期妇女慎用。

【禁忌证】对本品过敏者、闭角型青光眼患者禁用。

【不良反应】偶有眼部疼痛、流泪等轻度刺激作用。连续长期使用易引起反应性充血。

萘敏维滴眼液

【适应证】用于缓解眼睛疲劳、结膜充血以及眼睛发痒等症状。

【注意事项】

（1）儿童，尤其是婴儿使用可能会发生中枢神经抑制，导致昏迷和体温显著下降。

（2）打开后应在 4 周内用完。

（3）孕妇、哺乳期妇女、心血管疾病并高血压、甲状腺功能亢进和眼部感染患者慎用。

【禁忌证】闭角型青光眼患者禁用。对本品过敏者禁用。

【不良反应】眼部反应：偶见瞳孔散大、充血加重、刺激、眼部不适、视物模糊及轻度炎症。全身反应：偶见晕眩、头痛、恶心、焦躁、思睡、血压升高、心律失常以及血糖升高等。

硫酸锌尿囊素滴眼液

【适应证】用于慢性结膜炎、眦部睑缘炎、眦部结膜炎、春季结膜炎、沙眼。

【注意事项】孕妇及哺乳期妇女慎用。

【禁忌证】对本品过敏者、急性卡他性结膜炎禁用。

【不良反应】疼痛、眼睛充血、发痒、红肿等。

卵磷脂络合碘

【适应证】血管痉挛性视网膜炎、出血性视网膜炎、玻璃体积血、玻璃体混浊、中央静脉闭合性视网膜炎和婴儿哮喘、支气管炎、缺碘性甲状腺肿、缺碘性甲状腺功能减退。

【注意事项】慢性甲状腺疾病患者，曾患突眼性甲状腺肿的患者，内源性甲状腺素合成不足的患者慎用。

【禁忌证】对碘过敏者禁用。

【不良反应】偶发胃肠不适，皮疹。

荧光素钠注射液

【适应证】用于诊断性眼底和虹膜血管的荧光素血管造影检查。

【注意事项】

（1）注射荧光素钠前需做过敏试验。

（2）孕妇，特别是孕期头3个月的孕妇，应避免进行荧光素血管造影。哺乳期妇女慎用。

（3）静脉注射荧光素钠后皮肤及尿液会暂时发黄。

（4）静脉注射荧光素钠时应避免药液外渗。

【禁忌证】对本品任何成分过敏者禁用。

【不良反应】静脉注射后可发生恶心、呕吐、胃肠道不适、头痛、晕厥、低血压以及过敏反应。已有使用本品后心搏停止、基底动脉缺血、严重休克、抽搐、注射部位发生血栓性静脉炎和注射侧手臂的钝痛、荨麻疹、瘙痒、支气管痉挛和过敏反应的报告。注射本品后可发生强烈的味觉改变。

卡巴胆碱

【适应证】用于人工晶状体植入、白内障摘除、角膜移植术等需要缩小瞳孔的手术。

【注意事项】本品不能用于口服、肌内和静脉注射。

【禁忌证】心血管疾患病（包括心律不齐、心动过缓、低血压）、迷走神经兴奋、癫痫、甲状腺功能亢进、帕金森病、支气管哮喘、消化性溃疡和尿路梗阻患者禁用。

【不良反应】

（1）常见视物模糊、眼痛、眼刺激或烧灼感。

（2）偶见头痛、眼部充血、眼睑抽搐。

玻璃酸钠注射液

【适应证】眼科手术辅助用品，主要用于白内障摘除、人工晶状体植入术、青光眼手术及角膜移植术等。

【注意事项】

（1）本品使用前必须先和室温平衡。

（2）避免向眼内注射过多的透明质酸钠。

（3）手术结束时，可采用注洗法或抽吸法清除残留于眼内的透明质酸钠。

（4）本品必须一次性使用。

【禁忌证】尚不明确。

【不良反应】可出现一过性眼压升高。

二、耳鼻喉科用药

氧氟沙星滴耳液

【适应证】用于敏感菌引起的中耳炎、外耳道炎、鼓膜炎。

【注意事项】

（1）孕妇慎用。一般不用于婴幼儿。

（2）本品疗程不宜超过4周。

（3）使用本品时若药温过低，可能会引起眩晕。因此，使用温度应接近体温。

【禁忌证】对氟喹诺酮类药及本品所含成分过敏者禁用。

【不良反应】偶有中耳痛及瘙痒感。

呋麻滴鼻液

【适应证】用于急慢性鼻炎和鼻窦炎。

【注意事项】

（1）小儿、孕妇慎用。

（2）频繁使用可产生"反跳"现象，出现更为严重的鼻塞，长期使用可造成鼻黏膜损伤。

（3）冠心病、高血压、甲状腺功能亢进、糖尿病、闭角型青光眼患者慎用。

【禁忌证】对本品过敏者禁用。鼻腔干燥、萎缩性鼻炎禁用。

【不良反应】烧灼感、干燥感、头痛、头晕、心率加快、长期使用可致心悸、焦虑不安，失眠。

布地奈德鼻喷雾剂

【适应证】

（1）治疗成人及6岁以上儿童季节性和常年性的变态反应性鼻炎，常年性非变态反应性鼻炎。

（2）预防鼻息肉切除后鼻息肉的复发，对症治疗鼻息肉。

【注意事项】

（1）肺结核、伴有鼻部真菌感染和疱疹的患者慎用。

（2）本品治疗时间不得超过 3 个月。

（3）长期使用高剂量治疗的儿童和青少年可能引起生长发育迟缓。

【禁忌证】对本品所含成分过敏者禁用。

【不良反应】

（1）局部症状，如鼻干、喷嚏。

（2）轻微的血性分泌物或鼻出血。

（3）皮肤反应，如荨麻疹、皮疹、皮炎、血管性水肿等。

（4）极少数患者发生溃疡和鼻中隔穿孔。

糠酸莫米松鼻喷雾剂

【适应证】用于治疗成人和 3 岁以上儿童的季节性或常年性鼻炎。

【注意事项】

（1）呼吸道结核感染患者，未经治疗的真菌、细菌、全身性病毒感染患者及眼单纯疱疹患者慎用。

（2）孕妇慎用，哺乳期妇女用药期间宜暂停哺乳。

（3）对于鼻黏膜局部感染未经治疗的患者不应使用本品。

（4）对于新近接受鼻部手术或受外伤的患者，在伤口愈合前不应使用本品。

（5）本品使用达数月或更长时间的患者，应定期检查鼻黏膜。

【禁忌证】对本品所含成分（糠酸莫米松，聚山梨酯 -80，苯扎氯铵，苯乙醇等）过敏者禁用。

【不良反应】

（1）鼻出血，如明显出血、带血黏液和血斑，咽炎，鼻灼热感及鼻部刺激感。

（2）过敏反应和血管性水肿。

曲安奈德鼻喷雾剂

【适应证】用于治疗和预防成人及 6 岁以上儿童的季节性或常年性变态反应性鼻炎。

【注意事项】

（1）呼吸道活动性结核病、未治疗的真菌病、全身性或病毒性感染、眼部单纯疱疹病毒感染等患者慎用。

（2）鼻中隔溃疡、鼻部手术或创伤后慎用。

（3）孕妇及哺乳期妇女慎用。

（4）鼻腔和鼻旁窦伴有细菌感染者，应同时进抗菌治疗。

【禁忌证】对本品所含成分过敏者禁用。

【不良反应】

（1）鼻、咽部干燥或烧灼感，喷嚏或轻微鼻出血、头痛等。

（2）鼻分泌物呈黄色或绿色，有异味；鼻部或咽部有较严重的刺痛或流鼻血。

（3）罕见鼻中隔穿孔、眼压升高，通常见于曾做过鼻手术的患者。

盐酸羟甲唑啉喷雾剂

【适应证】用于急性鼻炎、慢性鼻炎、鼻窦炎、过敏性鼻炎。

【注意事项】高血压、冠心病、甲状腺功能亢进、糖尿病等患者慎用。

【禁忌证】

（1）鼻腔干燥、萎缩性鼻炎患者禁用。

（2）孕妇、哺乳期妇女及3岁以下小儿禁用。

【不良反应】

（1）喷雾过频易致反跳性鼻充血，久用可致药物性鼻炎。

（2）有轻微烧灼感，针刺感、鼻黏膜干燥以及头痛、头晕、心率加快等反应。

氮䓬斯汀鼻喷剂

【适应证】用于季节性过敏性鼻炎（花粉症）和常年性过敏性鼻炎。

【注意事项】妊娠初始3个月内妇女慎用。

【禁忌证】

（1）哺乳期妇女禁用。

（2）6岁以下儿童禁用。

【不良反应】

（1）鼻黏膜刺激，鼻出血。

（2）若给药方法不正确（如头部后仰），用药时会有苦味感，偶见恶心。

标准桃金娘油胶囊

【适应证】适用于急、慢性鼻窦炎和支气管炎。亦适用于支气管扩张、慢性阻塞性肺疾病、肺部真菌感染、肺结核、硅肺等。并可在支气管造影术后使用，以利于造影剂的排出。

【注意事项】本胶囊不可打开或嚼破后服用。本品适宜在餐前 30min 用较多的凉开水送服。

【禁忌证】对本品有过敏反应者不宜使用。

【不良反应】极个别有胃肠道不适及原有的肾结石和胆结石的移动。偶有过敏反应，如：皮疹、面部水肿、呼吸困难和循环障碍。

三、口腔科用药

过氧化氢

【适应证】用于辅助治疗急性坏死性溃疡性龈炎、牙周炎及冠周炎等。

【注意事项】长期使用本品含漱，应与碳酸氢钠溶液交替使用，以中和其酸性。

【禁忌证】对本品过敏者禁用。

【不良反应】

（1）高浓度对皮肤和黏膜产生刺激性灼伤，形成疼痛性"白痂"。

（2）连续应用漱口可产生舌乳头肥大，属可逆性。

碳酸氢钠

【适应证】

（1）口腔念珠菌病。

（2）辅助治疗久治难愈的口腔黏膜病损如天疱疮、糜烂性口腔扁平苔藓等。

（3）预防由放射治疗、化学治疗、长期使用抗生素、糖皮质激素等所引起的口腔黏膜损害。

（4）用于唾液黏稠的黏膜溃疡，糖尿病患者用于预防霉菌感染。

【注意事项】使用本品含漱时，不能因味涩而再用清水漱口。

【禁忌证】对本品过敏者禁用。

【不良反应】服用本品中和胃酸时所产生的二氧化碳可能引起嗳气、继发性胃酸分泌增加。

聚维酮碘

【适应证】用于口腔黏膜创伤、溃疡及病毒、细菌所致的口腔黏膜病；拔牙及口腔外科手术前后消毒；牙髓及根尖周病治疗中的冲洗和封药；以及日常漱口消毒。

【注意事项】

（1）涂布部位如有灼烧感、瘙痒、红肿等情况，应停止用药，并将局部药物洗净。

（2）如误服中毒，应立即用淀粉糊或米汤洗胃。

【禁忌证】对碘过敏者禁用。

【不良反应】偶见过敏反应和皮炎。

西地碘含片

【适应证】用于慢性咽喉炎、口腔溃疡、慢性牙龈炎、牙周炎。

【注意事项】妊娠及哺乳期妇女慎用。

【禁忌证】对本品过敏者或对其他碘制剂过敏者禁用。

【不良反应】

（1）偶见皮疹、皮肤瘙痒等过敏反应。

（2）长期含服可导致舌苔染色，停药后可消退。

溶菌酶含片

【适应证】用于急、慢性咽喉炎，口腔黏膜溃疡及咳痰困难。

【注意事项】当药物性状发生改变时禁止使用。儿童必须在成人监护下使用。

【禁忌证】对本品过敏者禁用。

【不良反应】偶见过敏反应、皮疹等。

糠甾醇片

【适应证】用于牙周病引起的牙龈出血，牙周脓肿等病症。

【注意事项】牙周炎症状控制后需继续服用一定时期的维持量以巩固疗效。须与牙周病局部治疗同时进行，方能根治牙周病。

【禁忌证】对本品过敏者禁用。

【不良反应】尚不明确。

第六章　中药合理应用

第一节　中药基本知识

随着现代科学技术的传入中药新兴学科的建立一些现代科学的分类方法也被引进中药的分类。诸如中药功效分类、药用部位分类、植物学分类、动物学分类、矿物学分类、中药化学成分分类等方法。近年所编辑的有关教材及书籍多根据其学科的性质不同而分别采用不同的现代科学分类方法。

中药的性能指与中药治疗作用有关的性质和功能。是所有的药物共同具有的一些普遍特性。中药的性能理论又称为药性理论。它既是中药功效的高度概括也是认识中药功效和应用中药的理论基础。

第二节　中　成　药

一、注射用中成药

（一）活血化瘀类

丹参注射液

【成分】丹参。

【功效主治】活血化瘀，通脉养心。用于冠心病胸闷，心绞痛。

【不良反应】偶见过敏反应。

【注意事项】对本类药物有过敏或严重不良反应病史患者禁用。本品不宜与其他药物在同一容器内混合使用；使用前必须对光检查，发现药液出现浑浊、沉淀、变色、漏气等现象时不能使用。

银杏叶注射液

【成分】银杏叶提取物。

【功能主治】扩张血管，改善微循环。用于缺血性心脑血管疾病，冠心病，心绞痛，脑栓塞，脑血管痉挛等。

【不良反应】极少见过敏反应。

【注意事项】孕妇及心力衰竭者慎用。发现药液出现混浊、沉淀、变色、漏气等现象时不能使用。

苦碟子注射液

【成分】抱茎苦荬菜。

【功能主治】活血止痛，清热祛瘀。用于瘀血闭阻的胸痹，证见：胸闷、心痛，口苦，舌暗红或存瘀斑等。适用于冠心病、心绞痛见上述病状者。亦可用于脑梗死者。

【不良反应】偶见皮疹、瘙痒、发热、寒战、头晕、头痛、恶心、腹痛、心悸、胸闷、血压下降等，罕见严重过敏反应，表现为呼吸困难、抽搐、过敏性休克等，极罕见曾使用过本品的患者再次使用或在连续使用过程中出现迟发性严重过敏反应。

【注意事项】每10ml药液应用不少于100ml的葡萄糖或氯化钠注射液稀释后使用，滴速以每分钟40～60滴为宜。高龄患者日使用量应不超过20ml，滴速以每分钟不超过40滴为宜。低血压患者慎用。肝肾功能不全患者慎用。本品不得与其他药物混合在同一容器内注射使用。

丹红注射液

【成分】丹参、红花、注射用水。

【功能主治】活血化瘀，通脉舒络。用于瘀血闭阻所致的胸痹及中风，证见：胸痛，胸闷，心悸，口眼歪斜，言语謇涩，肢体麻木，活动不利等症；冠心病、心绞痛、心肌梗死，瘀血型肺心病，缺血性脑病、脑血栓。

【不良反应】本品偶有过敏反应，可见皮疹、瘙痒、头痛、头晕、心悸、寒战、发热、面色潮红、恶心、呕吐、腹泻、胸闷、呼吸困难、喉头水肿、抽搐等，停药后均能恢复正常。罕见过敏性休克。

【注意事项】有出血倾向者禁用，孕妇及哺乳期妇女忌用；对本品过敏者禁用。本品不得与其他药物混合在同一容器内使用；谨慎联合用药，如确需联合使用其他药物时，应谨慎考虑与中药注射剂的时间间隔以及药物相互作用等。

灯盏细辛注射液

【成分】本品为灯盏细辛经提取酚酸类成分制成的灭菌水溶液。主要含野黄芩苷（$C_{21}H_{18}O_{12}$）和总咖啡酸酯（$C_{25}H_{24}O_{12}$）。

【功能主治】活血祛瘀，通络止痛。用于瘀血阻滞，中风偏瘫，肢体麻木，口眼歪斜，语言謇涩及胸痹心痛；缺血性脑卒中、冠心病、心绞痛见上述证候者。

【不良反应】仅极个别患者出现心悸、发热寒战、皮肤瘙痒、潮红、头晕、头痛及血压下降等症状，若出现以上情况，请即刻停药并对症处理，症状即可消失。

【禁忌证】脑出血急性期禁用。

【注意事项】本品在酸性条件下，其酚酸类成分可能游离析出，故静脉滴注时不宜和其他酸性较强的药物配伍。如药液出现浑浊或沉淀，请勿继续使用。

注射用血栓通

【主要成分】三七总皂苷。

【功能主治】活血祛瘀，通脉活络。用于瘀血阻络，中风偏瘫，胸痹心痛及视网膜中央静脉阻塞症。

【注意事项】孕妇慎用：连续给药不得超过 15d；头面部发红、潮红，轻微头胀痛是本品用药时常见反应，应立即停药，并进行相应处理；禁用于脑溢血急性期；禁用于既往对人参、三七过敏的患者；禁用于对酒精高度过敏的患者，用药期勿从事驾驶及高空作业等危险工作。

注射用丹参多酚酸盐

【主要成分】丹参乙酸等。

【功能主治】活血、化瘀、通脉。用于冠心病，心绞痛，中医辨证为心血瘀阻证者，症见胸痛、胸闷、心悸。

【不良反应】少数患者发生头晕、头昏、头胀痛。偶有患者在输液中因静滴速度快致轻度头痛。偶尔有血谷丙转氨酶升高，在停药后消失。

【注意事项】有出血倾向者慎用。孕妇、哺乳期妇女慎用。目前尚无充分的药物相互作用研究资料。

丹参酮ⅡA磺酸钠注射液

【性状】本品为红色的澄明液体。

【适应证】可用于冠心病、心绞痛、心肌梗死、室性早搏的辅助治疗。

【注意事项】

（1）部分患者肌内注射后有疼痛。个别有皮疹反应，停药后即可消失。

（2）当药物性状发生改变时禁止使用。

（3）儿童避免使用。

（4）孕妇（尤其是妊娠 3 个月内孕妇）、哺乳期妇女避免使用。

丹皮酚磺酸钠注射液

【成分】本品主要成分为丹皮酚磺酸钠。

【性状】本品为无色澄明液体。

【适应证】用于风湿性关节炎、类风湿关节炎等病的关节酸痛、颈椎腰椎增生、肌肉痛及神经痛等。

【注意事项】

（1）本品为症状控制药，应同时对导致症状的病因进行治疗。

（2）年老体弱或体温在 40℃以上者，解热时宜用小量，以免大量出汗引起虚脱。解热时应多喝水，以利排汗和降温，否则因出汗而造成水与电解质平衡失调或虚脱。

【药理】本品为解热镇痛药。具有与丹皮酚相同的祛风镇痛作用。较丹皮酚单方制剂药效强。

银杏达莫注射液

【主要成分】银杏总黄酮、双嘧达莫。

【适应证】本品适用于预防和治疗冠心病、血栓栓塞性疾病。

【不良反应】偶有恶心、呕吐、头晕、皮肤过敏反应发生，罕见心绞痛加重，一旦停药，症状立即消失。

【注意事项】有出血倾向者慎用，与肝素、双香豆素等抗凝药同用时，易引起出血倾向。

（二）清热解毒类

喜炎平注射液

【成分】穿心莲叶中提取的有效成分穿心莲内酯（穿心莲乙素）经磺化引入亲水性基因后制成的穿心莲内酯磺酸盐灭菌水溶液。

【功能主治】清热解毒，止咳止痢。用于支气管炎，扁桃体炎，细菌性痢疾等。

【注意事项】孕妇慎用。

痰热清注射液

【成分】黄芩、熊胆粉、山羊角、金银花、连翘、辅料为丙二醇。

【功能主治】清热，解毒，化痰。用于风温肺热病属痰热阻肺证，症见：发热、咳嗽、咳痰不爽、咽喉肿痛、口渴、舌红、苔黄；肺炎早期、急性支气管炎、慢性支气管炎急性发作以及上呼吸道感染属上述证候者。

【不良反应】本品偶有过敏反应，可见皮疹、瘙痒。

【禁忌证】对本品过敏或过敏体质者禁用。

【注意事项】使用前，在振摇时发现有漂浮物出现或产生浑浊，则不得使用；使用本品时，注意观察不良反应；不得与其他药物混合滴注；严格控制输液速度。

柴胡注射液

【成分】柴胡聚山梨酯氯化钠。

【功能主治】清热解表。用于治疗感冒、流行性感冒及疟疾等的发热。

【不良反应】偶见过敏反应、过敏性休克、致死及急性肺水肿等。

【注意事项】本品为退热解表药，无发热者不宜；孕妇慎用；过敏体质慎用。

热毒宁注射液

【成分】青蒿、金银花、栀子。辅料：聚山梨酯80。

【性状】本品为淡黄棕色至红棕色澄明液体；味苦。

【功能主治】清热，疏风，解毒。用于上呼吸道感染（外感风热证）所致得高热、微恶风寒、头身痛、咳嗽、痰黄等症。

【不良反应】

（1）个别患者可出现头晕、胸闷、口干、腹泻、恶心呕吐。

（2）偶见有全身发红、瘙痒或皮疹等过敏反应。

【禁忌证】

（1）对本品过敏者禁用。有药物过敏史者慎用。

（2）既往有溶血（血胆红素轻度增高或尿胆原阳性者）现象发生使用。

【注意事项】

（1）本品不宜与其他药物在同一容器内混合使用。

（2）溶液配制浓度不低于1∶4（药液∶溶媒）。

（3）稀释后出现浑浊不能使用。

（4）滴速过快可能导致头昏、胸闷和局部皮疹。

（三）固本益气及抗肿瘤辅助用药

参麦注射液

【成分】红参、麦冬。

【功能主治】益气固脱，养阴生津，生脉。用于治疗气阴两虚型之休克、冠心病、病毒性心肌炎、慢性肺心病、粒细胞减少症。

【禁忌证】对本类药物有过敏史患者禁用。

【注意事项】不宜在同一容器中与其他药物混用。本品是纯中药制剂，保存不当可能影响产品质量，所以使用前必须对光检查，发现药液出现混浊、沉淀、变色、漏气等现象时不能使用。

生脉注射液

【主要成分】红参、麦冬、五味子。

【功能主治】益气养阴，复脉固脱，用于气阴两亏，脉虚欲脱的心悸、气短、四肢厥冷、汗出、脉欲绝及心肌梗死、心源性休克，感染性休克等具有上述症候者。

黄芪注射液

【成分】黄芪甲苷。

【功能主治】益气养元，扶正祛邪，养心通脉，健脾利湿。用于心气虚损、血脉淤阻之病毒性心肌炎、心功能不全及脾虚湿困之肝炎。

鸦胆子油乳注射液

【成分】精制鸦胆子油，辅料为精制磷脂、甘油、注射用水。

【性状】本品为乳白色均匀乳状液体。

【功能主治】抗癌药。用于肺癌、肺癌脑转移及消化道肿瘤。

【不良反应】有少数患者用药后有油腻感，恶心、厌食等消化道不适反应。

【禁忌证】孕妇忌用。

【注意事项】

（1）本品外观如有分层，应停止使用。

（2）本品有毒，易损害肝肾功能，不可过量。

（3）本品不宜与其他药物同时滴注，以免发生不良反应。

参芪扶正注射液

【成分】党参、黄芪、氯化钠。

【功能主治】益气扶正。用于不适宜放、化疗，表现为气虚证的晚期肺癌的辅助治疗；可与化疗配合，用于表现为气虚证肺癌、胃癌的辅助治疗。

【不良反应】

（1）非气虚证患者用药后可能发生轻度出血。

（2）少数患者用药后，可能出现口腔炎，嗜睡，感觉异常。

【禁忌证】有内热者忌用，以免助热动血。

【注意事项】

（1）用于气虚证者。

（2）有出血倾向者慎用。

艾迪注射液

【成分】斑蝥、人参、黄芪、刺五加；辅料为甘油（供注射用）。

【功能主治】清热解毒，消瘀散结，用于原发性肝癌，肺癌，直肠癌，恶性淋巴瘤，妇科恶性肿瘤等。

【不良反应】首次应用本品，偶有患者出现面红、荨麻疹、发热等反应，极个别患者有心悸、胸闷、恶心等反应。

【禁忌证】孕妇及哺乳期妇女禁用。

【注意事项】

（1）给药速度开始15滴/min，30min后如无不良反应，给药速度控制在50滴/min。

（2）如有不良反应发生应停药并作相应处理。再次应用时，艾迪注射液用量从20～30ml开始，加入0.9%氯化钠注射液或5%～10%葡萄糖注射液400～450ml，同时可加入地塞米松注射液5～10mg。

（3）因本品含有微量斑蝥素，外周静脉给药时注射部位静脉有一定刺激，可在静滴本品前后给予2%利多卡因5ml加入0.9%氯化钠注射液100ml静滴。

注射用黄芪多糖

【成分】黄芪多糖。

【性状】本品为类白色无定形粉末；无臭，无味。

【功能主治】益气补虚。用于倦怠乏力，少气懒言，自汗，气短，食欲缺乏属气虚证因化疗后白细胞减少，生活质量降低，免疫功能低下的肿瘤患者。

【不良反应】极个别患者使用本品后出现发热、皮肤红斑、瘙痒、荨麻疹，可能与其过敏体质有关，停药后症状很快消失，或对症治疗。

【禁忌证】皮试阳性的患者、孕妇忌用。

参附注射液

【主要成分】红参、附片。

【功能主治】回阳救逆，益气固脱。主要用于阳气暴脱的厥脱症（感染性、失血性、失液性休克等）；也可用于阳虚（气虚）所致的惊悸、怔忡、喘咳、胃疼、泄泻、痹症等。

【不良反应】偶有头痛、心动过速、过敏反应等。

【注意事项】

（1）本品孕妇慎用。

（2）本品避免直接与辅酶A、维生素K_3、氨茶碱混合配伍使用。

（3）本品不宜与中药半夏、瓜蒌、贝母、白蔹、白及、藜芦等同时使用。

（4）本品不宜与其他药物在同一容器内混合使用。

（5）本品含有皂苷，正常情况下，摇动时可以产生泡沫现象。

（四）其他

醒脑静注射液

【成分】麝香、栀子、郁金、冰片。

【功能主治】清热解毒，凉血活血，开窍醒脑。用于气血逆乱，脑脉瘀阻所致中风昏迷，偏瘫口歪；外伤头痛，神志昏迷；酒毒攻心，头痛呕恶，昏迷抽搐。脑栓塞、脑出血急性期、颅脑外伤，急性酒精中毒见上述症候者。

【不良反应】偶见皮疹等过敏反应。

【注意事项】孕妇禁用；对本品过敏者慎用；运动员慎用。

益母草注射液

【主要成分】水苏碱。

【功能主治】子宫收缩药。用于止血调经。

【注意事项】孕妇忌用；胎盘未排出前禁用。气血两虚引起的月经量少，色淡质稀，伴有头晕心悸，疲乏无力等不宜选用本药。

二、口服用中成药

（一）消炎、清热解毒类

安宫牛黄丸

【主要成分】牛黄、郁金、犀角、黄芩、黄连、雄黄、栀子、朱砂、冰片、麝香、珍珠。

【功能主治】清热解毒，镇惊开窍。用于热病，邪入心包，高热惊厥，神昏谵语。

【不良反应】不当使用可致体温过低，偶见过敏反应。

【注意事项】孕妇慎用。

板蓝根颗粒

【主要成分】板蓝根，辅料为蔗糖，糊精。

【功能主治】清热解毒，凉血利咽。用于肺胃热盛所致的咽喉肿痛、口咽干燥；急性扁桃体炎见上述证候者。

【注意事项】服药3d症状无缓解，应去医院就诊；对本品过敏者禁用，过敏体质者慎用。

柴黄颗粒

【主要成分】柴胡、黄芩提取物。

【功能主治】清热解毒。用于上呼吸道感染，感冒发热。

【注意事项】本品清热解表，风寒感冒者慎服，柴胡、黄芩性味苦寒，脾胃虚寒忌服；孕妇慎用；服药期间忌服滋补性中药；忌辛辣厚味。

穿心莲片

【主要成分】穿心莲。辅料为淀粉、硬脂酸镁。

【功能主治】清热解毒，凉血消肿，用于咽喉肿痛，口舌生疮。

【注意事项】忌食烟酒、辛辣、油腻食物；凡声嘶、咽痛初起，兼见恶寒发热、鼻流清涕等外感风寒者忌用；声哑、咽喉痛同时伴有其他症状，如心悸、胸闷、咳嗽气喘、痰中带血等，应及时去医院就诊。

芙朴感冒颗粒

【主要成分】芙蓉叶、厚朴、牛蒡子（炒）、陈皮。

【功能主治】清热解毒，宣肺利咽，宽中理气。用于风热或风热挟湿感冒引起的发热头痛，咽痛，肢体酸痛，鼻塞，胃纳减退。

【注意事项】不宜在服药期间同时服用滋补性中药；风寒感冒者不适用，其表现为恶寒重，发热轻，无汗，流清涕，喉痒等；孕妇禁服；对本品过敏者禁用，过敏体质者慎用。

复方双花片

【主要成分】金银花、板蓝根、连翘、穿心莲。

【功能主治】清热解毒，利咽消肿。适用于外感风热引起的咽喉肿痛。

【注意事项】忌食厚味，油腻；素脾胃虚寒者慎用。

甘桔冰梅片

【主要成分】桔梗、薄荷、射干、蝉蜕、乌梅（去核）、冰片、甘草、青果。

【功能主治】清热开音。用于风热犯肺引起的失音证。

【注意事项】忌烟酒、辛辣、鱼腥食物；不宜在服药期间同时服用温补性中药；孕妇慎用。风寒感冒咽痛者，症见恶寒发热、无汗、鼻流清涕者慎用。

黄连上清丸

【主要成分】黄连、栀子（姜制）、连翘、防风等。

【功能主治】清热通便，散风止痛。用于头晕脑胀，牙龈肿痛，口舌生疮，咽喉红肿，耳痛耳鸣，暴发火眼，大便干燥，小便黄赤。

【注意事项】不宜在服药期间同时服用温补性中成药；对本品过敏者禁用，孕妇忌服，脾胃虚寒者禁用，过敏体质者慎用。

口炎清颗粒

【主要成分】天冬、麦冬、玄参、金银花、甘草。

【功能主治】滋阴清热，解毒消肿。用于阴虚火旺所致的口腔炎症。

【注意事项】忌烟、酒及辛辣、油腻食物；对本品过敏者禁用，过敏体质者慎用。

宁泌泰胶囊

【主要成分】四季红、白茅根、大风藤、三颗针、仙鹤草、芙蓉叶、连翘。

【性状】本品为胶囊剂，内容物为深棕色粉末，有淡黄色纤维。气香、味微苦。

【功能主治】清热解毒，利湿通淋。用于湿热蕴结所致淋证，证见：小便不利，淋漓涩痛，尿血，以及下尿路感染、慢性前列腺炎见上述证候者。

【注意事项】孕妇慎服。

金嗓散结丸

【主要成分】板蓝根、蝉蜕、丹参、莪术、红花、鸡内金、金银花、马勃、麦冬、木蝴蝶、蒲公英、三棱、桃仁、玄参、泽泻、浙贝母。辅料：蜂蜜。

【性状】本品为棕黑色的水蜜丸或大蜜丸；气微，味甘、微苦。

【功能主治】清热解毒，活血化瘀，利湿化痰。用于热毒蓄结、气滞血瘀而形成的慢喉（声带小结、声带息肉、声带黏膜增厚）及由此而引起的声音嘶哑等症。

【禁忌证】忌辛辣食物。

【注意事项】孕妇慎服。

金嗓开音丸

【主要成分】金银花、连翘、黄芩、板蓝根、赤芍、玄参、菊花、牛蒡子、木蝴蝶、胖大海、僵蚕（麸炒）、蝉蜕等16味。

【性状】本品为黑褐色的水蜜丸；气微，味甘。

【功能主治】清热解毒，疏风利咽。用于风热邪毒引起的咽喉肿痛，声音嘶哑，急性、亚急性咽炎、喉炎。

【注意事项】

（1）忌辛辣、鱼腥食物。

（2）不宜在服药期间同时服用温补性中成药。

（3）不适用于外感风寒所致的咽喉痛、声音嘶哑者。

（4）凡脾气虚大便溏者慎用。

蓝芩口服液

【主要成分】板蓝根、黄芩、栀子、黄柏、胖大海。

【功能主治】清热解毒，利咽消肿。用于急性咽炎、肺胃实热证所致的咽痛、咽干、咽部灼热。

【不良反应】个别患者服药后出现轻度腹泻，一般可自行缓解。

【注意事项】不宜在服药期间同时服用温补性中药；孕妇慎用；脾虚大便溏者慎

用；属风寒感冒咽痛者，症见恶寒发热、无汗、鼻流清涕者慎用；对本品过敏者禁用，过敏体质者慎用。

羚羊角胶囊

【主要成分】羚羊角细粉。

【功能主治】平肝息风，清肝明目，散血解毒。用于高热惊痫，神昏痉厥，子痫抽搐，癫痫发狂，头痛眩晕，目赤翳障，温毒发斑，痈肿疮毒。

脉络舒通颗粒

【主要成分】黄芪、金银花、黄柏、苍术等。

【功能主治】清热解毒、化瘀通络、祛湿消肿。用于湿热瘀阻脉络证候的血栓性浅静脉炎、非急性期深静脉血栓形成所致的下肢肢体肿胀、疼痛、肤色暗红或伴有条索状物。

【不良反应】部分患者服药后轻度恶心、呕吐、食欲缺乏等胃部不适。

【注意事项】孕妇禁用；深静脉血栓形成初发一周内不用；忌食辛辣及刺激食物；肝肾功能不全者慎用；有出血性疾病或凝血机制障碍者慎用。

牛黄解毒片

【主要成分】人工牛黄、石膏、黄芩、大黄、雄黄、冰片、甘草、桔梗。

【功能主治】清热解毒。用于火热内盛，咽喉肿痛，牙龈肿痛，口舌生疮，目赤肿痛。

【注意事项】阴虚热盛所致口疮、牙痛、喉痹者忌服；孕妇忌用；脾胃虚寒者禁服，含有雄黄，不宜过量，久服。

蒲地蓝消炎口服液

【主要成分】蒲公英、苦地丁、板蓝根、黄芩。

【功能主治】清热解毒，抗炎消肿。用于疖肿、腮腺炎、咽炎、扁桃体炎等。

清热灵颗粒

【主要成分】黄芩、连翘、大青叶、甘草。

【功能主治】清热解毒。用于感冒发热，咽喉肿痛。

【注意事项】不宜在服药期间同时服用滋补性中成药；风寒感冒者不适用，其表现为恶寒重，发热轻，无汗，头痛，鼻塞，流清涕，喉痒咳嗽；症状加重，或出现新的严重症状如胸闷、心悸等应立即停药，并去医院就诊；对本品过敏者禁用，过敏体质者慎用。

双黄连口服液

【主要成分】金银花、黄芩、连翘。

【功能主治】疏风解表，清热解毒。用于外感风热所致的感冒，症见发热、咳嗽、咽痛。

【不良反应】可见全身皮肤瘙痒，出现皮疹、斑丘疹。

【注意事项】不宜在服药期间同时服用滋补性中药；风寒感冒者不适用；对本品过敏者禁用，过敏体质者慎用。

万应胶囊

【主要成分】黄连、胡黄连、熊胆粉、牛黄、冰片、麝香等。

【功能主治】清热，镇惊，解毒，用于口舌生疮，牙龈咽喉疼痛、小儿高热、烦躁易惊。

【注意事项】肺胃阴虚所致慢喉痹慎用。脾胃虚弱、体弱小儿不宜久服；饮食宜清淡，忌食辛辣、油腻食物。

西 黄 丸

【主要成分】人工牛黄、人工麝香、乳香、没药（醋制）。

【功能主治】清热解毒，和营消肿。用于痈疽疔毒，瘰疬，流注，癌肿等。

【注意事项】孕妇忌服。

小儿豉翘清热颗粒

【主要成分】连翘、淡豆豉、薄荷、大黄、青蒿、厚朴、甘草等。

【功能主治】疏风解表，清热导滞。用于小儿风热感冒挟滞证，症见发热咳嗽，鼻塞流涕，咽红肿痛，纳呆口渴，脘腹胀满，便秘或大便酸臭，溲黄。

小儿肺热咳喘口服液

【主要成分】石膏、知母、金银花、连翘等。

【功能主治】清热解毒、宣肺止咳、化痰平喘。用于感冒、咳嗽、咳痰、支气管炎见上述症候者。

【注意事项】服用期间饮食清淡，忌油腻腥荤、辛辣刺激食物。风寒感冒、风寒闭肺咳喘、内伤肺肾亏虚喘咳者忌用。

小儿清热止咳口服液

【主要成分】麻黄、石膏、苦杏仁（炒）、黄芩、板蓝根、甘草。

【功能主治】清热宣肺，平喘，利咽。用于小儿外感风热所致的感冒，症见发热恶寒、咳嗽痰黄、气促喘息、口干音哑、咽喉肿痛。

【注意事项】发热体温超过38.5℃的患者，应去医院就诊；咳喘加重应及时去医院就诊；本品性状发生改变时禁止使用。

银黄含化片

【主要成分】金银花、黄芩。

【功能主治】清热解毒，消炎。用于急慢性扁桃体炎，咽炎，上呼吸道感染。

珍 黄 丸

【主要成分】珍珠、牛黄、三七、冰片、猪胆汁、黄芩提取物、薄荷油。

【功能主治】清热解毒，消肿止痛。用于咽喉肿痛，疮疡热疖。

丹参酮胶囊

【主要成分】本品为丹参经适宜加工制成的胶囊。

【性状】本品为胶囊剂，内容物为砖红色至棕红色粉末。

【功能主治】抗菌消炎。用于骨髓炎，痤疮，扁桃腺炎，外耳道炎、疖、痈、外伤感染，烧伤感染，乳腺炎，蜂窝组织炎等。

银花泌炎灵片

【主要成分】金银花、半枝莲、扁蓄、瞿麦、石韦、川木通、车前子、淡竹叶、桑寄生、灯心草。

【性状】本品为薄膜衣片，除去薄膜衣后显深褐色，味微苦、涩。

【功能主治】清热解毒，利湿通淋。用于急性肾盂肾炎，急性膀胱炎，下焦湿热证，证见：发热恶寒、尿频急、尿道刺痛或尿血、腰痛等。

【禁忌证】孕妇禁用。

【注意事项】孕妇禁用，哺乳期妇女慎用。

（二）活血化瘀类循环系统辅助用药

地奥心血康胶囊

【主要成分】甾体总皂苷。

【功能主治】活血化瘀，行气止痛，扩张冠脉血管，改善心肌缺血。用于预防和治疗冠心病、心绞痛及瘀血内阻之胸痹、眩晕、气短、心悸、胸闷或痛等症。

【注意事项】偶有头晕、头痛，可自行缓解。极少数病例空腹服用有胃肠道不适。

复方丹参片

【主要成分】丹参、三七、冰片。

【功能主治】活血化瘀、理气止痛。用于胸中憋闷，心绞痛。

【注意事项】孕妇慎用。

复方丹参滴丸

【主要成分】丹参、三七、冰片。

【功效主治】活血化瘀，理气止痛，用于胸中憋闷，心绞痛。

【注意事项】孕妇慎用。

荷　丹　片

【主要成分】荷叶、丹参、山楂、番泻叶、补骨脂。

【功效主治】化痰降浊，活血化瘀。用于高脂血症属痰浊挟瘀证者。

【不良反应】偶见腹泻、恶心、口干。

【注意事项】脾胃虚寒，便溏者忌用；孕妇禁用，月经期及有出血倾向者忌用。

黄芪生脉饮

【主要成分】黄芪、党参、麦冬、五味子。

【功能主治】益气滋阴，养心补肺。用于气阴两虚，心悸气短的冠心病患者。

可达灵片

【主要成分】延胡索提取物。

【功能主治】活血化瘀，利气止痛。用于冠心病、心绞痛，急性心肌梗死，陈旧性心肌梗死之胸闷憋气、心悸眩晕。

利脑心胶囊

【主要成分】赤芍、川芎、丹参、地龙、甘草、葛根、枸杞、红花等。

【功效主治】活血祛瘀，行气化痰，通络止痛，用于气滞血瘀，痰浊阻络，胸痹刺痛，绞痛，固定不移，入夜更甚，心悸不宁，头晕头痛，以及冠心病，心肌梗死，脑动脉硬化，脑血栓等见上述证候者。

【注意事项】孕妇慎用，脑出血急性期患者慎用。

复方血栓通软胶囊

【主要成分】三七、黄芪、丹参、玄参。

【性状】本品为软胶囊剂，内容物为深棕褐色油状物；味苦，微甘。

【功能主治】活血化瘀，益气养阴。用于治疗血瘀兼气阴两虚证的视网膜静脉阻塞。症见视力下降或视觉异常，眼底瘀血征象，神疲乏力，咽干，口干等症。

【不良反应】偶见恶心、呃逆。

【注意事项】孕妇忌服。

脉　平　片

【主要成分】银杏叶提取物、维生素C、芦丁、何首乌、当归。

【功效主治】活血化瘀，用于瘀血闭阻的胸痹，心痛病，症见：胸闷，胸痛，心悸，舌暗或有瘀斑等，以及冠心病，心绞痛，高脂血症见上述症状者。

【不良反应】未见明显毒副作用。

【注意事项】偶见食欲减退、便稀、腹胀等。孕妇禁忌。

神香苏合丸

【主要成分】麝香、冰片、水牛角浓缩粉、乳香（制）、安息香、白术、香附、木香、沉香、丁香、苏合香。

【功能主治】温通宣痹，行气化浊。用于胸闷、气憋、心绞痛以及气厥、心腹疼痛等及冠心病具有上述证候者。

【注意事项】孕妇忌服。

生脉胶囊

【主要成分】人参、麦冬、五味子。

【功能主治】益气，养阴生津。用于气阴两亏，心悸气短，自汗。

【注意事项】忌油腻食物；凡脾胃虚弱，呕吐泄泻，腹胀便溏、咳嗽痰多者慎用；感冒患者不宜服用；服用本品同时不宜服用藜芦、五灵脂、皂荚或其制剂；不宜喝茶和吃萝卜，以免影响药效；本品宜饭前服用。

银杏叶片

【主要成分】银杏叶提取物。

【功能主治】活血化瘀通络。用于瘀血阻络引起的胸痹心痛、中风、半身不遂、舌强语謇；冠心病稳定型心绞痛、脑梗死见上述证候者。

松龄血脉康胶囊

【主要成分】鲜松叶、葛根、珍珠层粉。

【功能主治】平肝潜阳，镇心安神。用于高血压病及原发性高脂血症见有头痛眩晕、急躁易怒、心悸失眠等属肝阳上亢见症者。

【不良反应】可见轻度腹泻，胃脘胀满等，饭后服用有助于减轻或改善这些症状。

参松养心胶囊

【主要成分】人参、麦冬、山茱萸、丹参、炒酸枣仁、桑寄生、赤芍、土鳖虫、甘松、黄连、南五味子、龙骨。

【性状】本品为胶囊剂，内容物为棕褐色粉末；味苦。

【功能主治】益气养阴，活血通络，清心安神。用于治疗气阴两虚，心络瘀阻引起的冠心病室性早搏，症见心悸不安、气短乏力，动则加剧，胸部闷痛，失眠多梦，盗汗，神倦懒言等。

【不良反应】个别患者服药期间可出现胃胀。

【注意事项】应注意配合原发性疾病的治疗。

速效救心丸

【主要成分】川芎、冰片。

【功能主治】行气活血，祛瘀止痛，增加冠脉血流量，缓解心绞痛。用于气滞血瘀型冠心病，心绞痛。

通心络胶囊

【主要成分】人参、水蛭、全蝎、蜈蚣、冰片等。

【功能主治】益气活血，通络止痛。用于冠心病心绞痛证属心气虚乏、血瘀络阻者。症见胸部憋闷，刺痛、绞痛，固定不移，心悸自汗，气短乏力，舌质紫暗或有瘀斑，脉细涩或结代。亦用于脑梗死恢复期，证属中风中经络，气虚血瘀络阻型。症见半身不遂，偏身麻木，口舌歪斜，言语不利等症。

【不良反应】个别患者用药后可出现胃部不适。

【注意事项】服药后胃部不适者宜改为饭后服。出血性疾患，孕妇及妇女经期及阴虚火旺型中风禁用。

稳心颗粒

【主要成分】党参、黄精、三七、琥珀、干松。

【功能主治】益气养阴，定悸复脉，活血化瘀。主治气阴两虚兼心脉瘀阻所致的心悸不宁，气短乏力，头晕心烦，胸闷胸痛。适用于各种原因引起的期前收缩、房颤、窦性心动过速等心律失常。

【不良反应】偶见轻度头晕、恶心，一般不影响用药。

【注意事项】孕妇慎用；用前请将药液充分搅匀，勿将杯底药粉丢弃。

心可舒胶囊

【主要成分】丹参、葛根、三七、山楂、木香。

【功能主治】活血化瘀，行气止痛。用于气滞血瘀型冠心病引起的胸闷、心绞痛、头晕、头痛、颈项疼痛及心律失常、高血脂等症。

【注意事项】孕妇禁用，有出血性疾病及出血倾向者慎用；服用后忌生冷、辛辣、油腻食物、忌烟酒、浓茶。

心脉通片

【主要成分】当归、丹参、毛冬青、牛藤、三七、葛根等。

【功能主治】活血化瘀、通脉养心、降压降脂。用于高血压、高脂血症等。

【不良反应】偶有患者服药后感觉口干、腹胀、胃纳差，此乃处方偏寒所致，饭后服用可避免。

【注意事项】孕妇忌服，月经期及有出血倾向者禁用，脾胃虚寒便溏者慎用。

心通口服液

【主要成分】黄芪、党参、麦冬、何首乌、淫羊藿、当归、丹参等。

【功能主治】益气养阴，化痰通络。用于胸痹气虚、痰瘀交阻证，心痛、心悸、胸闷气短、心烦乏力、脉沉细、弦滑、结代；冠心病心绞痛见上述症状者。

【注意事项】如服后有反酸者，可于饭后服用。孕妇禁用。

复方血栓通胶囊

【主要成分】三七、黄芪、丹参、玄参。

【功能主治】活血化瘀，益气养阴。用于治疗血瘀兼气阴两虚证的视网膜静脉阻塞。症见视力下降或视觉异常，眼底瘀血征象，神疲乏力，咽干、口干等症。

【注意事项】孕妇慎用。

血脂康胶囊

【主要成分】红曲。

【功能主治】化浊降脂，活血化瘀，健脾消食。用于脾虚痰瘀阻滞症的气短、乏力，头晕、头痛、胸闷、腹胀、食少纳呆等；高脂血症：也可用于由高脂血症及动脉粥样硬化引起的心脑血管疾病的辅助治疗。

【注意事项】

（1）孕妇及哺乳期妇女慎用。

（2）服药期间，饮食宜清淡，少食油腻。

血脂灵片

【主要成分】泽泻、决明子、山楂、制何首乌。

【功能主治】活血降浊，润肠通便。用于瘀浊内盛而致的高脂血症。

【注意事项】

（1）脾虚便溏者慎用。

（2）饮食宜清淡、低糖、低盐。食勿过饱。忌食辛辣、油腻之品。

血滞通胶囊

【主要成分】薤白。

【功能主治】通阳散结，行气导滞。用于高血脂症血瘀痰阻所致的胸闷、乏力、腹胀等。

养血清脑颗粒

【主要成分】当归、川芎、白芍、熟地黄、钩藤、鸡血藤、夏枯草、决明子、珍珠母、延胡索、细辛。辅料为：糊精、甜菊素。

【性状】棕色的颗粒，味甜。

【功能主治】养血平肝，活血通络。用于血虚亢所致各种头痛，创伤性脑神经综合征，眩晕眼花，心烦易怒，失眠多梦等。

【不良反应】偶见恶心。

【注意事项】本品有轻度降压作用，低血压慎用。孕妇忌服。

益心康泰胶囊

【主要成分】黄芪、大黄、锁阳、多腺悬钩子、唐古特铁线莲、甘草。

【功能主治】藏医养阴补血，化瘀通脉，清腑降浊。用于查隆紊乱所致胸痹心痛，心悸气短，倦怠乏力，大便秘结，冠心病心绞痛，高脂血症见上述证候者。中医益气行滞，化瘀通脉，通腑降浊。用于气虚血瘀所滞致胸痹心痛，心悸气短，倦怠乏力，大便秘结；冠心病心绞痛，高脂血症见上述证候者。

【注意事项/禁忌】孕妇忌用。

银盏心脉滴丸

【主要成分】灯盏细辛、银杏叶、丹参、天然冰片。

【功能主治】活血化瘀，通脉止通。用于瘀血闭阻引起的冠心病心绞痛，症见胸闷，胸通，心悸，气短等。

芪参益气滴丸

【主要成分】黄芪、丹参、三七、降香

【功能主治】益气通脉，活血止痛。用于气虚血瘀型胸痹。症见胸闷胸痛，气短乏力、心悸、面色少华、自汗，舌体胖有齿痕、舌质暗或紫暗或有瘀斑，脉沉或沉弦。适用于冠心病、心绞痛见上述症状者。

【注意事项】孕妇慎用。

（三）扶正固本类药物

消癌平片

【主要成分】乌骨藤提取物，内含多种生物活性碱和高分子多糖。

【性状】本品为薄膜衣片，除去包衣后显棕色至棕褐色，气微、味苦。

【功能主治】抗癌、止痛、消炎、平喘。用于食管癌、胃癌、肺癌，对大肠癌、宫颈癌、白血病等多种恶性肿瘤，亦有一定疗效，亦可配合放疗、化疗手术后治疗，并用于治疗慢性气管炎和支气管哮喘。

【注意事项】孕妇忌服。

华蟾素片

【主要成分】干蟾皮提取物。

【性状】本品为肠溶糖衣片，除去包衣后显黄色；气微香，味苦。

【功能主治】解毒，消肿，止痛。用于中、晚期肿瘤，慢性乙型肝炎等症。

【禁忌证】避免与剧烈兴奋心脏药物配伍。

【注意事项】口服初期偶有腹痛、腹泻等胃肠道刺激反应，如无其他严重情况，不需停药，继续使用，症状会减轻或消失。

蜂皇胎胶囊

【主要成分】蜂皇幼虫冻干粉

【功能主治】养血宁神，益肝健脾。用于体虚乏力，神经衰弱，失眠多梦，食少纳呆：亦可用于因放射性引起的白细胞减少。

【不良反应】服用后极少数人会出现过敏现象。

扶正化瘀胶囊

【主要成分】丹参、发酵虫草菌粉、桃仁、松花粉、绞股蓝、五味子（制）。

【功能主治】活血祛瘀，益精养肝。用于乙型肝炎肝纤维化属"瘀血阻络，肝肾不足"证者。

【禁忌证】孕妇忌服。

【注意事项】湿热盛者慎用。

槐耳颗粒

【主要成分】槐耳菌质。

【功能主治】扶正活血，适用于不宜手术和化疗原发性肝癌的辅助治疗药，有改善肝区疼痛，腹胀，乏力等症状的作用。

【不良反应】偶见恶心，呕吐。

胚宝胶囊

【主要成分】本品为羊的胎盘加工制成的胶囊。

【功能主治】补肾温阳，养血填精。用于肾阳不足，精血亏虚，面色萎黄，食欲缺乏，畏寒肢冷，腰膝冷痛，气短自汗。

心肝宝胶囊

【主要成分】本品为人工虫草菌丝粉制成的胶囊。

【功能主治】补虚损，益精气，保肺益肾，扶正固本。用于乙型慢性活动性肝炎，肝硬化；房性、室性早搏，心动过速、心动过缓；顽固性失眠症及肾病综合征，癌症辅助治疗。

（四）滋阴壮阳药物

桂附地黄丸

【主要成分】肉桂、附子（制）、熟地黄、山茱萸（制）、牡丹皮、山药、茯苓、泽泻。

【功能主治】温补肾阳。用于腰膝酸软，肢冷尿频。

【不良反应】尚不明确

【禁忌证】孕妇忌服。

【注意事项】

（1）不宜和外感药同时服用。

（2）服本药时不宜同时服用赤石脂或其制剂。

（3）本品中有肉桂属温热药，不适用于具有口干舌燥，烦躁气急，便干尿黄症状的糖尿病，慢性肾炎，高血压，心脏病的患者。

（4）本品宜饭前服或进食同时服。

六味地黄丸

【主要成分】熟地黄、山茱萸（制）、牡丹皮、山药、茯苓、泽泻。辅料：蜂蜜。

【功能主治】滋阴补肾。用于肾阴亏损，头晕耳鸣，腰膝酸软，骨蒸潮热，盗汗遗精。

【注意事项】

（1）忌不易消化食物。

（2）感冒发热患者不宜服用。

<h2 style="text-align:center">杞菊地黄口服液</h2>

【主要成分】枸杞子、菊花、熟地黄、山茱萸（制）、牡丹皮、山药、茯苓、泽泻。

【功能主治】滋肾养肝。用于肝肾阴亏的眩晕、耳鸣、目涩畏光、视物昏花。

【注意事项】脾胃虚寒，大便稀溏者慎用。

<h2 style="text-align:center">杞菊地黄丸</h2>

【主要成分】枸杞子、菊花、熟地黄、山茱萸（制）、牡丹皮、山药、茯苓、泽泻。

【功能主治】滋肾养肝。用于肝肾阴亏，眩晕耳鸣，羞明畏光，迎风流泪，视物昏花。

【注意事项】感冒发热患者不宜服用。

<h2 style="text-align:center">石斛夜光丸</h2>

【主要成分】石斛、人参、山药、茯苓、甘草、肉苁蓉、枸杞子、菟丝子、熟地黄、地黄、麦冬、五味子、天冬、苦杏仁、防风、川芎、枳壳（炒）、黄连、牛膝、菊花、蒺藜（盐炒）、青葙子、决明子、水牛角浓缩粉、羚羊角。

【功能主治】滋阴补肾，清肝明目。用于肝肾两亏，阴虚火旺，内障目暗，视物昏花。

<h2 style="text-align:center">大补阴丸</h2>

【主要成分】熟地黄、知母（盐砂）、黄柏（盐砂）、龟甲（醋炙）、猪脊髓，辅料为蜂蜜。

【性状】本品为深棕黑色的水蜜丸；味苦、微甜带涩。

【功能主治】滋阴降火，用于阴虚火旺，潮热盗汗，咳嗽，耳鸣遗精。

【注意事项】

（1）忌不宜消化食物。

（2）感冒发热患者不宜服用。

<h2 style="text-align:center">龙鹿丸</h2>

【主要成分】人参、鹿茸、淫羊藿、狗鞭、驴鞭、熟地黄、山茱萸、五味子（酒蒸）、海龙、附子（制）、补骨脂（盐水炙）、肉苁蓉、锁阳、巴戟天、枸杞子、麦

冬、山药（麸炒）、当归、黄芪、白术（土炒）、茯苓、菟丝子、覆盆子、牡丹皮、杜仲、续断。

【性状】本品为黑色的浓缩水丸；气微腥。

【功能主治】温肾壮阳、益气滋肾。用于元气亏虚，精神萎靡，食欲缺乏；男子阳衰，精寒无子，遗精阳痿，举而不坚；女子宫寒，久不孕育。

生精胶囊

【主要成分】鹿茸、枸杞子、人参、冬虫夏草、菟丝子、沙苑子、淫羊藿、黄精、何首乌、桑葚、补骨脂、骨碎补、仙茅、金樱子、覆盆子、杜仲、大血藤、马鞭草、银杏叶。

【性状】本品内容物为棕色至棕褐色的颗粒；气微，味微甘、微辛。

【功能主治】补肾益精，滋阴壮阳。用于肾阳不足所致腰膝酸软，头晕耳鸣，神疲乏力，男子无精、少精、弱精、精液不液化等症。

【不良反应】偶见头晕、恶心等。

【禁忌证】阴虚火旺者禁用。

右归胶囊

【主要成分】熟地黄、附子（炮附片）、肉桂、山药、山茱萸（酒炙）、菟丝子、鹿角胶、枸杞子、当归、杜仲（盐炒）。

【性状】本品为胶囊剂，内容物为棕褐色的粉末；气香，味微苦，咸。

【功能主治】温补肾阳，填精止遗。用于肾阳不足，命门火衰，腰膝酸冷，精神不振，怯寒怕冷，阳痿遗精，大便溏薄，尿频而清。

【不良反应】服药后偶可发生轻度便秘。

海马巴戟胶囊

【主要成分】海马、巴戟天、鹿茸、生晒参、补骨脂（盐制）、蛇床子、淫羊藿（羊脂制）、枸杞子、韭菜子、锁阳、哈蟆油、山药（炒）、麻雀肉、黄芪（蜜炙）、茯苓、甘草。

【性状】本品内容物为棕褐色的颗粒，气香，味微苦。

【功能主治】温肾壮阳，填精益髓。用于气血两亏，体质虚弱，精力不足，阳痿，早泄等症。

（五）肝胆疾病辅助用药

肝加欣片

【主要成分】五味子、柴胡、茵陈、板蓝根、云芝多糖、猪胆粉。

【功能主治】舒肝解郁，清热利湿。用于慢性病毒性肝炎肝郁脾虚证，症见胸胁胀痛，神疲乏力，食欲缺乏，烦躁等。

【注意事项】孕妇及哺乳期妇女慎用。

参芪肝康胶囊

【主要成分】当归、党参、水飞蓟、五味子、茵陈、黄芪、刺五加浸膏。

【功能主治】祛湿清热，调和肝脾。用于湿热内蕴、肝脾不和所致的急、慢性肝炎。

【注意事项】孕妇慎服。

茵栀黄颗粒

【主要成分】茵陈提取物、栀子提取物、黄芩苷、金银花提取物。

【功能主治】清热解毒，利湿退黄。用于急性、慢性病毒性肝炎所致黄疸及转氨酶升高，属于湿热邪毒内蕴证者。

【注意事项】妊娠及哺乳期妇女慎服。

茵栀黄口服液

【主要成分】茵陈提取物、栀子提取物、黄芩苷、金银花提取物。

【性状】本品为棕红色的液体，味甜，微苦。

【功能主治】清热解毒，利湿退黄，有退黄疸和降低谷丙转氨酶的作用，用于湿热毒邪内蕴所致急性、迁延性、慢性肝炎和重症肝炎（Ⅰ型），也可用于其他型症肝炎的综合治疗。

胆舒胶囊

【主要成分】薄荷油等。

【功能主治】舒肝解郁理气，利胆溶石。主要用于慢性结石性胆囊炎，慢性胆囊炎及胆结石。

消炎利胆片

【主要成分】穿心莲、溪黄草、苦木。

【功能主治】清热，祛湿，利胆。用于肝胆湿热引起的口苦，胁痛和急性胆囊炎，胆管炎。

（六）胃肠道疾病辅助用药

秋泻灵合剂

【主要成分】马蹄香。

【性状】本品为棕褐色的液体；气特异，味微苦甜。

【功能主治】理气化湿，健脾止泻。用于治疗婴幼儿经常性腹泻，病毒性腹泻，秋季腹泻（轮状病毒性肠炎）。治疗婴幼儿消化不良性腹泻，细菌性腹泻，病毒性腹泻等各种慢性腹泻的综合调理治疗。

人参健脾片

【主要成分】人参、白术、甘草、山药、莲子等。

【功能主治】补气健脾，开胃消食。用于脾虚湿困所致的食少便溏，或吐或泻，脘腹胀满，四肢乏力，面色萎黄。

【注意事项】

（1）忌油腻食物。

（2）感冒患者不宜服用。

三九胃泰颗粒

【主要成分】三叉苦、九里香、两面针、木香、黄芩、茯苓、地黄、白芍。

【功能主治】清热燥湿，行气活血，柔肝止痛，消炎止痛，理气健胃．用于上腹隐痛，饱胀，反酸，恶心，呕吐，纳减，心口嘈杂。

【注意事项】

（1）忌食辛辣刺激性食物。

（2）忌情绪激动或生闷气。

（3）15d 为 1 个疗程，初显疗效后不宜立即停药，建议再服 3～4d。

沙棘干乳剂

【主要成分】沙棘（沙棘汁、沙棘油）。

【功能主治】消食化滞，活血散瘀，理气止痛。用于成人功能性消化不良和小儿厌食所致的胃腹胀痛，食欲缺乏，纳差食少，恶心呕吐等症的辅助治疗。

【注意事项】本品沸水溶解，静置后出现一层油状漂浮物或悬浮物，是沙棘油成分，属正常现象。

胃 复 春

【主要成分】香茶菜、枳壳等。

【功能主治】健脾益气、活血解毒。用于治疗胃癌的癌前期病变及胃癌手术后辅助治疗。

胃苏颗粒

【主要成分】陈皮、佛手、香附、香橼、枳壳、紫苏梗。

【功能主治】理气消胀，和胃止痛。主治气滞型胃脘痛。胸闷食少，排便不畅，舌苔薄白，脉弦等。用于慢性胃炎及消化性溃疡见上述证候者。

【注意事项】

（1）孕妇忌服。

（2）服药期间要保持情绪稳定，切勿恼怒。

（3）少吃生冷及油腻难消化的食品。

养胃颗粒

【主要成分】黄芪、党参、陈皮、香附、白芍、山药、乌梅、甘草。

【功能主治】养胃健脾，理气和中。用于脾虚气滞所致的胃痛；症见胃脘胀痛，嗳气不舒，纳呆食少，神疲乏力；慢性萎缩性胃炎见上述证候者。

【注意事项】

（1）注意饮食规律，忌食辛辣食物。

（2）本品一般以3个月为1个疗程。

童 康 片

【主要成分】白术、陈皮、防风、黄芪、牡蛎、山药。

【功能主治】补肺固表，健脾益胃，提高机体免疫功能。用于体虚多汗，易患感冒，倦怠乏力，食欲缺乏。

【注意事项】本品宜饭前服用。

（七）呼吸系统用药

咳喘宁片

【主要成分】麻黄、杏仁、桔梗等。

【功能主治】宣通肺气，止咳平喘。用于支气管炎咳喘，老年痰喘。

【禁忌证】儿童、孕妇、哺乳期妇女禁用；高血压及心脏病患者禁服。

【注意事项】

（1）忌烟、酒及辛辣、生冷、油腻食物。

（2）不宜在服药期间同时服用滋补性中药。

（3）脾胃虚寒泄泻者慎服。

强力枇杷露

【主要成分】白前、百部、桔梗、枇杷叶、桑白皮。

【功能主治】养阴敛肺，止咳祛痰。用于支气管炎咳嗽。

【禁忌证】儿童、孕妇、哺乳期妇女禁用；糖尿病患者禁服。

【注意事项】

（1）忌烟、酒及辛辣、生冷、油腻食物。

（2）不宜在服药期间同时服用滋补性中药。

十味龙胆花颗粒

【主要成分】龙胆花、烈香杜鹃、甘草、矮紫堇、川贝母、小檗皮、鸡蛋参、螃蟹甲、藏木香、马尿泡等。

【功能主治】清热化痰，止咳平喘。用于痰热壅肺所致的咳嗽、喘鸣、痰黄，或兼发热、流涕、咽痛、口渴、尿黄、便干。

【禁忌证】3 岁以下婴幼儿、孕妇及哺乳期妇女禁用。

【注意事项】忌烟、酒及辛辣、生冷、油腻食物。

天一止咳糖浆

【主要成分】百部流浸膏、远志流浸膏、桔梗流浸膏、盐酸麻黄碱、薄荷脑。

【功能主治】止咳，化痰。用于感冒、咳嗽、多痰。

【禁忌证】

（1）严重肝肾功能不全、溃疡病患者禁用。

（2）高血压、动脉硬化、心绞痛、甲状腺功能亢进等患者禁用。

（3）孕妇和哺乳期妇女禁用。

【药物相互作用】

（1）本品不应与优降宁等单胺氧化酶抑制剂合用。

（2）本品不应与磺胺嘧啶、呋喃妥因同用。

（3）本品不应与洋地黄类药物同用。

小儿消积止咳口服液

【主要成分】山楂（炒）、槟榔、枳实、瓜蒌、枇杷叶（蜜炙）、莱菔子（炒）、葶苈子（炒）、桔梗、连翘、蝉蜕。

【功能主治】清热疏肺、消积止咳。用于小儿食积咳嗽，属痰热证，症见：咳嗽，以夜重，喉间痰鸣，腹胀，口臭等。

（八）骨伤科用药

大活络胶囊

【主要成分】红参、白术、甘草、熟地黄、当归等。

【功能主治】祛风止痛、除湿豁痰、舒筋活络。用于缺血性中风引起的偏瘫，风湿痹证（风湿性关节炎）引起的疼痛、筋脉拘急腰腿疼痛及跌打损伤引起的行走不便和胸痹心痛证。

【不良反应】使用本品后，少数患者出现口干、大便偏干、胃部短暂不适。

【禁忌证】孕妇禁用。

独一味胶囊

【主要成分】独一味。

【功能主治】活血止痛，化瘀止血，用于多种外科手术后的刀口疼痛，出血，外伤骨折，筋骨扭伤，风湿痹痛以及崩漏，痛经，牙龈肿痛，出血等。

【不良反应】偶见药后，胃脘不适，隐痛，停药后自行消失。

附桂骨痛颗粒

【主要成分】附子（制）、制川乌、肉桂、党参、白芍、淫羊藿、乳香。

【功效主治】温阳散寒，益气活血，消肿止痛。用于阳虚寒湿型颈椎及膝关节增生性关节炎。症见，局部骨节疼痛，屈伸不利，麻木或肿胀，遇热则减，畏寒肢冷等。

【不良反应】服药后少数可见胃脘不舒，停药后即可自行消除。

【禁忌证】孕妇及有出血倾向者，阴虚内热者禁用。

【注意事项】

（1）服药期间注意血压变化。

（2）高血压，严重消化道疾病慎用。

骨康胶囊

【主要成分】补骨脂、续断、三七、补骨脂。

【功能主治】消肿止痛；舒筋通络；补肾壮骨。用于骨折。

骨疏康颗粒

【主要成分】淫羊藿、熟地黄、骨碎补、黄芪、丹参、木耳、黄瓜籽。

【功能主治】补肾益气，活血壮骨。主治肾虚，气血不足所致的中老年骨质疏松症，伴有腰脊酸痛，足膝酸软，神疲乏力。

【注意事项】

（1）忌辛辣、生冷、油腻食物。

（2）发热患者暂停使用。

【不良反应】偶有轻度胃肠反应。

仙灵骨葆胶囊

【主要成分】淫羊藿、续断、补骨脂、地黄、丹参、知母。

【性状】内容物为棕黄色至棕褐色的颗粒及粉末；味微苦。

【功能主治】滋补肝肾，接骨续筋，强身健骨。用于骨质疏松和骨质疏松症，骨折，骨关节炎，骨无菌性坏死等。

【禁忌证】孕妇禁用。

恒古骨伤愈合剂

【主要成分】陈皮、红花、三七、杜仲、人参、黄芪、洋金花、钻地风、鳖甲。

【功能主治】活血益气、补肝肾、接骨续筋、消肿止痛、促进骨折愈合。用于新鲜骨折及陈旧的骨折、股骨头坏死、骨关节病、腰椎间盘凸出症等症。

【不良反应】少量患者服药后呈现口干、轻微头晕，可自行缓解。

【禁忌证】精神病史者、青光眼、孕妇忌用。

【注意事项】

（1）骨折患者需复位固定后再用药。

（2）心、肺、肾功能不全者慎用。

滑膜炎胶囊

【主要成分】夏枯草、防己、泽兰、豨莶草、女贞子、薏苡仁、丹参、功劳叶、土茯苓、当归、黄芪、丝瓜络、川牛膝、蔗糖、糊精。

【功能主治】清热利湿，活血通络。用于急、慢性滑膜炎及膝关节术后的患者。

【禁忌证】糖尿病患者忌服。

【注意事项】孕妇慎用。

活血止痛胶囊

【主要成分】当归、三七、乳香（制）、冰片、土鳖虫、自然铜（煅）。

【功能主治】活血散瘀，消肿止痛。用于跌打损伤，瘀血肿痛。

【注意事项】孕妇禁用。

治伤胶囊

【主要成分】生关白附、羌活、白芷、防风、天南星（姜矾制）。

【性状】本品为胶囊剂，内容物为浅黄色粉末；味苦，稍有麻舌感。

【功能主治】祛风散结，消肿止痛。用于跌打损伤所致之外伤红肿，内伤胁痛等。

【禁忌证】孕妇忌服。

【注意事项】本品药性剧烈，必须按规定剂量服用。

接 骨 片

【主要成分】四号铜、川芎、制川乌、当归、乳香（醋制）、没药（醋制）、自然铜（煅）。

【功能主治】散瘀、活血、止痛、用于跌打损伤，筋伤骨折，瘀血肿痛。

【注意事项】孕妇忌服。

接骨七厘片

【主要成分】乳香（炒）、没药（炒）、当归、土鳖虫、大黄（酒炒）、龙血竭、骨碎补（烫）、自然铜（煅）、硼砂。

【功能主治】活血化瘀，接骨止痛。用于跌打损伤，续筋接骨，血瘀疼痛。

【禁忌证】孕妇禁服。

金天格胶囊

【主要成分】人工虎骨粉。

【功能主治】具有健骨作用，用于腰背疼痛，腰膝酸软，下肢痿弱，步履艰难等症状的改善。

颈痛颗粒

【主要成分】三七、川芎、延胡索、羌活、白芍、威灵仙、葛根。

【功能主治】活血化瘀，行气止痛。用于神经根型颈椎病属血瘀气滞、脉络闭阻证。症见：颈、肩及上肢疼痛，发僵或窜麻、窜痛。

【禁忌证】孕妇禁用。

【注意事项】①忌烟、酒及辛辣、生冷、油腻食物，忌与茶同饮。②妇女月经期停止用药，消化道溃疡及肝肾功能减退者慎用。③长期服用应定期监测肝、肾功能。

十味活血丸

【主要成分】当归、桃仁、红花、香附（醋炙、木香、陈皮、防风、白芷、延胡索（醋炙）、甘草。

【功能主治】活血、止痛。用于跌打损伤，瘀血肿痛。

【禁忌证】孕妇及妇女经期禁用；糖尿病患者禁服。

疏风活络片

【主要成分】马钱子、秦艽、麻黄、木瓜、虎杖、甘草、菝葜、防风、桂枝、桑寄生。

【功能主治】疏风活络，散寒祛湿。用于风寒湿痹，四肢麻木，关节、腰背酸痛等症。

【注意事项】

（1）高血压患者及孕妇慎用。

（2）不得超量服用。

黑骨藤追风活络胶囊

【主要成分】青风藤、黑骨藤、追风伞。辅料为淀粉。

【性状】本品为胶囊剂，内容物为黄褐色至棕褐色的颗粒及粉末；气微香，味微苦。

【功能主治】祛风除湿，通络止痛。用于风寒湿痹，肩臂腰腿疼痛。

【禁忌证】孕妇禁用；消化道溃疡患者禁服。

【注意事项】热痹者不适用，主要表现为关节肿痛如灼、痛处发热，疼痛窜痛无定处，口干唇燥。

天麻壮骨丸

【主要成分】天麻、川芎、杜仲、独活、豹骨等。

【性状】本品为黑色的浓缩丸，味苦涩。

【功能主治】祛风除湿，活血通络，补肝肾，强腰膝。用于风湿阻络，偏正头痛，头晕，风湿痹痛，腰膝酸软，四肢麻木。

【禁忌证】孕妇忌用。

【注意事项】本品含有马兜铃科植物细辛，定期复查肾功能。

通迪胶囊

【主要成分】三七、紫金莲、大青木香、七叶莲、鸡屎藤、细辛。

【功能主治】活血行气，散瘀止痛。用于气滞血瘀，经络阻滞所致的癌症疼痛，术后疼痛，跌打疼痛，肩颈痹痛以及胃脘疼痛，头痛，痛经等。

【禁忌证】孕妇忌用。肾功能不全者慎用。

【注意事项】本品含马兜铃科植物细辛，定期复查肾功能。

通痹胶囊

【主要成分】马钱子（制）、白花蛇、蜈蚣、全蝎、地龙、僵蚕、乌梢蛇、天麻、人参、黄芪、当归、羌活、独活、防风、麻黄、桂枝、附子（制）、制川乌、薏苡仁、苍术、白术（炒）、桃仁、红花、没药（制）、穿山甲（制）、延胡索（制）、牡丹皮、阴行草、王不留行、鸡血藤、香附（酒制）、木香、枳壳、砂仁、路路通、木瓜、川牛膝、续断、伸筋草、大黄、朱砂。

【功能主治】调补气血，祛风胜湿，活血通络，消肿止痛。用于寒湿阻络、肝肾两虚型痹症；风湿性关节炎，类风湿关节炎。

【禁用】肝肾功能损害与高血压患者慎用。孕妇禁忌。

【注意事项】

（1）凡热弊证实，关节红肿热痛者不宜服用。

（2）本品含有马钱子有大毒，过量使用可引起肢体颤抖、惊厥、呼吸困难、甚至昏迷，因此不可过量服用，及久服。

（3）本品含有麻黄、马钱子等，高血压、心脏病、肝肾功能不全者、癫痫、破伤风、甲亢患者忌服。

通络开痹片

【主要成分】马钱子粉、川牛膝、当归、全蝎。

【功能主治】祛风通络，活血散结，用于寒热错杂瘀血阻络所致的关节疼痛，肿胀；类风湿关节炎具上述证候者。

【不良反应】个别患者发生头晕，舌、唇麻，口干，胃部不适，便秘，肌肉抽动，阳强，皮疹，全身发紧。

【禁忌证】孕妇禁用。

【注意事项】本品含有马钱子有大毒，过量使用可引起肢体颤抖、惊厥、呼吸困难、甚至昏迷，因此不可过量服用、久服。

通滞苏润江胶囊

【主要成分】番泻叶、秋水仙、诃子肉、盒果藤、巴旦仁、西红花、司卡摩尼亚脂。

【性状】本品为胶囊剂，内容物为黄色的颗粒；味苦。

【功能主治】开通阻滞，消肿止痛。用于关节骨痛，风湿病，类风湿关节炎，坐骨神经痛。

【禁忌证】孕妇忌服。

【注意事项】

（1）痔疮患者慎用。

（2）肝肾功能不全者慎用。

（3）由于秋水仙为毒性药，主含秋水仙碱等，当出现无力、食欲减退、恶心、呕吐或腹胀、腹泻等到不良反应时，应减少用量。

（4）本品不宜长期、过量服用。

（5）服药期间应定期进行血常规、肝肾功能检查。

痛舒胶囊

【主要成分】七叶莲、灯盏细辛、玉葡萄根、三七等八味。

【功能主治】活血化瘀，舒筋活络，消肿止痛。用于跌打损伤，风湿关节痛。

【禁忌证】孕妇禁用。

【注意事项】

（1）忌食生冷、油腻食物。

（2）不宜在服药期间同时服用温补性中药。

云南白药胶囊

【性状】本品为灰黄色至浅棕黄色的粉末；具特异性香气，味略感清凉，并有麻舌感。保险子为红色的球形或类球形水丸，剖面显棕色或棕褐色；气微，味微苦。

【注意事项】孕妇忌用；服药每日内，忌食蚕豆、鱼类及酸冷食物。

（九）妇科用药

妇科止血灵

【主要成分】熟地黄、五味子、海螵蛸、白芍等。

【功能主治】补肾敛阴，固冲止血。用于妇女宫能性子宫出血。

【注意事项】

（1）用药期间忌食生冷、辛辣食物。

（2）不宜在服药期间同时服用滋补性中成药。

葆宫止血颗粒

【主要成分】牡蛎（煅），白芍，侧柏叶（炒炭），地黄，金樱子，柴胡（醋炙），三七，仙鹤草，椿皮，大青叶。

【性状】本品为黄棕色至棕褐色的颗粒，味甜，微苦。

【功能主治】固经止血，滋阴清热，用于冲任不固，阴虚血热所致月经过多，经期延长，功能性子宫出血及上环后子宫出血见上述症候者。

妇平胶囊

【主要成分】金荞麦、紫花地丁、莪术、败酱草、杠板归、大血藤、一枝黄花。

【功能主治】清热解毒。用于下焦湿热所致之带下量多，色黄质黏，尿黄便干。

【禁忌证】孕妇禁用。

【注意事项】

（1）忌食辛辣、生冷、油腻食物。

（2）妇女经期、哺乳期及月经过多者慎用。

（3）带下清稀者不宜选用，伴有赤带者，应去医院就诊。

（4）脾虚大便溏者慎用。

妇血安片

【主要成分】当归、益母草、女贞子、墨旱莲、三七、丹参、仙鹤草、香附（炭）、蒲黄（炭）、侧柏炭、党参、白术。

【功能主治】活血化瘀，止血调经。用于血瘀所致月经过多及经期延长。

【不良反应】偶见轻度头晕。

【禁忌证】孕妇禁服。

妇炎康复胶囊

【主要成分】败酱草、薏苡仁、川楝子、柴胡、黄芩、赤芍、陈皮。

【功能主治】清热利湿，化瘀止痛。用于湿热瘀阻所致妇女带下、色黄质黏稠、或如豆渣状、气臭，少腹、腰骶疼痛。

【注意事项】

（1）忌食辛辣食物，少进油腻食物。

（2）脾胃明显虚弱者慎用。

（3）虚症带下不宜选用，其表现为带下清稀，无臭，伴有神疲乏力，头昏目眩，面色白或萎黄，四肢不温等症。

妇炎消胶囊

【主要成分】败酱草、天花粉、大黄、牡丹皮、苍术、乌药等。

【性状】本品为胶囊剂，内容物为深棕色粉末，味苦。

【功能主治】清热解毒，行气化瘀，除湿止带。用于妇女生殖系统炎症，经痛带下。

【禁忌证】孕妇及哺乳期妇女禁用。个别患者偶有轻微腹泻，停药后可自行消失。

桂枝茯苓胶囊

【主要成分】桂枝、茯苓、牡丹皮、白芍、桃仁。

【性状】本品为硬胶囊，内容物为棕黄色至棕褐色的颗粒和粉末；气微香，味微苦。

【功能主治】活血，化瘀，消癥。用于瘀血阻络所致癥块、经闭、痛经、产后恶露不尽；子宫肌瘤，慢性盆腔炎包块，痛经，子宫内膜异位症，卵巢囊肿见上述证候者。

【不良反应】偶见药后胃脘不适、隐痛，停药后可自行消失。

【禁忌证】孕妇忌服，或遵医嘱。

脉血康胶囊

【主要成分】水蛭。

【性状】本品为肠溶胶囊，内容物为灰褐色颗粒或粉末；气微腥，味咸。

【功能主治】破血，逐瘀，通脉止痛。用于癥瘕痞块，血瘀经闭，跌打损伤。

【注意事项】孕妇禁用。

【贮藏】密封，置阴凉（不超过20℃）干燥处。

吉祥安坤丸

【主要成分】益母草、沙棘、赤爬子、红花、木香、山奈、土木香、鹿茸、朱砂、牛黄、冬虫夏草、牛胆粉等18味。

【性状】本品为暗红色水丸，除去包衣显浅黄色；气香，味苦、微酸。

【功能主治】调经活血，补气安神。用于月经不调，产后发热，心神不安，头昏头痛，腰膝无力，四肢水肿，乳腺肿胀。

康妇灵胶囊

【主要成分】杠板归、苦参、黄柏、鸡血藤、益母草、红花龙胆、土茯苓、当归。

【功能主治】清热燥湿，活血化瘀，调经止带。用于湿热下注所致的带下量多，月经量少、后错，痛经。

【禁忌证】孕妇禁用。

【注意事项】带下清稀者不宜选用。

康妇炎胶囊

【主要成分】蒲公英、败酱草、赤芍、薏苡仁、苍术、当归、川芎、香附、泽泻、白花蛇舌草、延胡索（制）。

【功能主治】清热解毒，化瘀行滞，除湿止带。用于月经不调，痛经，附件炎，阴道炎，子宫内膜炎及盆腔炎等妇科炎症。

【禁忌证】孕妇禁用。

【注意事项】

（1）忌食辛辣、生冷、油腻食物。

（2）带下清稀者不宜选用。

坤复康胶囊

【主要成分】赤芍、苦参、猪苓、女贞子、南刘寄奴、乌药、粉萆薢、扁蓄。

【性状】内容物为棕褐色粉末；气香，味苦。

【功效主治】活血化瘀，清利湿热，用于气滞血瘀，湿热蕴结所致的带下量多，下腹隐痛。

【禁忌证】孕妇禁用。

【注意事项】

（1）忌食辛辣、生冷、油腻食物。

（2）脾虚大便溏者慎用。

（3）带下清稀者不宜选用。

浓缩当归丸

【主要成分】当归。

【功能主治】补血活血，调经止痛。用于血虚萎黄，月经不调，经行腹痛。

【注意事项】

（1）忌食寒凉、生冷食物。

（2）孕妇服用时请向医师咨询。

（3）感冒时不宜服用本药。

（4）月经过多者不宜服用本药。

（5）平素月经正常，突然出现月经量少，或月经错后，或阴道不规则出血应去医院就诊。

散结镇痛胶囊

【主要成分】龙血竭、三七、浙贝母、薏苡仁。

【功能主治】软坚散结，化瘀定痛。用于子宫内膜异位症（痰瘀互结兼气滞证）所致的继发性痛经、月经不调、盆腔包块、不孕等。

【不良反应】

（1）偶见皮肤瘙痒、烦热、口渴、便秘、胃脘不适、头晕、恶心、腹泻、皮疹、心悸、皮肤多油、多汗，一般不影响继续治疗。

（2）偶见转氨酶、尿素氮轻度升高，心电图改变，尿中出现红细胞，目前尚不能肯定是由于药物所致。

【禁忌证】孕妇禁用。

四物颗粒

【主要成分】当归、川芎、白芍、熟地黄。

【功能主治】调经养血。用于营血虚弱，月经不调。

乌鸡白凤丸

【主要成分】乌鸡（去毛、爪、肠）、鹿角胶、当归、白芍、熟地黄、人参、黄芪、香附（醋制）、丹参、桑螵蛸、鹿角霜、牡蛎（煅）等20味。

【功能主治】用于补气养血，调经止带。用于气血两虚，身体瘦弱，腰膝酸软，月经不调、崩漏带下。

【禁忌证】孕妇禁用。

【注意事项】

（1）忌食辛辣、生冷食物。

（2）感冒时不宜服用。

（3）经行有块伴腹痛拒按或胸胁胀痛者不宜选用。

五加生化胶囊

【主要成分】刺五加浸膏、当归、川芎、桃仁、干姜、甘草。

【功能主治】益气养血，活血祛瘀。适用于经期及人流术后、产后气虚血瘀所致阴道流血，血色紫暗或有血块，小腹疼痛按之不减，腰背酸痛，自汗，心悸气短，舌淡，兼见瘀点，脉沉弱等。

【禁忌证】服药期间忌食辛辣，黏腻及生冷食品。

小 金 丸

【主要成分】麝香、木鳖子（去壳去油）、草乌（制）、枫香脂、乳香（制）、没药（制）、五灵脂（醋炒）、当归（酒炒）、地龙、香墨。

【性状】本品为黑褐色的微丸；气香，味微苦。

【功能主治】散结消肿，化瘀止痛。用于阴疽初起，皮色不变，肿硬作痛，多发性脓肿，瘿瘤，瘰疬，乳岩，乳癖。

【注意事项】孕妇禁用。

止痛化癥胶囊

【主要成分】鱼腥草、三棱、丹参、当归、黄芪、延胡索等19味中药精制而成。

【功能主治】活血调经，杀菌消炎，止痛化症，软坚散结，用于治疗慢性盆腔炎，阴道炎，月经不调，痛经闭经，白带量多，子宫糜烂，色斑，肿块，具有杀菌，消炎，止痛，化症的疗效。

【不良反应】个别患者服用本品以后有头昏，无力症状。

【禁忌证】孕妇忌服。

【注意事项】孕妇忌服。

乳癖散结胶囊

【主要成分】夏枯草、川芎、僵蚕、鳖甲、柴胡、赤芍、玫瑰花、莪术、当归、延胡索、牡蛎。

【性状】本品为胶囊剂，内容物为灰褐色至棕褐色颗粒和粉末；气微，味苦、微咸。

【功能主治】行气活血，软坚散结。用于气滞血瘀所致的乳腺增生病。

【不良反应】偶见口干、恶心、便秘。一般不影响继续治疗，必要时对症处理。

【禁忌证】孕妇忌服。

【注意事项】月经量过多者，经期慎服。

（十）神经系统用药

都梁滴丸

【主要成分】白芷（黄酒100g浸蒸）、川芎。

【功能主治】祛风散寒，活血通络。用于头痛风寒，淤血阻滞脉络证，症见头胀痛或刺痛，痛有定处，反复发作，遇风寒诱发或加重。

【注意事项】

（1）忌烟、酒及辛辣、生冷、油腻食物。

（2）高血压、心脏病、肝病、糖尿病、肾病等慢性病严重患者应在医师指导下服用。

（3）个别患者服药后出现轻微恶心，无须特殊处理。

（4）不宜在服药期间同时服用滋补性中成药。

（5）含化时偶有口内麻木感，停药后可消失。

二十五味珊瑚丸

【主要成分】珊瑚、珍珠、青金石、珍珠母、诃子、广木香等。

【性状】本品为红棕色的水丸；气微香，味甘、苦、涩。

【功能主治】开窍，通络，止痛。用于"白脉病"、神志不清、身体麻木、头昏目眩、脑部疼痛、血压不调、头痛、癫痫及各种神经性疼痛。

脑安胶囊

【主要成分】川芎、当归、人参、红花、冰片。

【功能主治】活血化瘀，益气通络。适用于脑血栓形成急性期，恢复期属气虚血瘀症候者症见急性起病，半身不遂，口舌歪斜，舌强语謇，偏身麻木，气短乏力，口角流涎，手足肿胀，舌暗或有瘀斑，苔薄白等。

【不良反应】个别患者服药初期出现头胀、头晕、无须特殊处理。

【禁忌证】对本品过敏者禁用。

【注意事项】

（1）孕妇及过敏体质者慎用。

（2）出血性中风患者慎用。

天舒胶囊

【主要成分】川芎、天麻。

【功能主治】活血平肝。主要用于血瘀所致血管神经性头痛；症见头痛日久，痛有定处，或兼头晕，夜寐不安。

【不良反应】偶见胃部不适，头胀，月经量过多。

【禁忌证】孕妇及月经量过多者禁用。

【注意事项】要治疗颈部外伤后遗症及血瘀所致的血管神经性头痛轻症病者。

乌灵胶囊

【主要成分】乌灵菌粉，内含腺苷、多糖、甾醇类及谷氨酸、γ-氨基丁酸、赖氨酸等19种氨基酸，及维生素（维生素E、维生素B_1、维生素B_6、维生素K_1等）和微量元素（锌、铁、钙等）等多种成分。

【功能主治】补肾健脑，养心安神。适用于神经衰弱的心肾不交证。症见失眠、健忘、神疲乏力、腰膝酸软、脉细或沉无力等。

【注意事项】
（1）忌烟、酒及辛辣、油腻食物。
（2）服药期间要保持情绪乐观，切忌生气恼怒。
（3）孕妇慎用。

益脑胶囊

【主要成分】龟甲胶、远志、龙骨、灵芝、五味子、麦冬、石菖蒲、党参、人参、茯苓。

【功能主治】补气养阴，滋肾健脑，益智安神。用于神经衰弱，体倦头晕，失眠多梦。

【禁忌证】外感发热患者忌服。

【注意事项】服本药时不宜同时服用藜芦、五灵脂、皂荚或其制剂；不宜喝茶和吃萝卜，以免影响药力。

灯盏生脉胶囊

【主要成分】灯盏细辛、人参、五味子、麦冬。

【性状】本品为胶囊剂，内容物为棕褐色粉末；味微苦。

【功能主治】益气养阴，活血健脑。用于气阴两虚，瘀阻脑络引起的胸痹心痛、中风后遗症，症见痴呆，健忘，手足麻木症，冠心病心绞痛，缺血性心脑血管疾病，高脂血症见上述证候者。

【禁忌证】脑出血急性期禁用。

扎冲十三味丸

【主要成分】制草乌、肉豆蔻、沉香、禹粮土、制磁石、甘草等。

【功能主治】祛风通窍，舒筋活血，镇静安神，除湿。用于半身不遂，口眼歪斜、四肢麻木、腰腿不利、语言不清、筋骨疼痛、神经麻痹、风湿，关节疼痛等症。

（1）中风后遗症：半身不遂、舌强言謇、口舌歪斜、偏身麻木，或头痛昏蒙或肢体挛痛，呃逆频作、吞咽不利、健忘痴呆等（脑梗死、脑萎缩、脑血栓、脑出血后遗症、脑血栓后遗症等）。

（2）中风预防（中风先兆）：内风欲发，症见肢麻肉颤、头痛眩晕、耳鸣脑胀等。

（3）癫痫、颈椎病、风湿类风湿性疾病及骨关节疾病等。

【不良反应】可发生乌头碱中毒，主要表现如下：①神经系统：首先口舌有辛辣、麻木感，指尖麻木，逐渐蔓延至全身，以后痛觉减弱或消失；②循环系统：大多有心悸、胸闷，血压初始上升，后期下降，体温下降，脉搏微弱，并发各种心律失常，如窦性心动过缓、窦性心律不齐等；③消化系统：恶心、呕吐、腹胀、腹痛等。

【注意事项】孕妇忌用，年老体弱者慎用。

【孕妇及哺乳期妇女用药】孕妇禁用。

镇脑宁胶囊

【主要成分】川芎、藁本、细辛、白芷、水牛角浓缩粉、丹参、葛根、天麻等。

【功能主治】息风通络。用于内伤头痛伴有恶心、呕吐、视物不清、肢体麻木、头昏、耳鸣等症。以及高血压动脉硬化、血管神经性头痛。

【药理作用】中医理论认为，头为诸阳之会。镇脑宁胶囊主要由以上善治少阳、厥阴、太阳和阳明等经络的地道中药材配方组成，具有疏散风邪、和畅清阳、清解内热、平肝息风、活血化瘀、除烦安神、安脑止痛等功能，现代药理学研究证明，镇脑宁胶囊可作用于中枢神经系统，具有镇痛、镇静及解痉作用因而可有效用于头痛的治疗。

【注意事项】阴虚阳亢者慎用。

正天丸

【主要成分】羌活、川芎、钩藤、细辛、麻黄、独活、当归、桃仁、红花、地黄、白芍、防风等15味。

【功能主治】疏风活血，养血平肝，通络止痛。用于外感风邪、瘀血阻络、血虚失养、肝阳上亢引起的偏头痛、紧张性头痛、神经性头痛、颈椎病型头痛、经前头痛。

【不良反应】个别病例服药后谷丙转氨酶轻度升高；偶有口干、口苦、腹痛及腹泻。

【注意事项】1. 忌烟、酒及辛辣、油腻食物。2. 严格按用法用量服用，本品不宜长期服用。

脑心清片

【主要成分】柿叶醋酸乙酯浸出物。

【功能主治】活血化瘀，通络，用于脉络瘀阻，眩晕头痛，肢体麻木，胸痹心痛，胸中憋闷，心悸气短；冠心病、脑动脉硬化症见上述证候者。

脑心通胶囊

【主要成分】丹参、黄芪、当归、川芎、赤芍、红花、地龙、水蛭等。

【功能主治】益气活血、化瘀通络。用于气虚血滞、脉络瘀阻所致中风中经络，半身不遂、肢体麻木、口眼歪斜、舌强语謇及胸痹心痛、胸闷、心悸、气短；脑梗死、冠心病心绞痛属上述症候者。

【注意事项】胃病患者饭后服用。孕妇禁用。

脑震宁颗粒

【主要成分】地黄、当归、酸枣仁（炒）、柏子仁、茯苓、陈皮。

【功能主治】凉血活血，化瘀通络，益血安神，宁心定智，除烦止呕。用于脑外伤引起的头痛、头晕，烦躁失眠，健忘惊悸，恶心呕吐。

七叶神安滴丸

【主要成分】三七叶总皂苷。

【功能主治】益气安神，活血止痛，镇静、催眠。

百乐眠胶囊

【主要成分】百合、刺五加、首乌藤、合欢花、珍珠母、石膏、酸枣仁、茯苓、远志、玄参、地黄、麦冬、五味子、灯心草、丹参。辅料为淀粉。

【性状】内容物棕褐色至黑色的粉末；味苦。

【功能主治】滋阴清热，养心安神。用于肝郁阴虚型失眠症，症见入睡困难、多梦易醒、醒后不眠、头晕乏力、烦躁易怒、心悸不安等。

<h2 style="text-align:center">舒眠胶囊</h2>

【主要成分】酸枣仁、柴胡（酒炒）、白芍（炒）、合欢花、合欢皮、僵蚕（炒）、蝉衣、灯心草。

【功能主治】本品疏肝解郁、宁心安神。用于肝郁伤神所致的失眠症。

<h2 style="text-align:center">益心巴迪然吉布亚颗粒</h2>

【主要成分】香青兰。辅料为糊精、甜菊素。

【性状】本品为棕褐色的颗粒；味微甜、微苦。

【功能主治】补益心脑、利尿、止喘。用于神疲失眠，心烦气喘，神经衰弱。

<h2 style="text-align:center">坤泰胶囊</h2>

【主要成分】熟地黄、黄连、白芍、黄芩、阿胶、茯苓。

【性状】本品内容物为黄褐色或棕褐色的粉末；味苦。

【功能主治】滋阴清热、安神除烦。用于绝经期前后诸症。阴虚火旺者。

【不良反应】偶见服药后腹胀，胃痛，可改为饭后服药或停药处理。

（十一）泌尿系统用药

<h2 style="text-align:center">八正合剂</h2>

【主要成分】瞿麦、车前子（炒）、萹蓄、大黄、滑石、川木通、栀子、灯心草、甘草。

【功能主治】清热，利尿，通淋。用于湿热下注，小便短赤，淋沥涩痛，口燥咽干。

<h2 style="text-align:center">五苓胶囊</h2>

【主要成分】泽泻、茯苓、猪苓、肉桂、白术（炒）。

【性状】本品为胶囊剂，内容物为灰色至灰褐色的粉末，具吸湿性；气香，味微辛。

【功能主治】温阳化气，利湿行水。用于阳不化气、水湿内停所致的水肿，症见小便不利，水肿腹胀，呕逆泄泻，渴不思饮。

<h2 style="text-align:center">肾炎四味颗粒</h2>

【主要成分】细梗胡枝子、黄芩、石韦、黄芪。

【性状】本品为棕褐色的颗粒；气微，味甜、微苦。

【功能主治】活血化瘀，清热解毒，补肾益气。用于慢性肾炎。

【不良反应】个别患者发生恶心，纳差，腹胀，口干，口苦。

泽桂癃爽胶囊

【主要成分】泽兰、皂角刺、肉桂。

【性状】本品为胶囊剂，内容物为灰棕色粉末；气香，味苦。

【功能主治】行瘀散结、化气利水。用于瘀阻型前列腺增生症。

【注意事项】宜饭后服用。

（十二）其他

百癣夏塔热片

【主要成分】地锦草、司卡摩尼亚脂、诃子肉、毛诃子肉、芦荟、西青果。

【性状】本品除去薄膜衣后显棕褐色，味苦。

【功能主治】清除异常黏液质、胆液质及败血，消肿止痒。用于治疗手癣，体癣，足癣，花斑癣，银屑病，过敏性皮炎，带状疱疹，痤疮等。

【注意事项】有慢性腹泻、痢疾不宜服用，其表现为大便次数增多及经常腹泻，里急后重，脓血便。

脏 连 丸

【主要成分】黄连、黄芩、地黄、赤芍、当归、槐角、槐花、荆芥穗、地榆炭、阿胶，辅料为猪大肠、蜂蜜。

【性状】本品为棕褐色至黑褐色的水蜜丸；味苦。

【功能主治】清肠止血。用于肠热便血，肛门灼热，痔疮肿痛。

【注意事项】①保持大便通畅。②经期及哺乳期妇女慎用。

润燥止痒胶囊

【主要成分】生地黄、何首乌、制何首乌、桑叶、苦参、红活麻。

【性状】本品内容物为棕黄色至棕褐色粉末；气香，味微苦。

【功能主治】养血滋阴，祛风止痒，润肠通便。用于血虚风燥所致的皮肤瘙痒，痤疮，便秘。

【注意事项】①用药期间不宜同时服用温热性药物。②患处不宜用热水洗烫。

三、其他剂型的中成药

消痛贴膏

【主要成分】独一味、棘豆、姜黄、花椒、水牛角、水柏枝。

【功能主治】活血化瘀,消肿止痛。用于急慢性扭挫伤、跌打瘀痛、骨质增生、风湿及类风湿疼痛。亦适用于落枕、肩周炎、腰肌劳损和陈旧性伤痛等。

雪山金罗汉止痛涂膜剂

【主要成分】铁棒槌、延胡索、五灵脂、雪莲花、川芎、红景天、秦艽、桃仁、西红花、冰片、麝香。

【功能主治】活血,消肿,止痛。用于急慢性扭挫伤,风湿性关节炎,类风湿关节炎,痛风,肩周炎,骨质增生所致的肢体关节疼痛肿胀,以及神经性头痛。

【禁忌证】皮肤破损处禁用、孕妇禁用。

【注意事项】切勿接触眼睛、口腔等黏膜处。本品不宜长期或大面积使用。

依马打正红花油

【主要成分】本品为复方制剂,其组分为每1 000g含水杨酸甲酯713g、桂叶油38g、桂油47g、香茅油16g、松节油174g、辣椒油9g、血竭3g。

【性状】橙红色澄清油状液体,具特殊香气。

【功能主治】用于关节酸痛,扭伤肿胀,跌打损伤,轻微烫伤及蚊虫叮咬。

【不良反应】有接触性皮炎的报道。

【禁忌证】孕妇禁用。

【注意事项】切勿接触眼睛、口腔等黏膜处。皮肤破溃处禁用。有出血倾向者慎用。经期及哺乳期妇女慎用。

肤舒止痒膏

【主要成分】党参、土茯苓、淫羊藿、人参、天冬、玉竹、麦冬、黑芝麻、冰片。

【性状】本品为暗黄色的黏稠液,气芳香。

【功能主治】清热燥湿,养血止痒。用于血热风燥所致的皮肤瘙痒。

【注意事项】

(1)切勿接触眼睛、口腔等黏膜处。皮肤破溃处禁用。

（2）患处不宜用热水洗烫。

（3）孕妇慎用。

肛 泰 栓

【主要成分】地榆（炭）、五倍子、冰片、盐酸小檗碱、盐酸罂粟碱。

【性状】本品为暗黄褐色至暗绿褐色鱼雷形栓剂；气香。

【功能主治】凉血止血，清热解毒，燥湿敛疮，消肿止痛。适用于湿热下注所致的内痔、混合痔的内痔部分Ⅰ、Ⅱ期出现的便血、肿胀、疼痛，以及炎性外痔出现的肛门坠胀疼痛、水肿、局部不适。

【不良反应】偶见轻度腹部不适和腹泻。

【禁忌证】对本品成分有过敏史者，严重肾功能不全者禁用。

【注意事项】肝肾功能不全者慎用。

活血止痛膏

【主要成分】干姜、山柰、白芷、甘松、大黄、生天南星、生半夏、没药、乳香、冰片、薄荷脑等28味。

【性状】本品为淡棕黄色至橙黄色的片状橡胶膏；气芳香。

【功能主治】活血止痛，舒筋通络。用于筋骨疼痛，肌肉麻痹，痰核流注，关节酸痛。

【禁忌证】孕妇禁用。

【注意事项】

（1）皮肤破溃或感染处禁用。

（2）青光眼、前列腺肥大患者慎用。

洁尔阴洗液

【主要成分】蛇床子、艾叶、独活、石菖蒲、苍术、薄荷、黄柏、黄芩、苦参、地肤子、茵陈、土荆皮、栀子、金银花。

【功能主治】清热燥湿，杀虫止痒。①主治妇女湿热带下。②用于下述皮肤病：急性湿疹（湿热型）、接触性皮炎（热毒夹湿型）、体股癣（风湿热型）。

【不良反应】偶见皮损处出现皮肤潮红加重、刺痛等。

解痉镇痛酊

【主要成分】辣椒、陈皮、薄荷脑、水杨酸甲酯。

【功能主治】活血通经、止痛。用于治疗软组织损伤而引起的颈、肩、腰、腿痛。对冻疮也有一定疗效。

【注意事项】孕妇禁用；皮肤破伤处不宜使用；有明显内出血者，宜先止血后用药；皮肤过敏者停用，酒精过敏者慎用。

苦豆子油搽剂

【成分】苦豆子、聚山梨酯、乙醇、桂花香精。

【功能主治】清热燥湿，杀虫止痒。用于湿热蕴肤所致的皮炎引起的皮肤瘙痒等症。

前列安栓

【主要成分】黄柏、虎杖、栀子、大黄、泽兰、毛冬青、吴茱萸、威灵仙、石菖蒲、荔枝核。

【性状】本品为棕褐色或黑褐色的鱼雷型栓剂。

【功能主治】清热利湿通淋，化瘀散结止痛。主治湿热瘀血壅阻证所引起的少腹痛、会阴痛、睾丸疼痛、排尿不利、尿频、尿痛、尿道口滴白、尿道不适等症。可用于精浊、白浊、劳淋（慢性前列腺炎）等病见以上证候者。

麝香镇痛膏

【主要成分】麝香、生川乌、红茴香根、辣椒、樟脑、颠茄流浸膏。

【功能主治】散寒，活血，镇痛。用于风湿关节痛，关节扭伤。

【不良反应】偶见皮肤红痒。

【禁忌证】孕妇禁用；开放性伤口忌用。

【注意事项】

（1）皮肤破溃或感染处禁用。有出血倾向者慎用。

（2）有皮肤病者慎用。

（3）青光眼、前列腺肥大患者慎用。

麝香追风止痛膏

【主要成分】人工麝香追风止痛流浸膏、樟脑、薄荷脑、冰片、水杨酸甲酯、薄荷脑、芸香浸膏、颠茄流浸膏。辅料为橡胶、松香、氧化锌、羊毛脂、凡士林、液体石蜡。

【性状】本品为淡黄色或淡黄绿色的片状橡皮膏；气芳香。

【功能主治】祛风除湿，散寒止痛。用于寒湿痹阴所致关节，肌肉疼痛，扭伤疼痛。

【禁忌证】儿童、孕妇禁用。

【注意事项】皮肤破溃处禁用；青光眼、前列腺肥大患者慎用；贴敷部位如有明显灼热感或瘙痒、局部红肿等情况，应停止用药并去医院就诊。

参 考 文 献

[1] 许旭宏. 药事管理在促进合理用药中的应用价值 [J]. 医疗装备, 2021, 34（17）: 66-67.

[2] 孙思民. 静配中心审方药师在促进肿瘤临床合理用药中的作用分析 [J]. 中国处方药, 2021, 19（9）: 51-52.

[3] 郑智敏. 某院住院病历中药注射剂用药合理性分析 [J]. 中国处方药, 2021, 19（9）: 53-55.

[4] 胡静. 某院门诊癌痛药物用药情况调查分析 [J]. 中国处方药, 2021, 19（9）: 64-65.

[5] 储艳. 门诊处方审核和点评分析提升合理用药水平的效果观察 [J]. 基层医学论坛, 2021, 25（26）: 3818-3820.

[6] 宋帅兵. 医院药学干预管理对规范门诊处方及合理用药的影响 [J]. 实用医技杂志, 2021, 28（9）: 1150-1152.

[7] 何君艳, 邓邦建. 某三甲儿童医院静配中心抗肿瘤药物不合理用药分析 [J]. 现代医药卫生, 2021, 37（16）: 2856-2859.

[8] 郑灵招, 林小青, 温悦, 等. 基于两种标准的老年患者潜在不适当用药评估及影响因素分析 [J]. 中国医院用药评价与分析, 2021, 21（8）: 995-999.

[9] 张小丹, 孙言才. 大剂量甲氨蝶呤的用药规范性及不良反应调查分析 [J]. 肿瘤药学, 2021, 11（4）: 497-502.

[10] 苏淑慧. 福州市第二医院质子泵抑制剂的不合理用药情况分析 [J]. 临床合理用药杂志, 2021, 14（24）: 169-171.

[11] 陈晶. 药学干预管理对规范麻醉药品处方和合理用药的影响 [J]. 中国社区医师, 2021, 37（24）: 12-13.

[12] 兰博, 胡才友, 杨泽, 等. 老年人心血管用药现状调查研究 [J]. 中国老年保健医学, 2021, 19（4）: 5-8.

[13] 景天闳, 张丹, 范晶晶, 等. 注射用烟酰胺药品不良反应分析 [J]. 中南药学, 2021, 19（8）: 1725-1728.

[14] 陈永法. 药学服务理论与实务 [M]. 南京: 东南大学出版社, 2017.

[15] 吴晓冬. 药理学 [M]. 南京: 东南大学出版社, 2014.